Claudia Boscher
Pflege im Alter: Pflegepräferenzen und familiale Solidarität

Claudia Boscher

Pflege im Alter: Pflegepräferenzen und familiale Solidarität

BELTZ JUVENTA

Die Autorin

Claudia Boscher, ist wissenschaftliche Mitarbeiterin am Institut für Gerontologische Versorgungs- und Pflegeforschung (IGVP) der Hochschule Ravensburg-Weingarten (RWU). Ihre Arbeitsschwerpunkte sind Versorgungsforschung und Arbeitsforschung im Feld Sozial- und Gesundheitswesen.

Für die Dissertation wurden Daten genutzt, die im Rahmen des „Zentrums für angewandte Forschung an Hochschulen für Angewandte Wissenschaften (ZAFH) care4care“ erhoben wurden. Der Projektverbund ZAFH care4care wurde durch das Ministerium für Wissenschaft, Forschung und Kunst Baden-Württemberg mit Einbindung von EFRE-Strukturfondsmitteln gefördert (Förderkennzeichen FEIH_ZAFH_295924).

Dissertation der Universität Konstanz
Tag der mündlichen Prüfung: 28.11.2024
Referent: Prof. Dr. Thomas Hinz
Referent: Prof. Dr. Andreas Lange

Dieses Buch ist erhältlich als:
ISBN 978-3-7799-9173-1 Print
ISBN 978-3-7799-9174-8 E-Book (PDF)
DOI 10.3262/978-3-7799-9174-8

1. Auflage 2025

Verlagsgruppe Beltz
Werderstraße 10, 69469 Weinheim
service@beltz.de

Satz: Datagrafix, Berlin
Druck und Bindung: Beltz Grafische Betriebe, Bad Langensalza
Beltz Grafische Betriebe ist ein Unternehmen mit finanziellem Klimabeitrag (ID 15985-2104-1001)
Printed in Germany

Weitere Informationen zu unseren Autor:innen und Titeln finden Sie unter: www.beltz.de

Inhaltsverzeichnis

1 Einleitung

„Pflege jetzt zukunftsfest machen“ – so formuliert die Bevollmächtigte der Bundesregierung für Pflege, Claudia Moll, in ihrer „Bilanz – Sachstand zum Thema Pflege in der 20. Legislaturperiode“ ihren Anspruch (Moll, 2024). Fokussiert werden in dieser Bilanz vor allem Gesetzesgestaltungen im Kontext der professionellen Pflege und der Leistungen der Pflegeversicherung. Eher randständig findet sich darin auch der formulierte Anspruch „Pflege konsequent an den Wünschen und Bedarfen der Menschen mit Pflegebedarf und ihrer Angehörigen auszurichten…“ (ebenda, S. 2) und infolgedessen ein Verweis auf den Ausbau von Beteiligungsformaten. Ein vermehrter Einbezug von Interessensvertretungen stellt eine Möglichkeit dar, um die Ausgestaltung pflegerischer Versorgungsformen an den Wünschen und Bedarfen Pflegebedürftiger auszurichten. Eine andere Möglichkeit ist, durch Erhebungen direkte Informationen von den (zukünftig potenziell) Betroffenen zu diesen zentralen Fragen ihrer zukünftigen Versorgung zu gewinnen. Dies ist der Ansatz der hier vorliegenden Arbeit. Die gewonnenen Erkenntnisse sind für Akteure der pflegerischen Versorgung nutzbar und tragen dadurch zu einer stärkeren personenzentrierten Ausgestaltung pflegerischer Versorgungsangebote bei.

1.1 Ausgangslage und Ziel der Untersuchung

Der Wunsch nach Unabhängigkeit und Selbstständigkeit hat bei der Mehrheit der Menschen in unserer spätmodernen Gesellschaft der Singularität altersunabhängig Priorität (Reckwitz, 2019). Dieser Wunsch bleibt auch mit zunehmendem Alter bestehen: 81 % der 65- bis 85-Jährigen hoffen, nicht pflegebedürftig und damit von der Unterstützung anderer Personen abhängig zu werden. Mehr als die Hälfte verdrängen die Vorstellung einer möglichen Pflegebedürftigkeit sogar (Generali Zukunftsfonds & Institut für Demoskopie Allensbach, 2013), obwohl es bei fast fünf Millionen Pflegebedürftigen in Deutschland und einer Pflegequote von 54 % in der Altersgruppe der 85- bis unter 90-Jährigen (Statistisches Bundesamt [Destatis], 2022b) erkennbar sein müsste, dass eine eigene Pflegebedürftigkeit eintreten könnte. Angesichts eines drohenden Verlustes der Selbstständigkeit, vielfach bestehender negativer Altersbilder (z. B. A. Kruse, 2017; A. Kruse & Schmitt, 2006; Wurm & Huxhold, 2010), schlechtem Image stationärer Pflegeeinrichtungen (z. B. Dittmann, 2008) sowie der Komplexität der pflegerischen Versorgung inkl. Sorgen vor (finanzieller) Überforderung der Angehörigen (Jacobs et al., 2020) wird das eigene Altern und die eigene potenzielle Pflegebedürftigkeit gern verdrängt.

Aktuell orientieren sich Leistungserbringer stark an Abrechnungslogiken, was nicht selten zu einer Einschränkung des professionellen Handlungsspielraums führt und einer Pflege, die eher verrichtungs- als bedarfsorientiert geleistet wird (Büscher & Krebs, 2018; Heusinger et al., 2017). Diese mangelnde Bedürfnis- und Bedarfsorientierung schlägt sich unter anderem in einer starken Ablehnung von Pflegeheimen nieder, und dem Wunsch, so lange wie möglich in der eigenen Häuslichkeit zu verbleiben. Dieser Wunsch, auch im Falle von Pflegebedürftigkeit zu Hause zu bleiben, bedarf aller Voraussicht nach, schon allein aus demografischen Gründen, neuen Formen gegenseitiger (familialer) Unterstützung (Klie, 2024).

Bereits heute ist jede fünfte Person älter als 66 Jahre und die Alterung der Bevölkerung in Deutschland wird weiter voranschreiten (Destatis, 2019, 2022d), weshalb die Anzahl multimorbider und infolgedessen pflegebedürftiger Menschen in Zukunft stark zunehmen wird (Destatis, 2023). Es gilt nicht nur die Zunahme in der Anzahl der Pflegebedürftigen zu bewältigen, sondern auch die zunehmende Diversität im Hinblick auf eine pflegerische Versorgung zu berücksichtigen (Tezcan-Güntekin, 2020; Tezcan-Güntekin et al., 2015). Zudem stellen sich Familienformen und familiale Lebensführung sehr viel pluraler dar als in früheren Jahrzehnten (Peuckert, 2019). Auf individueller Ebene kommen selbst erlebte Dilemmata zwischen modernisierungsbedingten Anforderungen an die eigene Lebensführung (z. B. eigenständige soziale Sicherung und Erwerbsarbeit) und familialen Solidaritätsleistungen (vgl. Backes, 1998, S. 25), wie Pflege von Angehörigen, hinzu.

Es ist anzunehmen, dass die skizzierten gesellschaftlichen Entwicklungen in Kombination mit individuellen Erfahrungen im Kontext von Reproduktionsarbeit individuelle Versorgungsvorstellung hinsichtlich einer eigenen potenziellen Pflegebedürftigkeit beeinflussen.

Ziel dieser Dissertation ist es daher, zu untersuchen, welche Faktoren die Präferenz für spezifische pflegerische Versorgungssettings mit Blick auf die eigene spätere Versorgungssituation mitbestimmen und mit welchen Vorstellungen und Erwartungen diese Präferenzen begründet werden. Als zentrale Einflussgrößen werden dabei neben soziodemografischen Merkmalen soziale und familiale Aspekte sowie bisherige Erfahrungen mit Pflege untersucht. Untersucht wird dies mittels einer Stichprobe aus der Region Bodensee-Oberschwaben für die Altersgruppe der 65- bis 75-Jährigen, da es sich bei dieser Altersgruppe um diejenigen Personen handelt, die zukünftig potenziell Pflegebedarf haben.

Folgende Forschungsfragen leiten sich daraus ab:

1. Welche pflegerischen Versorgungssettings werden von der 65- bis 75-jährigen Bevölkerung in der Region Bodensee-Oberschwaben präferiert?
2. In welche Gruppen lassen sich die Präferenzen pflegerischer Versorgungssettings zusammenfassen?

3. Welche Einflussgrößen lassen sich für die jeweiligen Präferenzen pflegerischer Versorgungssettings identifizieren?
   a. Mit welchen Vorstellungen von und Erwartungen an Pflege werden diese Präferenzen begründet?
   b. Mit welchen sozialen und familialen Aspekten sind diese Präferenzen verbunden?
   c. Welche Rolle spielen dabei bisherige Erfahrungen mit Pflege?

Diese Forschungsfragen werden mit einer explanativ-sequenziellen Mixed Methods Studie beantwortet.

1.2 Methodik und Aufbau der Untersuchung

Durchgeführt wurde die Datenerhebung im Rahmen des interdisziplinären Verbundprojekts „ZAFH care4care – Fachkräftebedarf in der Pflege im Zeichen von Alterung, Vielfalt und Zufriedenheit". Aus verschiedenen Perspektiven wurde in diesem Verbundprojekt an den drei Standorten Esslingen, Ravensburg-Weingarten und Tübingen vorrangig die Fachkräftesituation in der Pflege analysiert. Es wurden Ideen zur strategischen Fachkräftesicherung entwickelt mit dem Ziel, themenbezogene Handreichungen zu erarbeiten, die die Fachkräftesicherung in der Pflegebranche unterstützen[1]. Neben den Perspektiven der Pflegenden und der Pflegeunternehmen, welche die Pflegeleistungen erbringen, wurde auch die Perspektive der Menschen ermittelt, die zukünftig Leistungsempfänger sein werden. In diesem Kontext wurde die Studie „Zukunft der Pflege in der Region Bodensee-Oberschwaben" initiiert, um die Vorstellungen von guter Pflege und die Erwartungen, die mit einer potenziellen pflegerischen Versorgungssituation einhergehen, zu erheben. Mit den Daten aus dieser explanativ-sequenziellen Mixed Methods Studie wurden die Forschungsfragen der hier vorliegenden Dissertationsschrift beantwortet. Aufgrund qualitativer und quantitativer Aspekte der Forschungsfragen bietet sich dieses Forschungsdesign an, denn damit kann die Perspektive der potenziellen Pflegebedürftigen sowohl in ihrem quantitativen Ausmaß als auch in ihrer qualitativen Bedeutung erfasst werden. In der Studie wurde basierend auf einer Stichprobe aus der Einwohnermeldeamtsstatistik zunächst eine schriftlich-postalische Befragung durchgeführt. Mit dem zweiten Studienteil, einer Interviewstudie, konnten die zuvor gewonnen Ergebnisse ergänzt, erklärt und besser in Zusammenhänge eingeordnet werden.

Die vorliegende Arbeit ist so aufgebaut, dass zunächst in Kapitel 2 die Vielschichtigkeit der Bedeutung von Pflegebedürftigkeit für das Individuum umrissen wird. Hierbei wird insbesondere auf die Konstruktionen des Alterns und der

1 www.zafh-care4care.de

Pflegebedürftigkeit eingegangen. Des Weiteren werden demografische Kennzahlen und deren Entwicklung im Kontext von Pflegebedürftigkeit beschrieben. Es geht darum, wie viele Menschen von Pflegebedürftigkeit betroffen sind, wer wen wo pflegt und wie sich die Situation auf Bevölkerungsebene entwickelt. Zudem werden soziale Ungleichheiten beim Zugang zur pflegerischen Versorgung sowie Herausforderungen (vorrangig im Kontext formeller Pflege) und Entwicklungstrends bzgl. des pflegerischen Versorgungsangebotes aufgezeigt.

Kapitel 3 widmet sich der informellen Pflege vor dem Hintergrund gesellschaftlicher Entwicklungen. Beginnend mit Kennzahlen zur informellen Pflege wird im Folgenden auf Theorien intergenerationeller familialer Solidarität eingegangen. Ebenso wird der Wandel der familialen Lebensformen in Bezug zu familialem Sorgeverhalten und der Bereitschaft zur Pflegeübernahme aus vorliegender Empirie erörtert. Als soziodemografische Kontextfaktoren informeller Pflege werden demografisch bedingte Veränderungen und der Faktor Geschlecht im Hinblick auf familiales Pflegepotenzial aufgezeigt. Anhand verschiedener Aspekte des Wohnens sowie damit einhergehender sozioökonomischer Zusammenhänge werden der Einfluss von Rahmenbedingungen und individuelle Ressourcen auf die Wahl möglicher Pflegesettings beschrieben. Zudem werden die vorliegenden Erfahrungen in der Bevölkerung mit Pflege und der derzeitige Kenntnisstand zu Pflegepräferenzen in der Bevölkerung dargelegt.

In Kapitel 4 wird die Mixed Methods Studie in Gänze beschrieben. Zunächst wird die Konzeption der gesamten Studie erläutert. Danach folgt das erste Unterkapitel, das sich ausführlich der Beschreibung des Studiendesigns und der Methodik der quantitativen Teilstudie widmet. Es folgen im zweiten Unterkapitel die Ergebnisse des quantitativen Studienteils. Diese sind als Zwischenergebnisse zu betrachten. Das dritte Unterkapitel beschreibt die Entwicklung und Durchführung des qualitativen Studienteils, worauf im vierten Unterkapitel diese Teilergebnisse folgen. Die zunächst deskriptiv ausgewerteten Kategorien werden als Zwischenergebnisse dargestellt. Das fünfte Unterkapitel enthält die durch die integrative Analyse zusammengeführten Ergebnisse.

Die Ergebnisse werden in Kapitel 5 interpretiert und diskutiert. Das Kapitel beginnt mit der Einordnung der deskriptiven Studienergebnisse in den aktuellen Forschungsstand. Darauf folgt die Diskussion zur Gruppierung der Pflegepräferenzen. Im dritten Unterkapitel wird erörtert, wer mit welcher Begründung welches pflegerische Versorgungssetting präferiert. Zur Illustration der Pflegepräferenzen ist jeweils ein Fallbeispiel beigefügt, das die zuvor diskutierten Aspekte abbildet. Zudem werden Limitationen der Studie erläutert.

Es folgt ein Fazit in Kapitel 6, das die wichtigsten Erkenntnisse der Arbeit zusammenfasst und weiterführende Forschungsfragen ableitet. Die Arbeit schließt mit dem Literaturverzeichnis und dem Anhang.

2 Pflege und Pflegebedürftigkeit

Spricht man von Pflege sind damit oft umfassende Bereiche gemeint, wie die Pflegebranche, Pflegearrangements, der Pflegeprozess, die Profession etc. Mit „Pflegeleistungen“ sind einem übergreifenden Verständnis zufolge, hauptsächlich die Handlungen gemeint, die teilweise oder vollständig von anderen Personen übernommen werden und zum Genesen, zum individuellen Wohlbefinden und zum Lebenserhalt einer pflegebedürftigen Person beitragen. Während für einen möglichen sozialrechtlichen Leistungsanspruch das Ausmaß der Pflegebedürftigkeit relevant ist, steht für den zu Pflegenden und dessen Angehörige die Tatsache im Fokus, auf Hilfe angewiesen zu sein bzw. diese zu leisten. Wird die Hilfe von ausgebildeten Personen geleistet, die dafür entlohnt werden, spricht man von professioneller oder (jüngst vermehrt) von formeller Pflege; wird die Pflege von Angehörigen, Freunden oder Ehrenamtlichen geleistet, wird dies als informelle Pflege oder häusliche Pflege bezeichnet (Büscher, 2020, S. 56; vgl. Gräßel & Behrndt, 2016, S. 169). Darüber hinaus existiert eine Vielzahl weiterer Begrifflichkeiten für dieses heterogene Aufgabenfeld, die weder eindeutig noch trennscharf sind, sondern lediglich einen Fokus andeuten, z. B. familiale Pflege, Betreuung, Fürsorge, Sorgearbeit, Elder Care, Laienpflege usw. (vgl. Adam & Mühling, 2014). In dieser Arbeit stehen die Vorstellungen der Menschen von ihrem Leben im hohen Alter bei möglichem Pflegebedarf im Mittelpunkt, weshalb zunächst die Bedeutung von Pflegebedürftigkeit in seiner Vielschichtigkeit für das Individuum erörtert wird. Anschließend wird die Relevanz für die Gesellschaft anhand statistischer Kennzahlen aufgezeigt und aktuell vorherrschende Versorgungsformen sowie damit einhergehende Entwicklungstrends und Herausforderungen dargestellt.

2.1 Bedeutung von Pflegebedürftigkeit

Pflegebedürftigkeit ist ein komplexes Phänomen, das aus verschiedenen Perspektiven analysiert werden kann. Aufgrund seiner Komplexität kann das Phänomen Pflegebedürftigkeit lediglich skizziert werden und im Sinne eines „sensitizing concepts“ (Blumer, 1954) wird es im folgenden Abschnitt in einer offenen, heuristischen Form umrissen.

Der formale Blick auf Pflegebedürftigkeit fokussiert auf Kriterien, die Leistungsbezug rechtfertigen und bleibt in der Anwendung dennoch komplex. Aus sozialrechtlicher Perspektive benötigt Pflege, wer pflegebedürftig im Sinne von § 14 SGB XI (Sozialgesetzbuch – Elftes Buch – Soziale Pflegeversicherung) ist. Der Pflegebedürftigkeitsbegriff ist inzwischen so definiert, dass auch kognitiv und psychisch beeinträchtige Personengruppen (und dadurch auch demenziell

Erkrankte) strukturell erfasst werden (vgl. Auth, 2019; Krupp & Hielscher, 2019).[2] Pflegebedürftigkeit aus formeller, sozialrechtlicher Perspektive ist vor allem mit möglichem Leistungsbezug verknüpft, einer auf den ersten Blick ökonomischen Dimension. Dadurch ergibt sich die soziale bzw. gesellschaftliche Dimension von Pflegebedürftigkeit.

Der wissenschaftliche Blick auf Pflegebedürftigkeit macht die Komplexität deutlich, u.a. weil das Phänomen stark disziplinspezifisch erforscht wird. Mager (1999) zeigt in seinem Beitrag die Komplexität und Vielschichtigkeit von Pflegebedürftigkeit aus sozialwissenschaftlicher Sicht auf und macht neben der Multidimensionalität auch auf die Prozesshaftigkeit des Phänomens Pflegebedürftigkeit aufmerksam. Aufgezeigt werden „Elemente typologischer Umschreibungen von Pflegebedürftigkeit“ wie bspw. für die Soziologie „Stigmatisierung“ und „Gesellschaftliche Deklassierung“ oder für die Sozialpsychologie „Kontinuitätsstörungen in sozialen Netzen“ (S.31). Trotz des Versuchs, ein möglichst umfassendes Bild zu generieren, stehen „Funktionsverluste“ im Zentrum der Definition (S.32). Der gesundheits- und sozialwissenschaftliche Beitrag von Döhner und Rothgang (2006) beschreibt Pflegebedürftigkeit als „einen Zustand [...], in dem die Betroffenen nicht mehr in der Lage sind, ohne fremde Hilfe die basalen alltäglichen Aktivitäten zu verrichten.“ (S.583). Pflegebedürftigkeit sei als „eine Folge von Krankheit oder Behinderung anzusehen“ (a.a.O.) und von Dauer, grundsätzlich jedoch rehabilitierbar. Auch Schroeter (2016) erläutert in seinem Vorschlag zur Konturierung einer Soziologie der Pflege die Multidimensionalität von Pflege und legt die Schwierigkeit einer binären Codierung von pflegebedürftig/nicht pflegebedürftig dar. Damit wird an eine Vielzahl an pflegewissenschaftliche Theorien (Henderson, 1963; King, 1981; Roper et al., 1983; einen Überblick gibt Schaeffer et al., 2008) angeschlossen, die den Paradigmenwechsel von der Defizitorientierung zu Gesundheitsförderung und -erhaltung im professionellen Pflegehandeln eingeleitet haben[3] und den Blick auf das Individuum lenken.

Auch der individuelle, subjektive Blick auf Pflegebedürftigkeit ist oftmals defizitorientiert und von Ängsten geprägt, auch aufgrund der Komplexität. Die

---

2 Dies ist erst seit der Pflegereform 2017 (Pflegestärkungsgesetz II) der Fall. Bei der Einführung der Pflegeversicherung im Jahr 1995 war der Pflegebedürftigkeitsbegriff stark „verrichtungsbezogen“ und zielte auf den mind. sechsmonatigen Hilfebedarf bei den Verrichtungen des täglichen Lebens wie Körperpflege, Ernährung, Mobilität und hauswirtschaftliche Versorgung (vgl. § 14 SGB XI a.F. vom 26.05.1994) also rein auf die somatisch begründeten Hilfstätigkeiten. Dies stellte insbesondere für Menschen mit kognitiven und psychischen Beeinträchtigungen ein Problem dar, denn deren Hilfebedarfe ließen sich in dieser Definition nicht abbilden, wodurch sie keine Leistungen der Pflegeversicherung erhalten konnten.

3 Dieser Paradigmenwechsel kommt durch den „neuen Pflegebedürftigkeitsbegriff“ (PSG II) zur Anwendung, der Selbstständigkeit und die Fähigkeiten der Pflegebedürftigen als zentrale Kriterien zur Beurteilung von Pflegebedürftigkeit und nicht mehr Funktionsverluste fokussiert (vgl. Hoffer, 2017).

o. g. Konzepte und Ansätze des Pflegehandelns zielen auf die Förderung und den Erhalt von Selbstbestimmtheit, Selbstständigkeit, Fähigkeiten, Wohlbefinden und Teilhabe: Wie eine Klammer umfasst das Konzept „Lebensqualität" diese Prinzipien (Bartholomeyczik, 2022, S. 267), deren Verlust den individuellen Blick auf Pflegebedürftigkeit negativ prägen. Einerseits zeigt sich auf professioneller Ebene der Zusammenhang zwischen Lebensqualität und Pflegequalität (eine „bestmögliche Lebensqualität […] zu erreichen, gilt als Kern professioneller Pflegeziele (Spichiger et al., 2006, S. 45)) und andererseits bietet das Konzept der Lebensqualität mit seinen verschiedenen Dimensionen Anschluss für die Betrachtung von Rahmenbedingungen und subjektiven Anschauungen. Im Sinne eines subjektiven Bewertungskriteriums wird eine gute Lebensqualität „heute als eines der zentralen individuellen Ziele angesehen" (Oppikofer & Mayorova, 2016, S. 101). Dementsprechend ist der Verlust von Lebensqualität eine der dominierenden Sorgen, die mit der Vorstellung von Pflegebedürftigkeit einhergeht, obwohl bspw. gezeigt werden konnte, dass diese durch Inanspruchnahme professioneller Pflege wieder steigt (Winkler, 2020). Und obwohl die Lebensqualität älterer Menschen über den Zeitverlauf der letzten Dekaden gestiegen ist, empfinden diese das eigene Altern aufgrund der Sorge vor Autonomieverlust und Krankheit weiterhin eher negativ (Wahl et al., 2022). Ein hohes Lebensalter gilt als Risikofaktor für Pflegebedürftigkeit (A. Kruse, 2017, S. 19). Dabei berichtet fast die Hälfte (48,8 %) der 70- bis 85-Jährigen noch über eine gute funktionale Gesundheit, welche es erlaubt, ihre Alltagstätigkeiten ohne Einschränkungen zu verrichten. Diese individuell eher negativen Altersbilder könnten gespeist sein durch gesellschaftlich-soziale Herausforderungen, die der Altersstrukturwandel mit sich bringt, da Herausforderungen wie der zunehmende Pflegebedarf und diesbezügliche Finanzierungsfragen stark gesellschaftlich thematisiert werden: Beispielsweise bringt eine Google-Suche von „Überalterung der Gesellschaft" am 09.12.2022 mehr als 176 000 Treffer und auch wissenschaftliche Institutionen titeln „Alterung der Gesellschaft führt zu hohen Wohlstandseinbußen in Deutschland" (Bertelsmann Stiftung, 2022). Nichtsdestotrotz werden die Bilder über Pflege nicht nur durch die Medien geschaffen, denn ca. 40 % der deutschen Bevölkerung zwischen 16 und 70 Jahren haben Erfahrungen mit Pflege (Haumann, 2022). Ein Großteil von pflegenden Angehörigen fühlt sich mehrfach durch Übernahme von Pflegeaufgaben belastet (Bestmann et al., 2014; Gräßel & Behrndt, 2016; Wetzstein et al., 2015), wodurch anzunehmen ist, dass dies ebenfalls auf gesellschaftliche Bilder von Pflegebedürftigkeit wirkt.

Einiges deutet darauf hin, dass für Ältere die negativen Aspekte des Alterns mehr im Vordergrund stehen als für jüngere Menschen. Wurm und Huxhold (2010) konnten zeigen, dass der Aspekt „körperliche Verluste" mit zunehmendem Alter (ab 65 Jahren) immer mehr in den Fokus rückt, wenngleich diese altersbedingte Negativ-Wahrnehmung im Kohortenvergleich sich in den letzten Jahrzenten abschwächt hat, was auf eine grundsätzlich positive Entwicklung der

Altersbilder hindeutet. Dieser Wandel zu grundsätzlich positiveren Altersbildern hat sich auch in neueren Untersuchungen bestätigt (Beyer et al., 2017). Die Vorstellungen vom Alter(n) stehen in Zusammenhang mit Konstruktionen von Pflegebedürftigkeit und einer eigenen potenziellen Pflegebedürftigkeit.

Pflegebedürftigkeit wird häufig ausschließlich negativ wahrgenommen und mit schwierigen und belastenden Situationen für sich selbst und für die Angehörigen assoziiert. Dies zeigt bspw. auch der (heute nur noch selten genutzte) Begriff „Pflegefall", der „eine sprachliche Manifestation negativer Altersbilder" sei, wie im sechsten Altersbericht der Bundesregierung konstatiert wurde (Deutscher Bundestag, 2010, S. 181). Zudem wird der Verlust von körperlichen und kognitiven Fähigkeiten und somit der Verlust von Selbstständigkeit häufig mit einem Verlust von Selbstbestimmung gleichgesetzt, welche auch bei Pflegebedürftigkeit aufrechterhalten werden kann (Zander, 2018). Diese negativen Bilder von Pflegebedürftigkeit spiegeln sich bspw. auch in den Ergebnissen der Befragung von Zok (2015) wider, wonach sich mehr als jeder Zweite Sorgen um die eigene Pflegedürftigkeit macht. Scheinbar stehen diese Sorgen im Widerspruch zur späteren tatsächlichen Wahrnehmung, denn gerade in der zweiten Lebenshälfte steigt häufig die Lebenszufriedenheit, was angesichts der Zunahme von körperlichen Beschwerden im Alter als „Zufriedenheitsparadoxon" bezeichnet wird (Baltes & Carstensen, 1996; Esch, 2022; Staudinger, 2000; Weidekamp-Maicher, 2022) – wenngleich longitudinale Studien diese altersbedingte Zunahme von Lebenszufriedenheit relativieren (Schilling, 2006).

Zusammengefasst lässt sich festhalten, dass aus sozialrechtlicher und wissenschaftlicher Perspektive der graduelle Prozess von Pflegebedürftigkeit im Fokus steht, während aus individueller, subjektiver Perspektive Pflegebedürftigkeit eine Lebensphase am Ende des Lebens darstellt, die stark von defizitorientierten Altersbildern geprägt ist. Die dargelegten Perspektiven greifen einige Aspekte wie Verlust von Unabhängigkeit, Veränderungen der Lebensqualität, negative Altersbilder auf, können jedoch kein umfassendes Bild von der Wahrnehmung von Pflegebedürftigkeit bieten. Aspekte wie Sorgen vor sozialer Isolation, eigene emotionale Belastung ebenso wie der Angehörigen oder durch Pflegebedürftigkeit entstehende finanzielle Sorgen sind nur ein paar Beispiele, die das Thema ergänzen und die genannte Komplexität unterstreichen.

2.2 Prävalenz und Entwicklung von Pflegebedürftigkeit in der Bevölkerung

Aufgrund des demografischen Wandels, welcher u.a. gekennzeichnet ist durch eine Zunahme der Anzahl älterer und hochaltriger Menschen (Destatis, 2019), wird Pflegebedürftigkeit ein immer wichtigeres Thema. Die Erfassung der Pflegebedürftigen in Deutschland wird von den Statistischen Ämtern des Bundes und der Länder durchgeführt. In der Pflegestatistik werden jedoch nur Personen erfasst, die Leistungen nach dem SGB XI erhalten (Destatis, 2020c). Das heißt, Personen, die keine Leistungen beziehen und trotzdem pflegebedürftig sind, werden von der amtlichen Statistik nicht identifiziert. Dies können z. B. Personen sein, die (noch) keine Pflegeleistungen beantragt haben oder Personen, deren Pflegebedarf unterhalb der für einen Leistungsbezug erforderlichen Ausmaßes liegt und die trotzdem pflegebedürftig sind[4].

2.2.1 Aktuelle Anzahl Pflegebedürftiger

In Deutschland leben ca. 5 Millionen Pflegebedürftige (Stichtag 15.12.2021), davon sind mehr als die Hälfte Frauen (62,1 %). Die Tendenz ist steigend: Im Vergleich der Jahre 2017 und 2019 sind das 20,9 % mehr Pflegebedürftige und zwischen 2019 und 2021 sind erneut 20,2 % mehr Pflegebedürftige in der Pflegestatistik des Bundes erfasst (Destatis, 2022b). In der Zielgruppe der hier vorliegenden Arbeit (65- bis 75-Jährige) sind bereits 5,9 %[5] der Bevölkerung pflegebedürftig. In Baden-Württemberg sind zum Jahresende 2019 ca. 472 000 Menschen der ca. 11,1 Mio. Einwohnern insgesamt pflegebedürftig gewesen (Destatis, 2020b) und zum Jahresende 2021 waren es bereits 540 401 Pflegebedürftige (Destatis, 2022c). Dies bedeutet auch landesweit eine starke Zunahme der Anzahl Pflegebedürftiger: 2019 sind das 18,4 % mehr Pflegebedürftige als im Jahr 2017[6] und im Jahr 2021 nochmal weitere 14,5 % mehr Pflegebedürftige. Eine Analyse von Isfort, Gessenich und dem Deutschen Institut für angewandte Pflegeforschung (2019) geht von 22 130 Pflegebedürftigen in der Region Bodensee-Oberschwaben im Jahr 2017 aus (4573 ambulant versorgte Pflegebedürftige, 4799 stationär versorgte Pflegebedürftige, 12 758 Pflegegeldempfänger).

2.2.2 Prognostizierte Entwicklung

Im Hinblick auf die prospektive Ausrichtung der dieser Arbeit zugrunde liegenden Studie sind darüber hinaus diesbezügliche Entwicklungstrends relevant. Aufgrund der steigenden Lebenserwartung und der Altersstruktur der Bevölkerung ist davon auszugehen, dass die Anzahl Hochbetagter (85-Jährige und Ältere)

4 In diesem Zusammenhang weist auch die Pflegestatistik darauf hin, dass für das Jahr 2019 geschätzt 191 000 Pflegebedürftige des Pflegegrads 1 keine Leistungen abrufen (Statistisches Bundesamt [Destatis], 2020c, S. 4–5).

5 Eigene Berechnung auf Grundlage der Daten der Pflegestatistik 2019 (Destatis, 2020a).

6 Eigene Berechnung auf Grundlage der Daten der Pflegestatistik 2019 (Destatis, 2020b) und Gölz und Weber (2019).

und somit potenziell Pflegebedürftiger weiter steigen wird. Prognosen für Baden-Württemberg rechnen bis zum Jahr 2040 mit 500 000 Hochbetagten und bis zum Jahr 2060 mit 805 000 Hochbetagten (Gölz & Weber, 2019). Für die Region Bodensee-Oberschwaben liegen Prognosen vom Statistischen Landesamt für das Jahr 2035 vor (Statistisches Landesamt Baden-Württemberg [StaLa BW], 2019): Diese gehen von einem Bevölkerungszuwachs im Vergleich zum Jahr 2017 von 37,9 % in der Altersgruppe 65 und älter aus und von einem Zuwachs von 61,8 % in der Altersgruppe der Hochbetagten. Rein rechnerisch gehören die in dieser Studie befragte Altersgruppe der 65- bis 75-Jährigen im Jahr 2035 zu der Gruppe der Hochbetagten und ihr Risiko, pflegebedürftig zu werden, ist demzufolge hoch. Entsprechend stark werden die Pflegebedarfe steigen.

2.3 Versorgungsformen – Verbreitung, Zugang und Entwicklungstrends

Pflegerische Versorgungsformen im Alter lassen sich durch eine Vielzahl an Kriterien unterscheiden. Der Logik der Pflegestatistik folgend werden in den folgenden Kapiteln Aspekte zur langzeitstationären Pflege, ambulanten Pflege und häuslichen Versorgung durch Angehörige unterschieden und beschrieben. Des Weiteren werden neue Versorgungsformen betrachtet, unter dem Vorbehalt, dass es in diesem Bereich aktuell eine Vielzahl an Entwicklungen gibt, die nicht alle abgebildet und diskutiert werden können.

2.3.1 Aktuelle Versorgungsformen Pflegebedürftiger

Im Jahr 2019 wurden bundesweit von den o. g. 5 Mio. Pflegebedürftigen 84 % zu Hause versorgt und 16 % wurden in Heimen versorgt. Von diesen 4,17 Mio. zu Hause versorgten Pflegebedürftigen, wurden ca. 2,55 Mio. alleine durch Angehörige gepflegt. Bei etwas mehr als 1 Mio. leisteten ambulante Pflege- oder Betreuungsdienste Unterstützung. Weitere 565 000 Pflegebedürftige erhielten mit dem Pflegegrad 1 ausschließlich landesrechtliche Leistungen und wurden größtenteils von Angehörigen versorgt. Sowohl die allein durch Angehörigen versorgte Anzahl Pflegebedürftiger stieg zwischen den Jahren 2019 und 2021 um 20,7 % als auch die Anzahl Pflegebedürftiger, die durch ambulante Dienste versorgt wurden, stieg um 6,5 %. Berücksichtigt man auch Pflegebedürftige mit Pflegegrad 1, so ergibt sich sogar ein Anstieg von 25,9 % für die Pflege zu Hause. Im Bereich der Pflegeheime ging die Anzahl der Pflegebedürftigen um ca. 3 % zurück (Destatis, 2022b).

Im Land Baden-Württemberg weicht die Versorgungsstruktur hinsichtlich der Verteilung der Anzahl an Pflegebedürftigen kaum vom Bund ab. So wurden von den o. g. 540 401 Pflegebedürftigen 17,0 % vollstationär in Heimen und 83,0 % zu Hause versorgt. Während der Anteil an Pflegebedürftigen, welche *allein* durch Angehörige zu Hause versorgt wurden, bundesweit bei 51,5 % liegt, sind dies landesweit sogar 53,9 %. Entsprechend geringer ist landesweit der Anteil an Pflegebedürftigen, welche mit Unterstützung bzw. durch ambulante Pflegedienste versorgt wurden. Im Vergleich zum Jahr 2019 sind auch landesweit starke Zuwächse zu verzeichnen, besonders im Bereich der Anzahl an Pflegebedürftigen, welche zu Hause versorgt werden: Gegenüber 2019 erhielten 18,7 % mehr Menschen zu Hause Pflege. In Baden-Württemberg sank die Zahl der Menschen, die in Heimen versorgt wurden um 2,4 % (Destatis, 2022c).

Für die Region Bodensee-Oberschwaben zeigt eine Auswertung aus dem Jahr 2016 ein unterschiedliches Bild zwischen den Landkreisen hinsichtlich der Versorgungssettings: Im Landkreis Sigmaringen wird (verglichen mit der deutschen Versorgungsstruktur insgesamt) überproportional häufig informell gepflegt, während im Bodenseekreis ambulante Pflege überproportional häufig vertreten ist. Für den Landkreis Ravensburg gibt es nur geringe Abweichungen von den prognostizierten Werten (Hackmann et al., 2016).

2.3.2 Zugang zu pflegerischen Versorgungsangeboten

Der steigende Anteil an älteren und hochaltrigen Menschen führt zu erhöhten Versorgungsbedarfen, die aktuell hauptsächlich durch Pflege in häuslicher Umgebung – vorrangig durch Angehörige- gedeckt werden. Trotz des wachsenden Bedarfs aufgrund der Zunahme an Pflegebedürftigen ist die Zahl der verfügbaren Plätze im Pflegeheim weitaus weniger stark gestiegen. Zwischen 2017 und 2021 stieg die Anzahl Pflegebedürftiger um mehr als 1,5 Mio. (inkl. Pflegegrad 1), während der Zuwachs an verfügbaren Pflegeplätzen im Pflegeheim im selben Zeitraum lediglich um 32 321 anstieg[7]. Die Gründe für diesen relativ geringen Ausbau von Pflegeheimplätze sind vielfältig und komplex. Neben der Finanzierungs- und Kostenthematik wird vor allem auf den bestehenden Fachkräftemangel in der Pflege verwiesen (zur Entwicklung der Langzeitpflege siehe z. B. Ehrentraut et al. (2019), Jacobs et al. (2019), Jacobs et al. (2021) darin insbesondere der Beitrag von Heger). Diese Entwicklungen führen dazu, dass die Langzeitpflege ihre Kapazitätsgrenzen längst überschritten hat und Pflegebedürftige im Bedarfsfall abgelehnt werden müssen. Laut einer Studie von Isfort et al. (2018) haben mehr als 70 % der Einrichtungen Wartelisten und in 83 % der Einrichtungen wurden Anfragen abgelehnt.

7 Eigene Berechnungen auf Grundlage der Daten der Pflegestatistik 2021 (Destatis, 2022b).

Exkurs: Fachkräftebedarf in der professionellen Pflege

Bereits seit Jahren ist die Pflegebranche von einem anhaltenden Mangel an Fachkräften gekennzeichnet, da die Zahl der offenen Stellen die Zahl der als arbeitslos gemeldeten Pflegefachkräften bei weitem übersteigt (Bundesagentur für Arbeit, 2021). Dieser andauernde Fachkräfteengpass stellt aufgrund einer Vielzahl an sich gegenseitig beeinflussenden Variablen (z. B. Arbeitsbedingungen, Vereinbarkeit von Beruf und Privatleben, Bezahlung, Arbeitsanforderungen, soziodemografische Beschäftigtenstruktur etc.) Auswirkung und Ursache zugleich dar und stellt insgesamt eine hochkomplexe Problemlage dar, die dazu führt, dass Pflege als Beruf bzw. als Branche als unattraktiv und defizitär wahrgenommen wird (Bonin, 2020; Mohr et al., 2020; Schmucker, 2020).

Ergebnis davon ist, dass Pflege nicht nur als Beruf als unattraktiv und defizitär wahrgenommen wird und sich der Personalmangel dadurch verstärkt, sondern dass auch auf Seiten der Bevölkerung die Sorge besteht, dass fehlendes Personal die Hauptursache von schlechter Pflege sei (Eggert et al., 2016), was sich wiederum auf das schlechte Image der Pflege auswirkt. Grundsätzlich ist der Zusammenhang zwischen der Personalausstattung und Pflegequalität bekannt, wobei eine höhere Fachkraftquote positiv mit einer besseren Pflegequalität korreliert (Greß & Stegmüller, 2018). Generell scheint dieser Zusammenhang auf Seiten der Bevölkerung bekannt, denn die Sorge vor zu wenig Pflegepersonal in Pflegeheimen ist weit verbreitet (Strotbek & Etgeton, 2017).

In der Region Bodensee-Oberschwaben ist das Verhältnis zwischen Nachfrage nach professioneller Pflege und dem Personalangebot in der Pflege grundsätzlich im Vergleich zur gesamtdeutschen Situation insgesamt etwas günstiger. Lediglich im Bodenseekreis wird von einem etwas größeren Personalsicherungsproblem ausgegangen (Hackmann et al., 2016). Insgesamt ist die Fachkräftesituation in der Pflegebranche auch in dieser Region angespannt (Boscher, Raiber et al., 2021).

Eine weitere Rolle für die Ausrichtung an Versorgungsangeboten spielt die politische Maxime „ambulant vor stationär“[8], welche zudem an die Bedürfnisse

8 „ambulant vor stationär“ ist ein sozialrechtlicher Grundsatz, nachdem Behandlungen vorrangig ambulant durchgeführt werden sollen, wenn so Behandlungsziele gleicher Qualität erreicht werden können und vollstationäre Versorgung erst in Anspruch genommen werden kann, wenn die Behandlungsziele ambulant nicht erreicht werden können (vgl. § 39 SGB V). Ziel sind Kosteneinsparungen, aber auch Erhalt der Selbständigkeit sowie bessere soziale Teilhabe. Dieser Grundsatz gilt auch im SGB XI und wurde durch eine Vielzahl an Pflegereformen weiter gestärkt (auch durch finanzielle Anreize), wodurch von einer „Ambulantisierung der Pflege“ gesprochen werden kann (vgl. Rothgang et al., 2017).

und Bedarfe der Pflegebedürftigen anschließt (vgl. Rothgang et al., 2017). So ist die Anzahl an ambulanten Pflegediensten und die Anzahl an Pflegebedürftigen, die durch diese versorgt werden, sowohl bundes- als auch landesweit gestiegen. Hierbei sind die Zuwächse in Baden-Württemberg im ambulanten Sektor weitaus stärker (Gölz & Weber, 2019; Destatis, 2020c). Dies lässt sich vor allem mit der Zunahme an Pflegebedürftigen und einem gewachsenen Bedarf erklären. Dennoch gibt es auch im ambulanten Sektor einen relativ geringeren Zuwachs an Versorgungskapazitäten im Vergleich zur relativen Zunahme von Pflegebedürftigen. Auch das Wachstum des ambulanten Sektors ist durch den seit Jahren bestehenden Fachkräftemangel in der Pflege begrenzt (Isfort et al., 2016) und ambulante Dienste müssen Anfragen ablehnen oder sogar laufende Verträge kündigen (Eggert et al., 2020). Auch in der Bevölkerung ist dieser Versorgungsengpass hinsichtlich ambulanter Pflege angekommen. Eine ältere Studie von Dittmann (2008) zeigt, dass in Deutschland vor allem der Zugang zu ambulanter Pflege von der Bevölkerung als schwierig eingeschätzt wird. Haumann (2018, S. 60) zufolge, sieht die Mehrheit der Bevölkerung eine ausreichende Versorgung mit ambulanten Pflegediensten und Pflegeheimen, jedoch nehmen auch in dieser Studie 15 % derjenigen, die Pflege im Pflegeheim miterlebt haben, diesbezüglich Defizite wahr.

Des Weiteren zeigen sich systembedingte soziale Ungleichheiten in der Inanspruchnahme pflegerischer Leistungen in der Praxis bspw. aufgrund des komplexen Antragswesens um professionelle pflegerische Leistungen bewilligt zu bekommen (Möller et al., 2013). Auch ist die Qualität von ambulanter Pflege stark von strukturellen Rahmenbedingungen abhängig. So orientieren sich Leistungserbringer stark an Abrechnungslogiken, was nicht selten zu einer Einschränkung des professionellen Handlungsspielraums führt. Dadurch wird Pflege eher verrichtungs- als bedarfsorientiert geleistet (Büscher & Krebs, 2018). Obwohl oder gerade weil der größte Teil der Pflegebedürftigen zu Hause gepflegt wird, zeigen sich in der häuslichen Pflege viele Schwierigkeiten, Herausforderungen und Belastungen. Zudem zeigen sich Verbesserungspotenziale, z. B. hinsichtlich Abgrenzung, Zuständigkeit und Verantwortungsübernahme zwischen informeller und professioneller Pflege (Büscher & Krebs, 2018; Heusinger et al., 2017).

Nikelski und Nauerth (2017) konstatieren auf Basis eines systematischen Literaturreviews zwar eine Vielzahl an Bereichen, in denen sozial ungleich verteilte Chancen und Risiken in der pflegerischen Versorgung auftreten. Hinsichtlich eines sozial ungleich verteilten Zugangs zu pflegerischer Versorgung gäbe es jedoch, trotz nachvollziehbaren Diskussionen hierzu, zu wenig empirische Evidenz. Dennoch ist insgesamt von ausgeprägten Unterschieden in Bezug auf Zugang und Nutzung pflegerischer Versorgung auszugehen (A. Kruse & Schmitt, 2016). Darüber hinaus ist die Versorgungslandschaft regional unterschiedlich geprägt, was auch bedeutet, dass sich die Wahlmöglichkeiten regional unterscheiden. So finden sich in ländlichen Regionen weniger Pflegedienste (Neumeier, 2015), wodurch die Wahlmöglichkeit für die ländliche Bevölkerung deutlich eingeschränkt ist.

2.3.3 Neuere Entwicklungen in der pflegerischen Versorgungslandschaft

Nicht nur aufgrund der zuvor genannten Problemlagen und des damit verbundenen stagnierenden Zuwachses an verfügbaren Plätzen in der stationären Langzeitpflege, sondern auch aufgrund der Bedarfe auf Nachfrageseite entstehen immer häufiger sogenannte „neue Wohn- und Versorgungsformen" für Pflegebedürftige. Diese Konzepte stellen meist Weiterentwicklungen von den o. g. klassischen Versorgungsformen dar mit dem Ziel, eine Balance zwischen Selbstständigkeit, Teilhabe und Lebensweltorientierung bei maximaler Versorgungssicherheit zu gewährleisten (Kremer-Preiß et al., 2021). Darunter fallen z. B. Wohngemeinschaftskonzepte, Mehrgenerationenwohnen, Pflege- und Hausgemeinschaften und verschiedene Quartierskonzepte. Diese sogenannten „neuen Wohn- und Versorgungsformen" werden meist im Rahmen von Modellprojekten entwickelt, gefördert und implementiert. Eine Evaluation der Projekte, welche im Rahmen des Modellprogramms „Weiterentwicklung neuer Wohnformen für pflegebedürftige Menschen" vom GKV-Spitzenverband durchgeführt wurde, kommt zu dem Ergebnis, dass Qualität, Nutzer:innenzufriedenheit sowie Nachfrage für eine Zukunftsfähigkeit dieser neuen Wohnformen spricht, die aktuellen Versorgungsstrukturen jedoch eine große Herausforderung für die Wirtschaftlichkeit und Rechtssicherheit darstellen (GKV-Spitzenverband, 2019).

Die Datenlage zu den neuen Wohnformen ist aufgrund der undefinierten Begrifflichkeiten und mangelnder struktureller Verankerung unübersichtlich und dünn. Gemeinschaftliche Wohnformen gewinnen jedoch zunehmend an Bedeutung und die Zahl gemeinschaftlicher Wohnprojekte steigt (Bundesinstitut für Bau-, Stadt- und Raumforschung [BBSR], 2014). Eine Erhebung des Bundesverbands Freier Immobilien- und Wohnungsunternehmen (BFW) aus dem Jahre 2008 geht davon aus, dass ca. 2 % der über 65-jährigen Bevölkerung im Betreuten Wohnen lebt und jeweils weniger als 1 % dieser Altersgruppe in gemeinschaftlichem Wohnen bzw. Pflegewohngruppen wohnt (BFW zitiert nach Kremer-Preiß et al., 2011, S. 27). Wie hoch der Anteil an pflegebedürftigen Menschen ist, die in diesen neuen Wohnformen versorgt werden, ist daraus nicht abzulesen. Es wird jedoch davon ausgegangen, dass das Interesse an diesen Wohnformen weiter steigt (ebenda).

2.3.4 Zwischen formeller und informeller Pflege: Live-In-Arrangements

Des Weiteren ist bei der Betrachtung der Versorgungsformen zu berücksichtigen, dass ein großer Teil der Pflegebedürftigen im häuslichen Setting nicht alleine von Angehörigen gepflegt wird, sondern auf die nur mehr oder weniger formalisierte Unterstützung durch eine „24-Stunden-Pflegekraft" zurückgreift. Diese Unterstützungsform hat sich vom Schwarzmarkt hin zum „grauen Markt" verschoben und stellt inzwischen eine tragende Säule der pflegerischen Versorgung dar (Emunds & Habel, 2020; Rossow & Leiber, 2020, S. 180). Schätzungen zum Ausmaß dieser Unterstützungsform variieren stark: Hielscher et al. (2017) gehen basierend auf Hochrechnungen aus ihrer eigenen Studie von 163 000 Privathaushalten aus, die sich durch Migrant:innen unterstützen lassen. Thomas Klie gibt in einem Zeitungsinterview die Größenordnung von etwa 600 000 ausländischen Haushalts- und Betreuungskräften an, da er von einer enormen Dunkelziffer ausgeht und für seine Schätzung die in Österreich auftretende Sichtbarkeit der Arbeitsverhältnisse aufgrund der dortigen Legalisierung zugrunde legt (Rüffer, 2015). Die Vereinte Dienstleistungsgewerkschaft (ver.di) nennt basierend auf einem Forschungsprojekt zur Thematik eine Anzahl zwischen 115 000 und 300 000 Beschäftigten (Böning et al., 2014). Isfort und Malsburg (2017) gehen auf Basis von einem Literaturüberblick von 150 000 bis 300 000 Beschäftigten aus, die in dieser Art Beschäftigungsverhältnis stehen. Die unterstützenden Personen sind meist weibliche Migrant:innen aus Osteuropa, welche bei den Pflegebedürftigen wohnen und Hilfe bei Pflege- und Hauswirtschaftstätigkeiten leisten, weshalb diese Unterstützungsform auch als „osteuropäische Haushaltshilfe" bezeichnet wird. Aufgrund der Tatsache, dass die Migrant:innen fast immer bei der Pflegeperson wohnen und um vom Bild der 24h-Verfügbarkeit wegzukommen, hat sich inzwischen (in der Wissenschaft) der Begriff „Live-Ins" etabliert. Problematisch ist bei diesen Beschäftigungsverhältnissen zuvorderst der unzureichend ausgestaltete rechtliche Rahmen für diese Arbeitsverhältnisse, gefolgt von strukturellen, pflegefachlichen und ethischen Problemen. Bezüglich des rechtlichen Rahmens sind vor allem die ausufernden Arbeitszeiten zu nennen, welche typisch für die Live-In-Arrangements sind; denn häufig wird zumindest eine Rund-um-die-Uhr-*Bereitschaft* erwartet. Da dies mit dem deutschen Arbeitsrecht nicht vereinbar ist, hat das Bundesarbeitsgericht in einem Urteil (BAG 24.06.2021, 5 AZR 505/20) bestätigt, dass auch für den Bereitschaftsdienst der Mindestlohn zu bezahlen ist, wodurch nun erneut politischer Handlungsbedarf hinsichtlich der Regelung der Rahmenbedingungen dieser pflegerischer Unterstützungsleistungen deutlich wird (Emunds et al., 2021). Einen Überblick über die aktuell gängigen Live-In-Rechtsmodelle und Entwicklungen in diesem Teilbereich des Pflegemarkts gibt

Rossow und Leiber (2020). Inwiefern sich dieser Markt weiterentwickelt, hängt stark von gesetzlichen Rahmenbedingungen und der zukünftigen Ausgestaltung des Pflegesystems ab (Emunds et al., 2021).

2.4 Professionell Pflegende

Nicht nur auf Seiten der Pflegebedürftigen wirken sich demografische Aspekte aus. Auch wenn es um die Frage „Wer soll pflegen?" geht, ist das Alter der Pflegenden eine große Herausforderung. Im Bereich der professionellen Pflege ist der Altersdurchschnitt der Pflegenden schon seit längerem in den Fokus gerückt: Schulz und Geyer (2016, S. 26) nennen für Pflege- bzw. Alten-/Behindertenwohnheime in Deutschland einen Anteil von 15,4 % bzw. 17,7 % von Pflegenden, die älter als 55 Jahre sind. Auch die Pflegeeinrichtungen der Region Bodensee-Oberschwaben weisen einen hohen Anteil an älteren Beschäftigten auf. Boscher, Raiber et al. (2021) nennen einen Anteil von 37,6 % der über 50-Jährigen in der Pflegebelegschaft aller Pflegeeinrichtungen der Region Bodensee-Oberschwaben.

Des Weiteren ist vor allem das Merkmal Geschlecht, das Pflegende beschreibt, denn der größte Teil von Care-Arbeit wird von Frauen geleistet. Dies trifft sowohl für die informelle als auch für die formelle Pflege zu. Im Bereich der formellen Pflege ist die Mehrheit der erwerbstätig Pflegenden weiblich (Bundesagentur für Arbeit, 2021). Der Anteil an weiblichen Beschäftigten in Pflegeheimen in Deutschland beträgt 70 % bzw. in Alten- und Behindertenwohnheimen sogar 83,2 % (Schulz & Geyer, 2016, S. 26). In einer Studie aus dem Raum Bodensee-Oberschwaben von Raiber et al. (2020) wird ein Frauenanteil von 89,5 % in der reinen Pflegebelegschaft berichtet – d. h. ohne Beschäftigte in anderen Bereichen der Pflegeheime. Trotz des hohen Frauenanteils in der Branche ist der Frauenanteil im oberen Management gering (Hans-Böckler-Stiftung, 2021). Bezüglich der Geschlechterverteilung des Pflegepersonals ist nicht von einer Trendwende auszugehen. Betrachtet man die letzte Dekade, so ist lediglich eine sehr leichte Annäherung zwischen den Personalanteilen von Männern und Frauen in den letzten Jahren erkennbar (Gesundheitsberichterstattung des Bundes [gbe-bund.de], 2021), was bedeutet, dass es aller Wahrscheinlichkeit nach, weiterhin so sein wird, dass die Mehrzahl der professionell Pflegenden weiblich sein wird.

3 Informelle Pflege im Spiegel gesellschaftlicher Entwicklungen und familialer Solidarität

Der Großteil der informellen Pflege wird von Angehörigen übernommen, weshalb häufig auch von familialem Pflegepotenzial gesprochen wird. Demzufolge gilt die Familie als „größter Pflegedienst der Nation" (z. B. Döhner & Rothgang, 2006). Weitgehend wird damit die Pflege durch Angehörige verbunden, die in einem familialen Verhältnis zur pflegebedürftigen Person stehen. Dabei setzt *Familie* einem weiteren Verständnis folgend nicht zwangsläufig Verwandtschaftsbeziehungen voraus. Eine Unterscheidung ob im informellen Pflegesetting Verwandtschaftsbeziehungen vorliegen, ob es sich um Pflege im Rahmen einer Partnerschaft bzw. Ehe handelt oder ob die Pflege im Rahmen von Live-Ins geleistet wird, ist aufgrund mangelnder Daten nicht ersichtlich. Insgesamt wird davon ausgegangen, dass fünf bis sechs Prozent aller Erwachsenen regelmäßig informelle Pflege leisten (Geyer & Schulz, 2014) bzw. nach Schätzungen von Herrmann et al. (2022) leisten 4,9 Millionen Bundesbürger:innen täglich mindestens eine Stunde informelle Pflege. Inklusive denjenigen, die unregelmäßig Pflegeaufgaben übernehmen, seien dies sogar 5,3 Millionen.

Verschiedene, teilweise ältere Studien zeigen, dass bis zu 92 % der Angehörigen in einer familialen Beziehung zum Pflegebedürftigen stehen, am häufigsten sind es Kinder bzw. Schwiegerkinder (42 %) – insbesondere Töchter (26 %) stellen die Hauptpflegeperson dar (Schneekloth, 2006). Auch neuere Datenauswertungen von Ehrlich und Kelle (2021) zeigen, dass fast die Hälfte der Pflegenden (49 %) Eltern oder Schwiegereltern pflegt, weitere 18 % pflegen im Rahmen ihrer Lebenspartnerschaft und die übrigen Anteile entfallen auf Pflege durch Kinder, Verwandte oder Bekannte.

3.1 Intergenerationelle familiale Solidarität

Pflege von älteren Familienangehörigen kann als solidarisch begründetes Engagement verstanden werden. Bengtson und Roberts (1991) entwickelten hierfür eine „Theory of family solidarity", die im deutschsprachigen Raum unter „Theorie der intergenerationellen Solidarität" vielfach rezipiert wurde und als eine der wichtigsten Theorien zu diesem Thema gilt (Raab et al., 2009; Steinbach & Kopp, 2008). Kern dieser Theorie sind sechs Solidaritätsdimensionen, die den familialen Austausch und Zusammenhalt charakterisieren. Bengtson und Roberts (1991, S. 856) formulieren dies zusammenfassend wie folgt:

> "[...] one theory that attempts to account for patterns of solidarity among parents and children during the adult family life course-that is, intergenerational cohesion after children reach adulthood and establish careers and families of their own. We conceptualize intergenerational family solidarity as a multifaceted, multidimensional construct reflected in six distinct elements of parent-child interacton: affection, association, consensus, resource sharing, the strength of familism norms, and the opportunity structure for parent-child interaction. The aim of the theory is to specify interrelationships among these elements of intergenerational solidarity."

Den Autoren zufolge können folgende Dimensionen unterschieden werden: (1) assoziative, (2) affektive, (3) konsensuelle, (4) funktionale, (5) normative und (6) strukturelle Solidarität.

Die *assoziative Solidarität* beinhaltet die Kontaktintensität, welche hauptsächlich über Kontakthäufigkeit und -art gemessen wird (z. B. Begegnungen, Telefonate, familiale Zusammenkünfte). Dazu zählen auch gemeinsame Aktivitäten. Die *affektive Solidarität* beschreibt die emotionale Nähe und das Zusammengehörigkeitsgefühl der Eltern-Kind-Beziehungen. Gemessen werden diese über die subjektive Bewertung der eigenen Gefühle (wie Zuneigung, Nähe, Vertrauen Respekt) als auch über eine Bewertung derer Reziprozität. Die *konsensuelle Solidarität* erfasst, inwiefern die Beziehungen von gemeinsamen Werten und Vorstellungen geprägt sind. Mit *funktionaler Solidarität* ist das Ausmaß gegenseitiger instrumenteller, materieller und emotionaler Unterstützungsleistungen gemeint. Gemessen wird sowohl die Häufigkeit der Unterstützungsleistungen ebenso wie die wahrgenommene Reziprozität diesbezüglich. Die Dimension *normative Solidarität* spiegelt die Stärke der gegenseitigen Verpflichtung (zur Erbringung dieser Hilfeleistungen) und das Nachkommen familialer Rollenerwartungen wider. Die *strukturelle Solidarität* ist durch die Möglichkeiten zur Ausgestaltung familialer Interaktion definiert. Darunter können räumliche Distanzen zwischen den Familienmitgliedern ebenso wie persönliche Ressourcen (bspw. Gesundheitszustand), finanzielle Ressourcen oder zeitliche Ressourcen der jeweiligen Familienmitglieder gefasst werden. Die Autoren gehen bei diesem mehrdimensionalen Solidaritätskonstrukt von einer Vielzahl an Wechselwirkungen aus, die sich teilweise sogar bedingen.

Dass die Komplexität von Beziehungen zwischen Eltern und ihren erwachsenen Kindern durch diese Theorie strukturiert wurde, wurde mehrfach hervorgehoben (Raab et al., 2009; Szydlik, 2000), wenn auch Szydlik auf den seiner Meinung nach viel zu breit angelegten Solidaritätsbegriff hinweist und dadurch Defizite in Konkretisierungen zwischen „Potential für Solidarität" und „Solidarität" sieht (Szydlik, 2000, S. 36 ff.). Kritisch diskutiert wurde die Theorie intergenerationeller Solidarität zudem mit Blick auf einen fehlenden Aspekt, welcher die Konflikthaftigkeit in intergenerationalen Beziehungen darstellt (Lüscher, 2000; Lüscher & Liegle, 2003). Die Kritiker verweisen vor allem auf die Ambivalenz bei generationenübergreifenden familialen Beziehungen und auf deren Fortbestehen trotz dieser ambivalenten Gefühle.

Szydlik (2000) bringt die beiden sich scheinbar entgegenstehenden Positionen der beiden Arbeitsgruppen um Bengtson vs. Lüscher zusammen indem er Solidarität als eine „Folge eines produktiven Umgangs mit Ambivalenz" (S. 41) sieht, da das „Aushalten, Einbringen und die Auseinandersetzung mit Ambivalenz [...] wichtige Bedingungen andauernder, womöglich lebenslanger Solidarität" sei (a. a. O). Szydlik entwickelte ein Modell, das kulturell-kontextuelle Determinanten, familiale Verhältnisse und Bedürfnis- und Opportunitätsstrukturen für intergenerationelle familiale Unterstützung berücksichtigt. Auch die in diesem Modell genannten Dimensionen (hier werden sie Faktoren genannt) sind teilweise voneinander abhängig.

Unter *Bedürfnisstruktur* versteht Szydlik die Äußerungen sowie Reaktionen auf materielle als auch auf immaterielle Bedürfnisse, wie bspw. das Bedürfnis nach emotionaler Zuwendung. Im Fokus stehen individuelle Möglichkeiten und Bedürfnisse. In Bezug auf Pflege kann dies z. B. der vorhandene Pflegebedarf sein oder auf Seiten der Gebenden der Gesundheitszustand. Ein weiteres Beispiel stellt das Bedürfnis nach dem Erhalt von familialen Kontakten dar und der Verhinderung von Einsamkeit z. B. durch regelmäßige Treffen der Familienmitglieder. Wird diesen Bedarfen nachgekommen, entsteht Generationensolidarität.

Da diese Bedürfnisbefriedigung auch von verfügbaren Ressourcen abhängig ist, wird damit die erste Verbindung zu den sog. *Opportunitätsstrukturen* deutlich, weshalb diese beiden Faktoren auch zusammengefasst betrachtet werden können (vgl. Schmid, 2014). Familiale Hilfe- und Pflegeleistungen können eher erbracht werden, wenn die Unterstützenden über genügend gesundheitliche oder finanzielle Ressourcen verfügen und nicht durch andere Verpflichtungen gebunden sind (wodurch sich auch zeitliche Ressourcen verringern). Als Ressource kann demnach auch eine geringe Wohndistanz zwischen den Gebenden und den Empfangenden gelten, wobei dies jedoch von der Hilfeart abhängt. Für finanzielle Unterstützungsleistungen spielt die Wohndistanz keine Rolle und auch emotionale Unterstützung kann zumindest teilweise auch aus der Ferne geleistet werden (z. B. Telefonate, Videotelefonie usw.).

Als weiteren Faktor, von dem das Ausmaß und die Form intergenerationeller Solidarität abhängt, nennt Szydlik *familiale Strukturen*. Gemeint sind Familiengröße und sämtliche familiale Ereignisse, die die Beziehungen in einer Familie prägen und damit auch familiale Rollen und Aufgaben. In Bezug auf Pflege stellen das Vorhandensein von mehreren potenziellen Unterstützer:innen bei Pflegebedarf ein Beispiel dar. Dies kann bedeuten, dass auch die Enkelgeneration in Pflege einbezogen werden kann oder auch das Vorhandensein von mehreren Kindern. Des Weiteren sind in diesem Kontext auch die mehrfachen Anforderungen der „Sandwichgeneration" zu betrachten, die Unterstützungsleistungen in beide Richtungen erbringen müssen (Grundy & Henretta, 2006). In Kapitel 3.2

wird explizit auf Familienstrukturen und Veränderungen der familialen Lebensformen eingegangen.

Zuletzt sind die *kulturell-kontextuellen Strukturen* zu nennen, die gesellschaftliche Rahmenbedingungen und deren Folgen spiegeln. Gemeint sind kulturelle Werte, gesellschaftliche Diskurse, Generations- und Altersbilder sowie ökonomische und politische Verhältnisse (also soziale Milieus und soziale Lagen), die auch auf Solidarität zwischen den Generationen wirken. In Zusammenhang mit einer Pflegeversorgungssituation sind ein mögliches Pflichtgefühl für eine Pflegeübernahme zu betrachten (vgl. hierzu Kapitel 3.3 Bereitschaft zur Pflegeübernahme), ebenso wie tradierte Rollenverständnisse, die dazu führen, dass Pflege mehrheitlich vom weiblichen Geschlecht geleistet wird (vgl. Kapitel 3.4.2 Pflege ist weiblich).

Das Solidaritätsmodell von Szydlik soll dazu dienen, den Vorstellungen über eine spätere Pflegeversorgungssituation einen Bezugsrahmen zu geben, auch wenn intergenerationale Beziehungen nicht im Fokus dieser Arbeit stehen und sich Einschränkungen in der Interpretation vor allem dadurch ergeben, dass hier nur eine Seite (nämlich die Elternseite) befragt wurde. Dennoch kann das Modell dazu dienen, die geäußerten Bedürfnisse und Vorstellungen der 65- bis 75-jährigen Zielgruppe einzuordnen und in Bezug zur (gewünschten) familialen Unterstützung zu setzen.

3.2 Veränderungen der familialen Lebensformen

Der Begriff „Familie" ist stark disziplingeprägt und es gibt keine eindeutige Definition von „Familie" (Wonneberger et al., 2018). Da das Konstrukt „Familie" einem starken sozialen Wandel ausgesetzt ist, ist auch deren Beschreibung einem stetigen Wandel unterworfen (vgl. Backes, 1998, S. 15). Was „Familie" ist und welche Vorstellung über „Familienleben" vorhanden ist, das ist immer eine subjektive, individuelle Perspektive, die durch Sozialisation entstanden ist und somit auch einen kollektiven, normativen Aspekt hat. Idealvorstellungen von Familie werden als Familienleitbilder bezeichnet (Diabaté & Lück, 2014; Lück & Ruckdeschel, 2018).

Die sogenannte Normalfamilie mit Ehe und gemeinsamem Haushalt ist längst nicht mehr die Regel und Familienleben sind von einer hohen Diversität geprägt. Eltern können verheiratet sein oder nicht, in einer gemeinsamen Wohnung oder multilokal leben, als Patchworkfamilie, alleinerziehend, mit anderen nicht blutsverwandten Personen oder geehelichten Lebenspartner:innen in vielfältigen Lebensformen zusammenleben. Kennzeichnend ist demzufolge die Vielfalt von Familienformen und die Pluralisierung von familialen Lebensführungen (Peuckert, 2019). Jurczyk et al. (2014) erweitern die These der Pluralisierung „um den Blick auf den Alltag der Familienmitglieder" (vgl. Lange & Heitkötter, 2007, S. 188) und vertreten ein praxeologisches Verständnis von Familie, das auf die Praktiken der Herstellung und Gestaltung persönlicher Beziehungen fokussiert. Zentral ist dabei Care bzw. Fürsorge, sofern es in Handlungen umgesetzt wird, weshalb von „Doing Family“ gesprochen wird (Jurczyk et al., 2014).

Einen konzeptionellen Rahmen, mit dem die o. g. relativ neu entstehenden Familienformen mit in den Gegenstandsbereich der Familiensoziologie integriert werden, schlägt Nave-Herz (2013) vor: Sie definiert Familie als ein soziales Gebilde mit Reproduktions- und Sozialisationsfunktion, das durch seine Generationendifferenzierung sowie durch das Kooperations- und Solidaritätsverhältnis seiner Mitglieder charakterisiert ist. An diese Definition anschließend ist der in dieser Arbeit genutzte Begriff „Angehörige“ zwar einer gewissen Unschärfe ausgesetzt, jedoch umfasst er somit sehr gut aktuell gelebte Familienformen und Zugehörigkeiten.

Familienmitglieder mehrerer Generationen leben meist in eigenen Haushalten, jedoch häufig in geringer Wohndistanz (Kohli, 2009). So stellen Lange und Lauterbach (1997) fest, dass nur ca. 20 % der Familien (Großeltern-Enkelgeneration) eine Wohndistanz von mehr als einer Stunde trennt und ein Viertel sogar in fußläufiger Entfernung wohnt und in diesem Sinne eine „multilokale Mehrgenerationenfamilie“ darstellen. Auch Bertram (2002) legt die Ablösung der neolokalen Kernfamilie durch die multilokale Mehrgenerationenfamilie dar und weist auf enge familiäre Beziehungen trotz getrennter Haushalte hin. Multilokale Netzwerke bestehend aus mehreren Generationen enden also nicht an der Haushaltsgrenze der sogenannten Kernfamilie, sondern sind aktive Netzwerke mit gegenseitigen Sorgeleistungen (Jurczyk et al., 2014). Das heißt, es bestehen potenzielle Unterstützungspotenziale, die durchaus von einem großen Teil auch in geographischer Erreichbarkeit sind und im Falle einer Pflegebedürftigkeit von Relevanz sein könnten.

Dennoch zeigen neuere Untersuchungen, dass die räumlichen Distanzen zwischen Eltern und ihren erwachsenen Kindern sich zunehmend und anhaltend vergrößern – vorrangig aufgrund erforderlicher beruflicher Mobilität der Kinder (Mahne & Motel-Klingebiel, 2010). Dadurch verändern sich die Möglichkeiten der Unterstützungsleistungen sowohl generationenabwärts als auch generationenaufwärts. Im Hinblick auf Pflege bedeuten größere Entfernung zwischen der Eltern- und Kindergeneration, dass die Arten der Hilfeleistungen begrenzt sind und die Unterstützung bei Pflege aus großer Entfernung, das sogenannte „Distance caregiving“, mit vielfältigen Herausforderungen verbunden ist. Belastend für Pflegende, die in großer Wohnentfernung zu ihren pflegebedürftigen Angehörigen wohnen, sind die fehlenden Möglichkeiten für spontane Unterstützungsleistungen und ein hoher Zeitaufwand aufgrund der Distanz. Zudem kann das belastende Gefühl entstehen, zu wenig engagiert in der Pflegeversorgung des Angehörigen zu sein ebenso wie Familienkonflikte aufgrund verschiedener Rollenverteilungen unter den Pflegenden auftreten können (Eggert & Teubner, 2022; Franke et al., 2019).

Dass Familienmitglieder von mehr als zwei Generationen zusammen in einem Haushalt leben, kommt laut Daten des Mikrozensus 2019 nur noch in einem von 200 Haushalten vor und war selbst in den 1970ern nur in 3 % der Haushalte vorgekommen. Grundsätzlich leben ältere Menschen nicht häufiger in Mehrgenerationenhaushalten. Erst im sehr hohen Alter steigt die Wahrscheinlichkeit, insbesondere für Frauen, an (Hochgürtel, 2021). Die häufigste Zusammensetzung für Mehrgenerationenhaushalte ist demnach, dass die erste Generation (Kind) mit zwei Personen der zweiten Generation (Eltern) und einer Person aus der dritten Generation (Großeltern) zusammenlebt. Außerdem stehen fast alle (99,7 %) der Drei-Generationen-Haushalte miteinander in familialer Verbindung (ebenda). Somit leben die wenigsten Menschen mit mehr als einer anderen Generation zusammen.

Hinzu kommt, dass immer häufiger weniger Personen der Nachfolgegeneration (Kinder bzw. Enkelkinder) da sind, auf die die Pflege verteilt werden kann. Denn horizontale Verwandtschaftsbeziehungen werden aufgrund des Rückgangs der Kinderzahlen immer seltener und die vertikalen Familienbeziehungen nehmen aufgrund der gestiegenen Langlebigkeit zu (Peuckert, 2019). Wie drastisch dieser Rückgang ausfällt zeigen Alburez-Gutierrez et al. (2023). Den Autor:innen zufolge reduziert sich die Anzahl lebender Verwandter um 35 % bis ins Jahr 2095, was den Berechnungen gemäß zehn Verwandte weniger als im Vergleichsjahr 1950 bedeutet. Entsprechend wird es in Zukunft mehr lebende (Ur-) Großeltern geben. Diese sog. Bohnenstangen-Familien (Bengtson et al., 1990) zeichnen sich durch wenige Mitglieder der einzelnen Generation aus („intergenerationelle Verschmälerung", wenige Geschwister, Cousins und Cousinen), jedoch leben oft bis zu vier Generationen gleichzeitig. Dies bedeutet für die familialen gegenseitigen Unterstützungsleistungen, dass ggf. sogar mehrere Generationen (nacheinander oder sogar gleichzeitig) Unterstützung benötigen.

Allerdings ist für die Zukunft auch der Trend zur späten Familiengründung ein relevanter Faktor im Hinblick auf familiales Unterstützungspotenzial. Im Jahr 2018 lag das Durchschnittsalter der Frau bei der Geburt des ersten Kindes bei 30 Jahren (Destatis, 2020a). Dies wirkt relativierend im Hinblick auf die „Bohnenstangen-Familien" der vorangegangenen Jahrzehnte und bedeutet zukünftig eine größere Altersspanne zwischen einer potenziell pflegebedürftigen Elterngeneration und deren Kindern bzw. Enkelkindern.

Ein weiterer Faktor für die Veränderungen im Kontext familialer Konstellationen ist die zunehmende Kinderlosenquote der letzten Jahrzehnte. Vergleicht man die Kinderlosenquote der in dieser Studie befragten Jahrgänge (1945-1954) mit den Jahrgängen der nächsten Generation (30 Jahre später), so zeigt sich ein Anstieg um rund 10 Prozentpunkte, was fast einer Verdoppelung entspricht (Pötzsch, 2021). So sind laut dieser Auswertung auf Basis des Mikrozensus 2018 mehr als ein Fünftel (21 %) der Frauen im Alter von 45-49 Jahren kinderlos. Im Hinblick auf familiale Unterstützungspotenziale im Kontext Pflege stellt dies eine besondere Situation dar, denn zum einen ist generationenabwärts kein Austausch von Unterstützungsleistungen vorgesehen und zum anderen stellen Unterstützungsleistungen generationenaufwärts die einzige Richtung familialer Solidarität dar (sofern Transfer *außerhalb* der Kernfamilie außer Acht gelassen wird). Dennoch bleiben Personen aus verwandtschaftlichem Umfeld selbst bei einer Eingenerationenkonstellation im Fall einer langfristigen Pflegebedürftigkeit die wichtigsten Unterstützenden (Hennig, 2014, S. 153–154).

Während vor einigen Jahrzehnten große Mehrpersonenhaushalte die häufigste Lebensform darstellten, werden die Haushalte tendenziell immer kleiner. Zweipersonenhaushalte *bei älteren Menschen* werden allerdings immer häufiger. Dies liegt an der zunehmend längeren Lebenserwartung von Männern (Destatis, 2020a) und hat direkte Auswirkungen auf mögliche Pflegearrangements, denn dadurch verlängert sich der potenzielle Zeitraum für Pflege im Rahmen einer Partnerschaft.

Der steigende Anteil der Einpersonenhaushalte wurde bereits in den 80er-Jahren unter dem Stichwort Singularisierung diskutiert (Rosenmayr, 1987; Wilbers, 1989), wobei die genannten Autoren vorrangig die individuellen Auswirkungen dieser Lebensform diskutieren und dabei auf die Wechselwirkungen der Motive und der Rückwirkungen des Alleinlebens eingehen. Der Trend zur Singularisierung als gelebte Familienform im Sinne von „Alleinstehend“ bzw. „Alleinlebend“ [9] hält weiter an: Im Jahr 2019 waren 23 % (18,7 Mio.) der Menschen alleinstehend, was eine Zunahme von 9 % in den letzten 10 Jahren bedeutet (Hochgürtel & Sommer, 2021). Der größte Teil (17,1 Mio.) lebte in einem Einpersonenhaushalt, wovon 35 % älter als 65 Jahre waren. Während der Anteil der Männer in den jüngeren Altersgruppen überwiegt, wendet sich die Situation ab der Altersgruppe 60+: Mit zunehmendem Alter steigt der Anteil an Alleinlebenden unter Frauen stark an (ebenda). Während früher mehr Frauen allein lebten, sind dies nun zunehmend auch Männer (Bundeszentrale für politische Bildung [bpb], 2021; Destatis, 2012).

Die Zunahme dieser Lebensform ist aus verschiedenen Gründen für die zukünftige pflegerische Versorgung relevant. Zuvorderst ist der bereits o. g. Rückgang des informellen Pflegepotenzials zu nennen, da hierdurch weniger Pflege im Rahmen der Partnerschaft geleistet werden wird. Zudem ist, insbesondere bei großer räumlicher Distanz zu Angehörigen, eine Pflegesituation Alleinlebender eine Herausforderung aufgrund schwierigerer Verfügbarkeit emotionaler und lebenspraktischer Unterstützung. Derzeit leben ca. 44 % der Pflegebedürftigen in einem Einpersonenhaushalt. Mit steigendem Pflegebedarf reduziert sich der Anteil jedoch drastisch auf 16 % (Naumann, 2014).

9 Unter Alleinstehend werden auch Personen, die in Wohngemeinschaften etc. leben gefasst, während Alleinlebende in Ein-Personenhaushalte leben.

Diese Ausführungen zeigen relevante Faktoren auf, die Veränderungen für das familiale Pflegepotenzial und auf zukünftige Pflegearrangements haben werden. Entsprechend ist anzunehmen, dass unterschiedliche familiale Konstellationen auch zu unterschiedlichen Erwartungen an Pflege führen. Denkbar ist beispielsweise, dass die Anzahl der Kinder Einfluss auf die Erwartung hat, ob die Pflege durch Angehörige präferiert wird. Eine der wenigen Studien zur Analyse von familialem Pflegepotenzial auf Mikroebene ist die von Hajek et al. (2018a). Die Autoren befragten Personen ab dem 65. Lebensjahr zum selbsteingeschätzten Pflegepotenzial und konnten aufzeigen, dass vor allem das Vorhandensein von Kindern auf informelles Pflegepotenzial schließen lässt.

3.3 Bereitschaft zur Pflegeübernahme

Die Bereitschaft zur informellen Pflege, bzw. einer Pflegeübernahme, ist in hohem Maße von sozialen Faktoren abhängig und lässt sich bspw. mit dem Konzept der sozialen Milieus (Hradil, 2006) beschreiben. Blinkert und Klie (2008b) identifizieren die größte Bereitschaft zur häuslichen Versorgung ohne professionelle Hilfen bei Personen mit niedrigem Sozialstatus und „Verlierern von Modernisierungsprozessen" (S.27). Im Gegensatz dazu würden Personen mit höherem Bildungsabschluss und modernem Lebensstil mehr auf professionelle Unterstützung setzen. Die Autoren begründen dies mit der besseren Finanzierbarkeit von professionellen Pflegeleistungen sowie höheren Opportunitätskosten für selbsterbrachte Pflegeleistungen bei Personen mit einem sozioökonomisch höheren Status. In diesem Zusammenhang trägt auch die Struktur der sozialen Pflegeversicherung aufgrund ihrer Ausgestaltung als „Teilkaskoversicherung" zu sozial ungleich verteilter Inanspruchnahme von Pflegeleistungen bei, da Menschen mit besserem finanziellem Hintergrund leichter in der Lage sind, die finanzielle Belastung durch professionelle Pflege zu stemmen (Behrens, 2008). Entsprechend deutet eine steigende Inanspruchnahme von Hilfe zur Pflege nach dem SGB XII auf eine Zunahme von Altersarmut sowie sozialer Ungleichheit hin (Brettschneider, 2019).

Inwieweit die kulturelle Norm „Pflicht zu pflegen" zurückgehen wird, wie von Blinkert und Klie (2011) und Döhner und Rothgang (2006) prognostiziert, kann mangels geeigneter Studien weder bestätigt noch revidiert werden. Allerdings stellen Adam und Mühling (2014) anhand einer Analyse aus Daten aus dem Jahr 2006 des Survey of Health, Ageing und Retirement (SHARE) fest, dass in Deutschland fast ein Fünftel der Befragten (17,4 %) die finanzielle Verantwortung für Pflege primär bei der Familie sieht und die Verantwortung für instrumentelle Hilfen sogar von 43,1 % der Befragten bei der Familie verortet wird. In Bezug auf Pflege und Betreuung wird die Verantwortung von je 25 % entweder größtenteils bei der Familie oder beim Staat gesehen und die andere Hälfte der Befragten spricht sich für eine geteilte Verantwortung zwischen Staat und Familie aus. In einer Studie der Technikerkrankenkasse aus dem Jahr 2014 gaben 38 % in der Altersgruppe der 18- bis 49-Jährigen an, aus Pflichtgefühl zu pflegen. Bei den 50- bis 65-Jährigen nannten 45 % dieses Motiv und in der Altersgruppe 66 und älter waren dies sogar 61 % (Bestmann et al., 2014). Demnach könnte geschlussfolgert werden, dass Pflichtgefühl als Grund für eine Pflegeübernahme alters- oder kohortenabhängig ist und evtl. sogar, dass dieses Motiv zukünftig an Bedeutung verliert. Analysen im Rahmen des DAK-Pflegereports 2021 zeigen jedoch gerade bei jungen Menschen, dass Pflegeübernahme für Angehörige vor allem aus Verbundenheit mit der Familie geleistet wird und nicht nur als moralische Verpflichtung gesehen wird (Klie, 2021).

Vor dem Hintergrund demografischer Entwicklungen wird zudem diskutiert, inwiefern die Babyboomer-Generation nicht nur als Bedrohung für soziale Sicherungssysteme wahrgenommen werden, sondern auch als Potenzial (vgl. hierzu in breiterem Kontext Bude (2024)). Mit Blick auf das vorhandene informelle Pflegepotenzial lässt sich zeigen, dass diese Personengruppe äußerst hohes ehrenamtliches Engagement zeigt und grundsätzlich auch Bereitschaft für die Übernahme von Pflegeaufgaben in breitem Maße vorhanden ist (Ehrlich & Vogel, 2018; Perrig-Chiello & Höpflinger, 2009). Aus diesem Grund wird diese Kohorte von einigen Forschenden als „Problem und Lösung zugleich" bezeichnet (Druyen, 2022; Klie, 2024). Aktuell befindet sich diese Generation noch im Erwerbsleben; inwiefern die grundsätzlich hohe Bereitschaft zum freiwilligen Engagement auch im Rentenalter realisiert werden kann, wird sich zeigen.

3.4 Soziodemografische Kontextfaktoren informeller Pflege

Im Hinblick auf die Entwicklung des informellen Pflegepotenzials konstatieren Döhner und Rothgang (2006) ebenso Blinkert und Klie (2011) folgende Trends:

- Demografisch bedingter Rückgang des Potenzials an Pflegepersonen
- höhere Erwerbsbeteiligung von Frauen und somit Rückgang von informellem Pflegepotenzial
- Singularisierung: mehr Einpersonenhaushalte und somit weniger Pflege im Rahmen einer Partnerschaft (vgl. Kapitel 3.2)
- Prognose, dass die kulturelle Norm „Pflicht zu pflegen" zurückgehen wird (vgl. Kapitel 3.3)

Anschließend an diese frühen Arbeiten werden im Folgenden die ersten beiden Aspekte ergänzt, aktualisiert und weitere erläutert.

3.4.1 Demografisch bedingte Veränderungen

Nicht nur unter den professionell Pflegenden besteht ein hoher Altersdurchschnitt (vgl. Kapitel 2.4), auch die informelle Pflege ist gekennzeichnet von vorwiegend älteren Pflegenden: Während Schwinger et al. (2016, S. 192) ein Durchschnittsalter von 54,3 Jahren für die Hauptpflegeperson angibt, sind laut Berechnungen von Rothgang und Müller (2018, S. 114–115) 85,6 % der Hauptpflegepersonen über 50 Jahre bzw. mehr als die Hälfte aller informell Pflegenden zwischen 50 und 70 Jahren.

Die Messung bzw. Schätzung des familialen Pflegepotenzials wird bislang vorrangig durch Daten, z. B. des Statistischen Bundesamts, auf aggregierter Ebene (Altersgruppen, Regionen) vorgenommen (Rothgang et al., 2012). Berechnungen auf demografischer Ebene zum familialen Pflegepotenzial gehen meist von einem relativen Ansatz aus, indem sie Bevölkerungsbestände in einem bestimmten Altersbereich der „Kindergeneration“ zuordnen und in Relation zur geschätzten Anzahl Pflegebedürftiger setzen. Unberücksichtigt bleiben damit Ehe- und Lebenspartner:innen, ggf. die Enkelgeneration und Migrationsbewegungen (vgl. Dudel, 2015) als potenziell Pflegende.

Nowossadeck (2013) zeigt mit dem „intergenerationalen Unterstützungskoeffizienten“ (das Verhältnis der Altersgruppe 85+ zu der Altersgruppe der 50-64-Jährigen) die rasante Verschiebung der Verhältnisse auf: Während im Jahr 2020 noch 14,2 Hochaltrige durch die Nachfolgegeneration versorgt werden, wird für das Jahr 2030 bereits von 24,2 zu versorgenden Hochaltrigen pro 100 Personen der Altersgruppe 50- bis 64-Jährigen ausgegangen.

Blinkert und Klie (2011) gehen auf Basis von Bevölkerungsbeständen von einer langfristigen Abnahme (berechnet bis ins Jahr 2050) des familialen Pflegepotenzials um 30 % aus, bei Berücksichtigung von weiteren Faktoren wie Erhöhung der Erwerbsquoten und milieuspezifischen Veränderungen sogar von bis zu 50 % Rückgang. Eine alternative Modellrechnung von Dudel (2015) schätzt den Rückgang auf lediglich 30-40 %, da hierbei auch altersspezifische Geburtenraten mitberücksichtigt sind, jedoch wurden hier keine weiteren Faktoren wie Veränderungen bei den Erwerbsquoten berücksichtigt.

3.4.2 Pflege ist weiblich

„Pflege ist weiblich“ – ein vielgenutzter Slogan (z. B. Eichner, 2014; Hanke, 2023; Hommel, 2021; Lübbers, 2022), der beschreibt, dass Pflegearbeit (sowohl formell als auch informell) hauptsächlich von Frauen geleistet wird. In Anlehnung an den Gender Pay Gap wird die Ungleichheit zwischen den Geschlechtern bei der informellen Pflegeübernahme auch Gender Care Gap[10] genannt (Geyer et al., 2024).

Der Anteil an weiblichen Personen, die im häuslichen Bereich Pflegeaufgaben übernehmen, liegt je nach Auswertung bei mehr als zwei Drittel: Rothgang und Müller (2018) nennen, basierend auf Routinedaten der Barmer, bspw. einen Anteil von 69,5 % weiblicher Hauptpflegepersonen in Deutschland. Schwinger et al. (2016) berichten von 74 % Frauen unter den Hauptpflegepersonen und bei Schulz und Geyer (2016) sind es 77,5 % Frauen, die (meist täglich, außer Haus) persönliche, informelle Pflege leisten. Im Bereich der informellen Pflege scheint es zumindest zeitweilig eine leichte Annäherung der Geschlechterverhältnisse bei den Pflegenden zu geben. So war der Frauenanteil unter informell Pflegenden bereits deutlich höher (1991: 83 %), allerdings auch schon etwas niedriger (2005: 73 %) (Schneekloth, 2006). Es lassen sich diesbezüglich daher nur bedingt Trends ablesen. Eine Untersuchung von Herrmann et al. (2022) auf Basis von SOEP-Daten aus dem Jahre 2020 zeigt einen Frauenanteil von 61,3 %, wobei im Vergleich zu anderen Studien in dieser Untersuchung auch Pflegende mit sehr geringen Pflegeaufgaben erfasst sind, wodurch der höhere Männeranteil begründet sein könnte. Dies deutet darauf hin, dass mit Verantwortungsübernahme der Frauenanteil unter informell Pflegenden steigt.

Des Weiteren gibt es auch Unterschiede *in der Pflegeprävalenz* zwischen Männern und Frauen mit zunehmendem Alter: Zum einen ist der Anteil an Frauen unter den Pflegebedürftigen höher, da diese das höhere Lebensalter häufiger als Männer erreichen, in dem hohe Pflegeprävalenzen auftreten und zum anderen weisen Männer niedrigere Pflegeprävalenzen auf (Rothgang & Müller, 2021). Auch Analysen von Matzk et al. (2021, S. 235) zeigen unterschiedliche Pflegeprävalenzen zwischen Männern und Frauen. In der Altersgruppe 85 bis 89 Jahre sind ca. ein Drittel der Männer pflegebedürftig, aber bereits mehr als die Hälfte der Frauen. In der Altersgruppe 90+ ist die Pflegeprävalenz von Frauen um 14,5 Prozentpunkte höher und liegt bei 70,8 %. Diese geschlechtsspezifischen Unterschiede könnten einerseits auf gesundheitlich besonders widerstandsfähige Männer im hohen Lebensalter hinweisen oder aufgrund eines unterschiedlichen Antragsverhaltens zustande kommen (vgl. Demografieportal, 2024): Da die genannten Auswertungen auf Routinedaten basieren und somit mögliche Unterschiede in einem geschlechtsspezifische Antragsverhalten nicht erfasst werden, ist anzunehmen, dass Frauen häufig informelle Pflege in ihrer Partnerschaft leisten ohne

10 Der Gender Care Gap umfasst sämtliche unbezahlte Sorgearbeit, das heißt neben informeller Pflege pflegebedürftige Angehöriger auch Kinderbetreuung und Haushaltsführung. Laut Daten des Statistischen Bundesamts leisteten Frauen im Jahr 2022 rund neun Stunden mehr unbezahlte Sorgearbeit als Männer Destatis (2024).

Pflegeleistungen für den Pflegebedürftigen zu beziehen (zumindest bei geringem Pflegeumfang). Da Frauen im hohen Alter häufiger alleinlebend sind, ist früher formelle Unterstützung nötig. In diesem Kontext ist auch die Analyse von Ehrlich und Kelle (2021) auf Basis des SOEP-IS zu betrachten, der zufolge bei partnerschaftlicher Pflege sogar der Anteil pflegender Männer größer ist (21 %) als der von Frauen (16 %). Hinzu kommt, dass in höherem Alter die partnerschaftliche Pflege innerhalb der informellen Pflege überwiegt: So pflegen in der Altersgruppe 65+ fast die Hälfte der Pflegenden ihre:n Partner:in, aber auch mehr als ein Viertel ihre Eltern oder Schwiegereltern, während in der Altersgruppe 55-64 Jahre größtenteils die (Schwieger-)Eltern gepflegt werden (74 %).

3.4.3 Pflegeaufgaben und (weibliche) Erwerbstätigkeit

Die Studie von Herrmann et al. (2022), die nicht nur Hauptpflegepersonen einbezieht, sondern auch Personen, die Pflegeaufgaben in geringerem Umfang übernehmen, geht von 2,6 Mio. (53 %) Pflegepersonen aus, die gleichzeitig erwerbstätig sind. Dabei lassen sich kaum Unterschiede zwischen den Geschlechtern aufzeigen.

Ehrlich (2020) hat die Übernahme von Pflegetätigkeiten vor dem Hintergrund der Erwerbstätigkeit und des Geschlechts in Zeitverlauf analysiert: 2017 waren 42,5 % der Pflegepersonen Frauen im erwerbsfähigen Alter, weitere 25,7 % waren erwerbsfähige Männer (insgesamt 31,8 % waren nicht erwerbsfähige Personen). Im Vergleich zum Jahr 2001 stellt dies bei Männern eine leichte, relative Zunahme dar. Des Weiteren zeigt sich in dieser Untersuchung, dass die Anzahl der Pflegepersonen im erwerbsfähigen Alter sowohl absolut als auch relativ gestiegen ist. Dieser Anstieg stellt zunächst augenscheinlich einen Widerspruch zu den o. g. Prognosen von Döhner und Rothgang (2006) sowie Blinkert und Klie (2011) dar, die von einem Rückgang von informellem Pflegepotenzial ausgehen. Allerdings zeigen die Analysen von Ehrlich, dass die durchschnittliche Stundenanzahl, die erwerbsfähige Personen informelle Pflegearbeit leisten, sich zwischen den Jahren 2001 und 2017 reduziert hat, was vermutlich der Zunahme an Erwerbsbeteiligung insgesamt geschuldet ist. So konnte Ehrlich für die Gruppe der informell Pflegenden eine stark gestiegene Erwerbstätigenquote aufzeigen (bei Männern um 11 Prozentpunkte, bei Frauen um 22 Prozentpunkte), die jedoch für beide Geschlechter konstant niedriger als für Nicht-Pflegepersonen blieb. Dies bedeutet, dass Pflegepersonen entweder nicht so stark in den Arbeitsmarkt eintreten können oder aufgrund von Pflegeübernahme auf dem Arbeitsmarkt reduzieren müssen, denn Pflegetätigkeiten erfordern vor allem zeitliche Ressourcen. Bertogg et al. (2021) konnten zeigen, dass das Ausscheiden aus dem Arbeitsmarkt vor allem im Fall von generationenabwärts gerichteter Pflege- und Sorgeübernahme (Enkelkinder) und bei Pflege von Personen derselben

Generation ((Ehe-)Partner:innen, Freunden, Nachbarschaft) vorkommt. Die Reduzierung der Arbeitszeit scheint eine untergeordnete Strategie zu sein.

Herrmann et al. (2022) nennen als Zeitaufwand für informelle Pflegeaufgaben bspw. eine durchschnittliche Stundenanzahl von 2,5 h/Werktag insgesamt und für die Subgruppe der Erwerbstätigen 1,9 h/Werktag. Eine vom IfD Allensbach durchgeführte Studie der R+V Versicherung AG (Jakli et al., o. J.) kommt zu dem Ergebnis, dass 53 % der Frauen drei Stunden und mehr für die Pflege eines Angehörigen aufwenden und selbst bei Erwerbstätigkeit wird noch von 37 % der Frauen mehr als drei Stunden Pflege geleistet. In diesem Zusammenhang muss auch auf mögliche Vereinbarkeitsprobleme mit Beruf bzw. Karriere und Pflege hingewiesen werden (z. B. Suhr & Naumann, 2016), die ggf. die Realisierbarkeit häuslicher Pflegearrangement beeinflussen. Zusammenfassend bedeutet dies erstens, dass Frauen sowohl im Falle von Nicht-Erwerbstätigkeit als auch im Falle von Erwerbstätigkeit häufiger als Männer Pflegeaufgaben übernehmen und zweitens, dass Pflegeübernahme in Addition zur Erwerbstätigkeit geschieht. Drittens wird deutlich, dass Pflegepersonen weniger Zeit auf dem Arbeitsmarkt verbringen können, was infolgedessen zu direkten oder späteren finanziellen Einbußen führt und die enge Verbindung zwischen der Gender Care Gap, der Gender Pay Gap und infolge dessen der Gender Pension Gap, verdeutlicht (Grabka et al., 2017; Schäper et al., 2023).

Mit Blick auf die Erwerbsbeteiligung ist neben der gestiegenen Erwerbsbeteiligung von Frauen (Erwerbsquote 1993: 53 %; 2019: 66 % (Wingerter, 2021, S. 154)) vor allem auch die deutliche Zunahme der Erwerbsbeteiligung insgesamt und im Speziellen von älteren Personen (ebenda) relevant, denn diese sind derzeit die Altersgruppe, die am häufigsten informelle Pflege leistet. Wie die altersdifferenzierten Analysen von Wingerter (2021) auch zeigen, ist die Erwerbsbeteiligung bei den jüngeren Altersgruppen durchweg deutlich höher als im Vergleich zum Jahr 2009. Dies bedeutet, dass die zeitlichen Ressourcen, in denen informelle Pflege geleistet werden kann, sich zukünftig tendenziell reduzieren werden (sofern die Erwerbsbeteiligung der entsprechenden Kohorte gleichbleibt).

3.5 Rahmenbedingungen und Ressourcen informeller Pflege am Beispiel Wohnen

Die Möglichkeit bzw. die Notwendigkeit zur Pflegeübernahme ist zudem von gesellschafts- und pflegepolitischen Rahmenbedingungen beeinflusst und ob Angehörige Pflege- und Sorgeaufgaben übernehmen und ist stark ressourcenabhängig.

Bereits in Kapitel 2.3.2., Zugang zu pflegerischen Versorgungsangeboten, ist auf sozial ungleich verteilte Chancen beim Zugang zu ambulanter und langzeitstationärer Pflege eingegangen worden. Diese systembedingten sozialen Ungleichheiten bei der Inanspruchnahme von pflegerischen Versorgungsleistungen stehen in direktem Zusammenhang mit der Beanspruchung informeller Pflegeleistungen. So stellt auch Klie (2022a) fest, dass die Übernahme von Pflegeaufgaben häufig auch aus Not und Alternativlosigkeit, bspw. aufgrund ökonomischer Aspekte oder fehlender Pflegeinfrastruktur, geschieht. Ein weiterer Aspekt könnten die teilweise anspruchsvollen bürokratischen Antragsverfahren darstellen, die zu sozialen Ungleichheiten in der Inanspruchnahme pflegerischer Leistungen führen. Da diese versorgungsstrukturellen Rahmenbedingungen für die Inanspruchnahme von formeller Unterstützung im o. g. Kapitel erläutert wurden und diese somit auch Rahmenbedingungen informeller Pflege beschreiben, wird im Folgenden lediglich exemplarisch auf Rahmenbedingungen und Ressourcen im engeren Kontext der informellen Pflege eingegangen.

Eine dieser Rahmenbedingungen stellt die Wohnsituation dar, denn dies ist sowohl im Hinblick auf den Raumbedarf (z. B. für ein Live-In-Arrangement), die finanzielle Situation (z. B. Wohnkostenbelastung) oder die Lebbarkeit von häuslichen Pflegearrangements (z. B. Barrierefreiheit) ein entscheidender Faktor. Um zuhause alt bzw. gepflegt zu werden, sind entsprechende räumliche Rahmenbedingungen nötig. Barrierefreie Wohnungen sind jedoch noch längst nicht Standard. Auswertungen von Nowossadeck und Engstler (2017) zeigen, dass lediglich 2,9 % der 40- bis 85-Jährigen im Deutschen Alterssurvey Befragten in einer barrierereduzierten Wohnung leben und auch unter denjenigen, die bereits auf eine Gehilfe bzw. Rollator oder Rollstuhl angewiesen sind, wohnen nur 6,9 % barrierereduziert. Trotz geringen Anteilen an Barrierefreiheit wird die Wohnsituation mit großer Mehrheit als positiv bewertet und die Zufriedenheit steigt mit dem Alter sogar signifikant an. Nowossadeck und Engstler (2017) nennen in diesem Zusammenhang das „Zufriedenheits- bzw. Altersinvarianzparadox, das eine stabile positive Bewertung der Lebenssituation in relativer Unabhängigkeit von objektiven Bedingungen beschreibt“ (S. 293).

Sollen Maßnahmen zur Barrierefreiheit umgesetzt werden, so ist häufig auch entscheidend, ob es sich um Wohneigentum oder ein Mietverhältnis handelt. Grundsätzlich ist Deutschland ein „Land der Mieterinnen und Mieter“ (Krieger et al., 2021, S. 262) und weniger als die Hälfte (46,5 %) der Wohnungen wurden durch Eigentümer:innen bewohnt. Es zeigen sich allerdings beträchtliche regionale Unterschiede: In Baden-Württemberg liegt die Eigentümerquote[11] 6,1 Prozentpunkte höher (52,6 %) als im Bundesdurchschnitt und in ländlichen Kreisen nochmal höher (ebenda). Für die Region Bodensee-Oberschwaben konnte eine Eigentümerquote von 55,5 % ermittelt werden (Hochstetter, 2017, S. 40). Altersstratifizierte Analysen von Nowossadeck und Engstler (2017) zeigen, dass in der Altersgruppe 55-69 Jahre 64,9 % der Befragten in Wohneigentum wohnen und in der Altersgruppe 70-85 Jahre wohnen 59,7 % in Wohneigentum. Des Weiteren konnten die Autor:innen zeigen, dass in Miethaushalten die

11 Anteil an Wohnungen, die durch Eigentümer selbst bewohnt werden.

Wohnkostenbelastung mit dem Alter steigt, während sie sich in Eigentümerhaushalten verringert. Die Analysen von Gordo et al. (2019) zeigen ebenfalls einen starken Anstieg der Wohnkostenbelastung in älteren Haushalten. Jedoch zeigen diese Analysen auch für Eigentümer einen Trend zu einer stärkeren Wohnkostenbelastung. Zudem stellen die Autor:innen fest, dass es einen positiven Zusammenhang mit Alterseinkommen und Wohneigentum gibt.

Im Kontext der Inanspruchnahme von Unterstützungsangeboten in häuslichen Pflegearrangements stellen Englert et al. (2023) fest, dass mit steigendem Einkommen häufiger Pflegegeld beantragt wird und Unterstützung durch eine Haushaltshilfe (Live-In) in zunehmendem Umfang in Anspruch genommen wird. Des Weiteren steigt die Inanspruchnahme von Maßnahmen zur Wohnraumanpassung signifikant mit zunehmendem Einkommen des Pflegebedürftigen.

Die vorangegangenen Ausführungen legen dar, dass Wohneigentum im Zeitverlauf und mit zunehmendem Alter zunimmt, die Wohnkostenbelastung für Eigentümer:innen tendenziell niedriger als für Mieter:innen sind, (Alters-)Einkommen und Wohneigentum assoziiert sind und dass barrierefreies Wohnen selten möglich ist, was jedoch auf die Wohnzufriedenheit kaum Einfluss hat. Zudem zeigen sich Assoziationen zwischen Einkommen und der Inanspruchnahme von pflegerischen Unterstützungsleistungen. Zusammenfassend kann konstatiert werden, dass Zusammenhänge zwischen sozioökonomischen Variablen und der Realisierbarkeit häuslicher Pflegearrangements naheliegen. Von einem Einfluss der Wohnsituation auf die Wahl häuslicher Versorgungsarrangements kann ausgegangen werden.

Im Kontext der Wohnsituation ist ein weiterer Aspekt, der Einfluss auf die Realisierbarkeit häuslicher Pflegearrangements hat, die Wohnentfernung zu potenziellen Unterstützungsleistern. So konnte Deindl (2017) nachweisen, dass die Wohnentfernung zwischen Eltern und Kindern einen wichtigen Einfluss auf Transferleistungen hat. Bei geringer Wohnentfernung steigt die Wahrscheinlichkeit für zeitliche Transfers und finanzielle Transfers werden seltener. Aspekte intergenerationeller Transferleistungen sind auch in Kapitel 3.2, Veränderungen der familialen Lebensformen, erläutert.

3.6 Erfahrungen mit Pflege

Pflegebereitschaft ist seit geraumer Zeit Gegenstand (familien-)soziologischer Gerontologie, wobei sowohl auf die intergenerationelle Perspektive als auch die Beschreibung und Interpretation demografischer und sozialstruktureller Entwicklungen aus Sicht der jüngeren Generationen fokussiert wird (Backes, 1998, S. 15–16).

Darüber hinaus stellt sich jedoch die Frage, was die Eltern von ihren Kindern in Anbetracht eines potenziellen Pflegerisikos erwarten und ob es ihrem Wunsch entspricht, später einmal von ihren Kindern gepflegt zu werden, da sie offensichtlich vom Dilemma der konkurrierenden Anforderungen selbst betroffen sind bzw. waren: So beschreibt Backes (1998) bereits vor 25 Jahren das insbesondere für Frauen geltende *„Dilemma zwischen modernisierungsbedingten Anforderungen an ihre Lebens- und Arbeitsgestaltung (s. eigenständige soziale Sicherung und Erwerbsarbeit) und ebenfalls mit den Folgen der Modernisierung einhergehenden Anforderungen an die wachsende intergenerationelle praktische Solidarität, vor allem im Fall der Pflege."* (ebenda, S.25).

Dieses Dilemma wurde durch die Beschreibung der Dimension des zunehmenden Pflegebedarfs sowie durch die Ausführungen der zum Pflegebedarf einhergehenden komplexen Zusammenhängen in den vorangegangenen Kapiteln bereits deutlich. Ergänzend sollen nun Erkenntnisse zur Wahrnehmung von Pflege erläutert werden, denn diese könnten prägend für die eigene Vorstellung von potenziellen Pflegearrangements sein.

Einer Studie des DAK-Pflegereports 2018 zufolge haben 49 % der deutschen Bevölkerung Bezug zur Pflege, weil jemand in der Familie pflegebedürftig war bzw. ist und weitere 40 % aufgrund einer Pflegebedürftigkeit im Freundes- oder Bekanntenkreis. 11 % waren oder sind sogar aktiv an Pflege beteiligt[12]. Informationen über Pflege werden hauptsächlich aus dem Freundes- und Bekanntenkreis (67 %) oder über Medien (Zeitungen, Radio, TV 53 %; Internet 14 %) bezogen (Haumann, 2018, S. 33–35).

Die Autoren der Studie nennen auch eine zunehmende Problemwahrnehmung von Pflege im Vergleich zum Jahr 2000. Die große Mehrheit der Befragten (jeweils mehr als 85 %) sehen Defizite, weil Pflegeheime teuer seien, es zu wenig Pflegepersonal gäbe, diese zu wenig Zeit für den Einzelnen hätten und zudem schlecht bezahlt seien (a. a. O., S. 37). In der Studie wird auch deutlich, dass große Sorgen im Zusammenhang mit den Pflegekosten vorhanden sind ebenso wie Misstrauen vor allem bzgl. den finanziellen Interessen der professionellen Anbieter. Eine große Mehrheit ist demnach überzeugt, dass durch Pflege im Heim hohe Kosten auf die Familie zukommen, wohingegen die Sorgen in Bezug auf die finanzielle Belastung durch ambulante Pflegedienste weniger stark sind.

Zudem hat ein großer Teil der Befragten den Eindruck, dass Pflege im Pflegeheim oft lieblos wäre (56 %) und Pflegebedürftige oft schlecht behandelt würden (40 %) (a. a. O., S. 46). Dagegen wird die Zuwendung durch pflegende Angehörige im häuslichen Setting von 70 % als liebevoll wahrgenommen (a. a. O., S. 74). Es zeigt sich insgesamt, dass Personen, deren Angehörige durch professionelle Pflege gepflegt werden, einen positivere Qualitätswahrnehmung von professioneller Pflege haben als Personen, die nur entfernt Einblick haben.

Aus anderen Studien wird deutlich, dass die Pflegeübernahme für Angehörige auch mit Belastungen einhergeht. Gräßel und Behrndt (2016) zufolge fühlen

12 Weitere Daten zur Verbreitung informeller Pflege finden sich eingangs des Kapitels 3.

sich 14 % der pflegenden Angehörigen subjektiv belastet, bei Pflegebedürftigen mit Demenz betrifft dies 41 % der Pflegenden. Auch Schwinger et al. (2016) analysieren eine zunehmende pflegerische Belastung je höher der Pflegegrad ist. Hajek und König (2016b) konnten gesundheitliche Auswirkungen nachweisen, insbesondere auf die psychische Gesundheit durch die Pflege der Elterngeneration (Hajek & König, 2016a). In der Studie von Bestmann et al. (2014) zeigte sich ebenfalls eine im Vergleich zur Gesamtbevölkerung überdurchschnittlich schlechtere subjektive Gesundheitseinschätzung von informell Pflegenden, insbesondere wenn diese die alleinig Pflegenden sind.

Zusammenfassend kann geschlussfolgert werden, dass in der Bevölkerung und somit auch im Befragungssample dieser Studie sehr häufig Erfahrungen und Bezüge zur Pflege vorhanden sind und ein Großteil der Menschen ein Bild von Pflege hat. Dieses Bild ist wie dargelegt häufig negativ geprägt, insbesondere hinsichtlich Pflege in professionellem Setting. Des Weiteren konnte dargelegt werden, dass die Übernahme von informeller Pflege häufig mit pflegerischen und gesundheitlichen Belastungen einhergeht.

3.7 Derzeitige Pflegepräferenzen in der Bevölkerung

In Studien zu Pflegepräferenzen zeigt sich, vor allem der Wunsch nach Eigenständigkeit im vertrauten Umfeld. Pflege in der eigenen Häuslichkeit wird größtenteils präferiert, häufig mit dem Wunsch einer Unterstützung durch ambulante Dienste (Haumann, 2020; Heuchert et al., 2017; Rudel et al., 2017). Haumann (2020) stellt fest, dass die Pflege durch Angehörige die bevorzugteste Pflegeform ist und dies gleichzeitig auch die am häufigsten realisierte Pflegeform im Bekanntenkreis der befragten Grundgesamtheit (Bevölkerung ab 16 Jahren). Eine Differenzierung zwischen Pflege durch Ehe-(Partner) und anderen Angehörigen findet in der Studie von Haumann jedoch nicht statt und die größte Lücke zwischen Wunsch und Wirklichkeit zeigt sich bei Pflege im Pflegeheim – dies wünschen sich die Befragten kaum, doch 38 % geben an, dass nahestehende Personen so gepflegt werden. In der Studie von Rudel et al. (2017), welche auf einer Grundgesamtheit der Altersgruppe 50+ basiert, zeigt sich die stärkste Präferenz für die Pflege durch den (Ehe-)Partner. Die höchste Zustimmung findet diese Versorgungspräferenz in der Altersgruppe der 65- bis 74-Jährigen. Die Pflege durch Kinder findet dagegen insgesamt weniger Zustimmung (am geringsten in der Altersgruppe 50-64 Jahre) und liegt gleichauf mit der Vorstellung von Pflege im Pflegeheim.

Präferiert wird vor allem eine flexible Pflege, in der sich Autonomie und Individualität aufrechterhalten lassen (Heuchert et al., 2017; Zok, 2015). Dieser Wunsch steht über der Wahl des Versorgungssettings (Kuhlmey et al., 2010). Dennoch scheint vor allem das stationäre Pflegesetting unbeliebt, bspw. wird dort die Qualität von Pflege als schlecht eingeschätzt (Dittmann, 2008) und die Vorstellungen über Pflege im Pflegeheim sind stark negativ behaftet (Zok, 2015).

Im Zusammenhang mit neuen Wohnformen werden „drei große Erwartungsfelder" adressiert (Kremer-Preiß et al., 2021, S. 120): Erwartungen bestehen dahingehend, dass durch neue Wohnformen – bei einem hohen Maß an Versorgungssicherheit – eine selbstständige Lebensführung trotz Unterstützungs- und Hilfebedarf besser gelingen soll (Wahrung der Autonomie), persönliche Gewohnheiten länger beibehalten werden können (Sicherung der personalen Identität) und die Teilhabe am gesellschaftlichen Leben weiterhin gewährleistet werden kann (Gewährleistung der sozialen Integration).

4 Mixed Methods Studie „Zukunft der Pflege in der Region Bodensee-Oberschwaben“

Die Studie „Zukunft der Pflege in der Region Bodensee-Oberschwaben“ ist in einem explanativ-sequenziellen Mixed Methods Design („Explanatory Sequential Mixed Methods Design“) (Creswell & Clark, 2017) angelegt. Unter Mixed Methods wird die Kombination quantitativer und qualitativer Daten zur Untersuchung einer Fragestellung verstanden, wobei die Kombination bzw. Integration der jeweiligen Daten zu unterschiedlichen Zeitpunkten der jeweiligen Untersuchungsphase geschehen kann (Creswell & Clark, 2017; Kuckartz, 2014). Mit multimethodischer Herangehensweise können komplexe, mehrdimensionale Fragestellungen besser erfasst werden (Kuckartz, 2014, S. 53). Aufgrund qualitativer und quantitativer Aspekte der Forschungsfragen bietet sich für diese Untersuchung somit ein Mixed Methods Design (MMD) an, denn damit kann die Perspektive der potenziellen Pflegebedürftigen sowohl in ihrem quantitativen Ausmaß als auch in ihrer qualitativen Bedeutung erfasst werden.

Bei dem in dieser Studie angewandten explanativ-sequenziellen Mixed Methods Design geht eine quantitative Erhebung einer qualitativen Erhebung voraus. Der auf den quantitativen Untersuchungsteil nachfolgende qualitative Untersuchungsteil kann (weitere) Erklärungen für schwer einzuordnende quantitative Ergebnisse liefern. Es können Korrelationen aufgeschlüsselt und dadurch soziale Mechanismen identifiziert werden, sowie durch die zusätzlichen qualitativen Erkenntnisse kann zu einem besseren Verständnis der Zusammenhänge beigetragen werden (Creswell & Clark, 2017; Kelle, 2019; Kuckartz, 2014). Da es sich bei Erwartungen an eine potenzielle Pflegeversorgungssituation um eine von großer Unsicherheit (unbekannte Eintrittswahrscheinlichkeit) geprägte, komplexe Vorstellung handelt, die sowohl individuell mit Normen und Werte behaftet als auch einer Vielzahl von Interdependenzen (z. B. soziales Umfeld, Ressourcen, Restriktionen) unterworfen ist, ermöglichen die nachfolgenden Interviews einen vertiefenden, verstehenden Einblick in die Sinn- und Kausalzusammenhänge.

Häufig ist es so, dass einer der beiden Untersuchungsteile die „Hauptstudie“ ist und der andere Untersuchungsteil die Ergänzung bzw. die Vertiefung darstellt. Alternativ kann das explanativ-sequenzielle Mixed Methods Design auch „Vertiefungsmodell“ bzw. „Vertiefungsdesign“ genannt werden (Döring & Bortz, 2016, S. 185; Kuckartz, 2014, S. 116). In dieser Untersuchung stellt der quantitative Studienteil die Hauptstudie dar und der anschließend qualitative Teil wird vertiefend und komplementär betrachtet (QUAN→qual), was im Sinne eines integrierten MMD den Mehrwert darstellt.

Ausgehend von dem gewählten MMD (QUAN→qual), der o. g. Begründung für diesen Ansatz (Komplementarität/Initiation) und die dadurch gewählte Samplingmethode (Auswahl aus Teilnehmenden der quantitativen Studie), zeigen sich mehrere Schnittstellen der Datenintegration (vgl. Kuckartz, 2017) in der vorliegenden Studie: Zum einen wurde unter Einbezug erster deskriptiver Ergebnisse der quantitativen Studie die Themenstruktur des Leitfadens entwickelt. Für die qualitative Auswertung wurde an die aufgenommenen Variablen des Regressionsmodells anknüpfend a-priori Kategorien gebildet. Zum anderen ist ein bedeutender Integrationspunkt *nach* Analyse der qualitativen Daten. An dieser Integrationsschnittstelle werden die Ergebnisse nun verglichen sowie neu und vertiefend betrachtet. Folgende Abbildung 1 zeigt das Design der Studie als Ablaufschema ergänzt mit Informationen zu den durchgeführten Verfahren (mittlere Zeile) sowie den daraus entstehenden Produkten (untere Zeile):

Abbildung 1: Ablaufschema der explanativ-sequenziellen Mixed Methods Studie (auf das eigene Studiendesign adaptiert, nach Grundlage von Creswell und Clark (2017, S. 85); siehe auch Anhang)

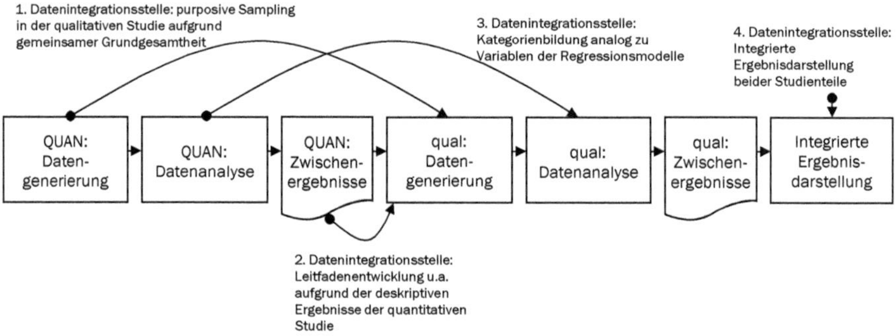

4.1 Studiendesign und Methodik des quantitativen Untersuchungsteils

Der quantitative Untersuchungsteil wurde als schriftliche, postalische Befragung geplant. Dieser Befragungsmodus ist zwar kostspieliger als bspw. eine Onlinebefragung, doch aufgrund des Alters der Zielgruppe, welche trotz zunehmender Internetkompetenz diesbezüglich häufig noch zurückhaltend ist und vorsichtig agiert, ebenso wie aufgrund der häufig schlechten Internetverbindung im ländlichen Raum, wurde durch einen schriftlich-postalischen Befragungsmodus eine höhere Teilnahmebereitschaft erwartet. Da das Ziel der Untersuchung zudem ist, dass die Ergebnisse übertragbar sind auf die Gesamtpopulation der Bevölkerung der Region Bodensee-Oberschwaben, wurde als Samplingstrategie eine Stichprobengenerierung über die Einwohnermeldeamtsstatistik geplant. Dies gilt in der Umfrageforschung als eine der hochwertigsten Möglichkeiten, zu einer Stichprobe zu gelangen, die möglichst repräsentativ für viele Merkmale des Untersuchungssamples ist (Häder & Häder, 2019). Bei diesem Verfahren liegen die Meldeadressen der Untersuchungsteilnehmer:innen vor und eine schriftlich-postalische Befragungsform ist somit naheliegend.

4.1.1 Fragebogenentwicklung & Operationalisierung

Ausgehend vom Untersuchungsziel, einer Beschreibung der Erwartungen an Pflege sowie der Darstellung von Zusammenhängen zwischen verschiedenen Faktoren, wurde ein Fragebogen mit eigenständig entwickelten Fragen und standardisierten Instrumenten entwickelt. Im folgenden Abschnitt wird die Entwicklung des gesamten Fragebogens beschrieben. Für die Beantwortung der Fragestellungen dieser Arbeit wurden einzelne Fragen des Fragebogens ausgewählt.

Die Fragen wurden größtenteils in Form geschlossener Fragen und Hybridfragen gestellt. Neben der freien Antwortformulierung in Hybridfragen unter „Sonstiges“ gab es die Möglichkeit einer offenen Antwort lediglich auf der letzten Seite des Fragebogens mit der Abschlussfrage („Möchten Sie uns abschließend noch etwas mitteilen?“). Der elfseitige Fragebogen umfasste die Themen Wohnen im Alter, Pflegevorerfahrungen, Vorstellungen zur pflegerischen Versorgung im Alter, Erwartungen an Pflege, soziales Umfeld, Gesundheit und soziodemografische Angaben.

Aufbau und Inhalt des Fragebogens

Nachfolgend werden die einzelnen Module des Fragebogens sowie die methodischen und inhaltlichen Überlegungen diesbezüglich beschrieben. Die finale Version des Fragebogens findet sich in Anhang A (digitaler Anhang).

Soziodemografische Angaben

Der Fragebogen beginnt mit dem Modul „Persönliche Angaben“, in dem die soziodemografischen Angaben Geschlecht, Alter, Familienstand, Kinderanzahl, allgemeinbildender Schulabschluss und höchster beruflicher Ausbildungsabschluss erhoben wurden. Die Formulierung der Fragen inkl. den Antwortkategorien zu den soziodemografischen Angaben orientierte sich an anderen sozialwissenschaftlichen Erhebungen wie bspw. den Fragebögen zum Zensus 2011 (Mischler et al., 2021; Statistische Ämter des Bundes und der Länder, 2011). Die finanzielle Situation wurde nicht abgefragt, da davon auszugehen ist, dass eine realistische, qualitativ hochwertige Erhebung der finanziellen Lage bei dieser Zielgruppe sehr komplex ist (aufgrund verschiedener Einkommensquellen und Vermögensbestände) und Einkommensfragen zudem als sensitive Fragen gelten (Engel & Schmidt, 2019). Die Kombination von kognitiv hoher Leistung und einem hohen Grad an Sensitivität bei Fragen führt häufig zu einer höheren Non-Response Rate (Shoemaker et al., 2001), weshalb in Anbetracht der Fragestellung auf die Einkommenserhebung zugunsten einer höheren Responserate verzichtet wurde.

Wohnen im Alter

Die Erwartungen und Vorstellungen von Pflege können sich durch unterschiedliche Wohnsituationen bzw. Haushaltskonstellationen unterscheiden, weshalb Daten zur aktuellen Wohnsituation erhoben wurden. Beispielsweise ist anzunehmen, dass durch Wohneigentum eine höhere Bindung an den aktuellen Wohnort vorhanden ist und Pflegepräferenzen dadurch beeinflusst werden.

Der zweite Frageblock, „Wohnen im Alter", befasst sich deshalb mit der aktuellen Wohnsituation und Einstellungsfragen zum Thema „Wohnen im Alter". Erhoben wurde die derzeitige Wohnform, die Haushaltsgröße, die Erreichbarkeit von Einrichtungen (Arztpraxis, Apotheke, Krankenhaus, Lebensmittelgeschäft) und Personen (nahestehende Person, Freunde, Bekannte) mit öffentlichen Verkehrsmitteln, die Barrierefreiheit der aktuellen Wohnung und die derzeit wahrgenommene Autonomie. Die wahrgenommene Autonomie wurde mit der WAA-Skala von Schwarzer (2008) (WAA-Wahrgenommene Autonomie im Alter) erhoben, wobei in einem Item die Formulierung „im Alter" mit „derzeit" ersetzt wurde.

Zudem wurden in diesem Frageblock wohnsituationsbezogene Einstellungen durch Zustimmungsfragen mit bipolaren, verbalisierten Antwortkategorien (vier Kategorien plus „Kann ich nicht beurteilen") erhoben. Erfragt wurden die Umzugsbereitschaft und die Bereitschaft unterstützende Technologien einzusetzen.

Pflegevorerfahrungen

Des Weiteren ist anzunehmen, dass sich Erwartungen an Pflege aufgrund unterschiedlicher Vorerfahrungen und einem divergierenden Wissenstand über Pflege unterscheiden. Beispielsweise zeigen sich in der Studie von Sonntag et al. (2018), dass die Relevanz verschiedener Qualitätskriterien pflegerischer Versorgung abhängig vom Erfahrungshorizont verschiedener Nutzer:innengruppen differiert. Auch unabhängig vom Kontext Pflege gilt Erfahrung als strukturierendes Element von Erwartungen (Beckert, 2018, S. 519) und dementsprechend wichtig ist es, Erfahrungen und Wissensstände im Hinblick auf die zu untersuchende Frage mit zu erheben, um in der Analyse deren Einflüsse entsprechend darstellen zu können.

Im Frageblock „Pflegevorerfahrungen“ wurde nach den Informationsquellen und Informationsgrad in Bezug auf Pflege gefragt, ebenso wurde erhoben, inwiefern die Befragten bereits an Pflege beteiligt waren oder sogar selbst pflegebedürftig sind. Zudem wurde erhoben, von wem bzw. durch welche Institution sie ggf. Unterstützung erhielten bzw. von wem sie sich eventuell weitere Unterstützung erhofft hätten.

Die Fragen aus diesem Frageblock bzgl. der Beteiligung an Pflege sind an Fragen aus dem Deutschen Alterssurvey angelehnt (Engstler et al., 2015) und die Antwortskalen sind in Form polytomer Nominalskalen mit Option Mehrfachnennung dargestellt bzw. bei der Frage nach dem Informationsgrad als Ordinalskala.

Vorstellungen zur pflegerischen Versorgung im Alter

In dem Frageblock „Vorstellungen zur pflegerischen Versorgung“ wurden mit eigenständig entwickelten Fragen auf eine möglichst weit gefasste Deskription der Vorstellungen, Einstellungen und Meinungen zur pflegerischen Versorgung gezielt. Zudem wurden Fragen zu den Aspekten Finanzierung von Pflege und Vermögenseinsatz für Pflege gestellt. Die Fragen wurden vorrangig als Zustimmungsfragen formuliert.

Eine der zentralen Fragen der Studie, welche pflegerische Versorgungsform die Befragten in einer zukünftig potenziellen Pflegeversorgungssituation für sich selbst präferieren würden, wurde über eine ordinalskalierte Antwortskala erfasst. Da die Wahl des Versorgungssettings möglicherweise stark von vorhandenen Sorgen im Hinblick auf Pflegebedürftigkeit beeinflusst wird, wurden mit Pflegebedürftigkeit verbundene Sorgen ebenfalls erfasst. Daneben stellt die Deskription der mit Pflegebedürftigkeit verbundenen Sorgen zudem einen interessierenden Outcome für spätere Handlungsempfehlungen für die Praxis dar, was ein Ziel dieser anwendungsorientieren Forschung ist.

Erwartungen an Pflege

Der fünfte Frageblock beinhaltet Fragen zu „Erwartungen an Pflege“ und ist im Sinne der Anwendungsorientierung der Gesamtstudie bezogen auf spätere Handlungsempfehlungen für Ausbildung und Praxis ein zentrales Element zur Beantwortung der Fragestellung. Dabei wurden drei Themen fokussiert: Erwartungen in Zusammenhang mit der Einbeziehung von Kindern in Pflegetätigkeiten, Erwartungen an die Eigenschaft einer Pflegekraft und Kriterien für die Auswahl eines Pflegeheims.

Zum Einbezug von Kindern in Pflege ist die Studienlage bislang überschaubar, da oft nicht zwischen Angehörigen und Kinder differenziert wurde (z. B. Haumann, 2020). Lediglich die Studie von Rudel et al. (2017) unterscheidet und stellt fest, dass der Wunsch durch Ehepartner gepflegt zu werden, deutlich ausgeprägter ist, als von den Kindern gepflegt zu werden. Im Vergleich zu den letzten Jahrzehnten haben sich familiale Strukturen verändert und es besteht daher die Annahme, dass „Pflege durch die Kinder" nicht der vorrangige Wunsch der Zielgruppe der 65- bis 75-Jährigen ist.

Im Hinblick auf Handlungsempfehlungen für die Ausbildung und Praxis (was Ziel des Verbundprojektes ZAFH care4care war) ist es zudem relevant, was von Pflegekräften für Merkmale und Eigenschaften erwartet werden. Vor dem Hintergrund der Diskussion um die Ausrichtung von Curricula in der Pflegeausbildung zielt diese Frage auf eine Gewichtung zwischen Fachlichkeit und Soft-Skills ab. Die Frage wurde als Hybridfrage formuliert und die Befragten konnten zwischen 8 Antwortmöglichkeiten plus „Sonstiges" wählen, wobei sie maximal zwei Antwortmöglichkeiten ankreuzen durften.

Die Auswahlkriterien für ein Pflegeheim wurden basierend aus Erkenntnissen aus dem Pflegereport 2015 (Jacobs et al., 2015) gewählt und ergänzt. Die vorgegebenen Antwortmöglichkeiten konnten von den Befragten in ihrer Bedeutung über eine endpunktbenannte, eindimensionale Ratingskala (Skalenbreite 11er-Skala) eingeschätzt werden.

Soziales Umfeld

Im Frageblock „Soziales Umfeld" wurde die aktuelle Einbindung der Befragten in ihr soziales Umfeld über die Kurzskala zur Sozialen Unterstützung F-SozU (K-6) (Kliem et al., 2015) erhoben. Eine starke Einbindung in ihr aktuelles soziales Umfeld kann die Erwartungen an Pflege verändern. So ist denkbar, dass sich dadurch einzelne Kriterien, z. B. für die Auswahl eines Pflegeheims verändern und bspw. die „Nähe zum bisherigen Wohnort" mehr Gewicht bekommt. Des Weiteren wurden in diesem Frageblock die aktuell genutzten Medientechnologien erhoben, mit denen die Zielgruppe bereits vertraut ist.

Gesundheit

Der letzte Frageblock befasst sich mit der aktuellen Gesundheit der Teilnehmenden und es wurden ausschließlich standardisierte Instrumente verwendet. Der Frageblock beginnt mit der Erhebung des „Gefühlten Alters" (auch psychologisches oder subjektives Alter genannt; (vgl. Elsässer et al., 2017)), gefolgt von der Frage zum selbsteingeschätzten aktuellen Gesundheitszustand (Robert Koch-Institut [RKI], 2017), der Optimismus-Pessimismus-Skala (Kemper et al., 2013)), und schließt mit Fragen zum Gesundheitszustand basierend auf dem EQ-5D-5L (Herdman et al., 2011)).

Abschluss des Fragebogens bildet die Frage „Möchten Sie uns abschließend noch etwas mitteilen?" sowie der Dank für die Teilnahme und ein Hinweis, in welchen Rückumschlag der Fragebogen gelegt werden muss.

Pretestverfahren

Der Fragebogen durchlief ein zweistufiges, multimethodisches Pretestverfahren (vgl. Faulbaum et al., 2009; Lenzner & Menold, 2015): In der ersten Testphase wurden, ergänzt durch zwei Expertenbewertungen, neun kognitive Pretests durchgeführt. Die Pretest-Stichprobe war hinsichtlich der Merkmale Alter und Geschlecht mit der späteren Zielgruppe vergleichbar. Diese in der Testphase 1 angewandten Methoden zählen zu den aktiven Pretestverfahren, da die Befragten vom Interviewer direkt zu ihren Äußerungen (verbal, nonverbal) und zum Verständnis befragt werden. In diesen sogenannten kognitiven Pretests werden Nachfragetechniken (Probing-Techniken), die Technik des lauten Denkens (Think Aloud-Methode) und Paraphrasieren eingesetzt (vgl. Lenzner et al., 2015), um Frageprobleme aufzudecken.

Die Durchführung der Pretests fand halbstrukturiert statt, indem die im Wesentlichen anzuwendenden Techniken im Vorfeld festgelegt wurden, jedoch noch genügend Spielraum gegeben war, um im Einzelfall eine adäquate Technik einzusetzen sowie diejenige Technik anzuwenden, die dem jeweiligen Ziel der Phase am besten entgegenkommt. Dieses kombinierte Vorgehen lässt sich am besten mit einem Evaluationsbogen dokumentieren. Auf eine Audio- oder Videoaufzeichnung wurde nach Kosten-Nutzen-Abwägung verzichtet. Dafür wurden die Ergebnisse notiert und im Evaluationsbogen dokumentiert. Die Auswertung der Evaluationsbogen fand als informelle Analyse im Rahmen von Diskussionsrunden unter Berücksichtigung der Quantität und Qualität der Nennungen statt. Die Ergebnisse der kognitiven Pretests flossen in die Weiterentwicklung des Fragebogens ein, welcher im Anschluss zwei in der Fragebogenkonstruktion erfahrenen Forschern vorgelegt und im Sinne einer Expertenbewertung (vgl. Häder, 2015, S. 406) diskutiert wurde. Ziel ist es hierbei, im Rahmen von kollegialer Beratung Rückmeldung zum Verständnis von Einzelfragen, Frage-Abfolgen und zum Gesamteindruck der Befragung zu erlangen. Auf Grundlage der Diskussionsergebnisse wurden Veränderungsvorschläge eingearbeitet, Formulierungen angepasst und präzisiert und die Testphase 1 beendet.

In der Phase 2 wurde ein passives Pretestverfahren – der Standard-Pretest – angewandt, da es in dieser Phase darum geht, den Fragebogen auf Handhabbarkeit, technische Mängel und durchschnittliche Befragungsdauer zu überprüfen. In Phase 2 des Pretesting-Prozesses sind nur noch kleinere inhaltliche Änderungen möglich. Der Fokus dieser Phase wird auf technische Details, Wording und Verständnis gelegt. Faulbaum et al. (2009, S. 96) geben an, beim kognitiven Pretesting wären 10 bis 20 Pretests üblich, beim empirischen Pretesting 20 bis 50 Tests. Insbesondere für empirische Pretestings gibt es jedoch auch Empfehlungen, die von 10 bis 200 Pretests reichen (Prüfer & Rexroth). Unter möglichst ähnlichen Bedingungen soll im selben Befragungsmodus (schriftlich-postalisch) ein Pretest durchgeführt werden. Lenzner et al. (2015) empfehlen die Befragten nicht über den Testcharakter zu informieren, um die Ergebnisse nicht zu beeinflussen.

In diesem Projekt wurden die Befragten jedoch explizit für den Pretest angefragt. Dies schien aus forschungsethischer Perspektive angebracht, da so maximale Transparenz gewährleistet wird. Die Proband:innen wurden im Anschreiben nicht nur darüber informiert, dass es sich um einen Pretest handelt, sondern auch gebeten, Fragen, deren Beantwortung ihnen schwerfällt, zu kennzeichnen und/oder Verständnisschwierigkeiten etc. zu notieren.

In der zweiten Phase wurden sogenannte 64 Standard-Pretest durchgeführt. Hierfür wurde der Fragebogen an eine Zufallsauswahl von 64 Proband:innen aus der Zielgruppe versandt mit der Bitte, die Fragen zu beantworten und ggf. zu kommentieren. Bei der Auswahl der Proband:innen ist zu beachten, dass die Auswahl so getroffen wird, dass spätere Befragungspersonen nicht im Sample sind. Diese Problematik wurde so umgangen, dass die Pretest-Stichprobe im Anschluss an die Originalstichprobe gezogen wurde. Die Originalstichprobe basierte auf den Zufallszahlen mit dem kleinsten Wert. Die Pretest-Stichprobe wurden auf Basis der Zufallszahlen mit dem größten Wert gezogen. Von 14 Proband:innen wurde der Pretest-Fragebogen kommentiert und zurückgesandt (Response ≙ 21,8 %). Die zurückgesandten Fragebögen wurden quantitativ und qualitativ ausgewertet. Bei der quantitativen Auswertung wurden die Daten deskriptiv vergleichend bewertet, indem z. B. auf auffällige Häufungen geprüft wurde. Die Notizen der Proband:innen wurden im qualitativen Sinne bewertet. Das Feedback wurde entsprechend eingearbeitet und der Fragebogen finalisiert.

Informationsschreiben, Einwilligungserklärungen und Datenschutzerklärung

Ergänzt wurde der Fragebogen mit einem Informations- und Aufklärungsschreiben, in dem die potenziellen Befragungsteilnehmer:innen Informationen über das Studienziel und den Studienablauf aufgeklärt wurden und Informationen darüber erhielten, was mit Ihren Daten geschieht bzw. wie lange diese aufbewahrt werden. Des Weiteren war es aus Sicht des Datenschutzes nötig, eine separate Einwilligungserklärung für die Teilnahme an der Hauptstudie und für die potenzielle Teilnahme an der Anschlussstudie der Befragung beizulegen. Diese schriftlich geforderte Einwilligungserklärung für die Hauptstudie begründet sich aus der Verarbeitung personenbezogener Daten. Die längere Dauer der Adressdatenspeicherung, welche für eine mögliche Teilnahme an der qualitative Anschlussstudie nötig ist, begründet die zweite Einwilligungserklärung, mit der gleichzeitig die Erlaubnis zu einer erneuten Kontaktierung für die Anschlussstudie gegeben wurde.

Diese möglichst umfassenden Informationen über die Studie, deren Ziel und Ablauf sind Voraussetzung für die Entscheidung der Befragten, ob sie an der

Befragung teilnehmen wollen oder nicht. Diese „informierte Einwilligung" (informed consent) muss durch eine Verpflichtung zur Einhaltung der datenschutzrechtlichen Anforderungen nach der Datenschutz-Grundverordnung (EU-DSGVO) zur Studie ergänzt werden. In diesen Datenschutzhinweisen finden sich detaillierte Informationen zu datenschutzrechtlichen Aspekten in Zusammenhang mit der Studie: Die Teilnehmenden finden darin Ansprechpartner:innen für datenschutzrechtliche Fragen, werden über ihre Rechte hinsichtlich ihrer Daten aufgeklärt ebenso wie über studienspezifische datenschutzbezogene Informationen (z. B. Zweck und Ablauf der Datenverarbeitung, Dauer der Speicherung, Widerspruchsrechte).

Ethikantrag

Für die Studie „Zukunft der Pflege in der Region Bodensee-Oberschwaben" wurde eine ethische Begutachtung durch die Ethikkommission der Deutschen Gesellschaft für Pflegewissenschaft e. V. beantragt. Kern des Ethikantrags ist eine detaillierte Reflexion der ethischen Aspekte des Forschungsprojekts im Hinblick auf Zielsetzung des Projektes, dessen wissenschaftliche und praktische Relevanz, Verfahren zur Auswahl der Teilnehmenden sowie mögliche Risiken und ggf. vorbeugende Maßnahmen (Deutsche Gesellschaft für Pflegewissenschaft e. V, 2021). Auch die informierte Einwilligung und Datenschutzhinweise sind Teil der Begutachtung.

Es wurde ein positives Ethikvotum von der Deutschen Gesellschaft für Pflegewissenschaft erteilt (Antrag Nr. 18-006).

4.1.2 Stichprobenplanung

Ziel der Studie laut Projektantrag ist es, repräsentative Aussagen für die Altersgruppe der 65- bis 75-Jährigen Bevölkerung der Landkreise Ravensburg, Bodenseekreis und Sigmaringen zu erlangen. Für die Schätzung von Parametern bestimmter Merkmalsausprägungen sind in populationsbeschreibenden quantitativen Studien probabilistische Stichproben empfehlenswert (Döring & Bortz, 2016, S. 297). Ein genaues Abbild von Merkmalen der Grundgesamtheit in der Stichprobe wäre eine „repräsentative Stichprobe", wobei „Repräsentativität" kein statistisches Gütekriterium darstellt (Schnell et al., 2011, S. 299), sondern nur Auskunft darüber gibt, ob bestimmte Merkmale einer Stichprobe in approximativ gleicher Verteilung in der Grundgesamtheit ebenso vorhanden sind.

Üblicherweise wird eine Stichprobe demnach als *repräsentativ* betitelt, wenn personenbezogene Merkmale, wie z. B. Alter oder Geschlecht, in der Stichprobe möglichst annähernd gleich wie in der Grundgesamtheit verteilt sind. Inwiefern die sich aus der Fragestellung ergebenden interessierenden abhängigen Variablen dieselbe Verteilung in der Grundgesamtheit aufweisen, kann dennoch nicht automatisch gefolgert werden. Wird Repräsentativität als „die Zulässigkeit von Schlüssen auf die Grundgesamtheit" (Kauermann & Küchenhoff, 2011, S. 10) definiert, steht der Begriff deshalb in direktem Zusammenhang mit den interessierenden Merkmalen (ebenda).

Eine Möglichkeit, Verzerrungen zu vermeiden, ist die Schichtung nach Merkmalen, von denen anzunehmen ist, dass diese die Aussagen der Stichprobe beeinflussen könnten. Beispielsweise hängen raumstrukturelle Ungleichheiten mit den Zugängen zu Versorgungsressourcen zusammenhängen (Deutscher Bundestag, 2016), was wiederum Auswirkungen auf die Versorgungspräferenzen haben kann. Durch eine Berücksichtigung von Merkmalen bei der Stichprobenbildung im Sinne einer geschichteten Zufallsstichprobe kann die Schätzgenauigkeit von Populationsmittelwerten erhöht werden (Döring & Bortz, 2016, S. 297). Deshalb wurden bei der Stichprobenplanung die raumkategorischen Merkmale „ländlicher Raum", „Randzone um die Verdichtungsräume" und „Verdichtungsräume" (Wirtschaftsministerium Baden-Württemberg [WM], 2002) als Schichtvariable genutzt. Die Nutzung dieser Raumkategorien bietet sich u. a. an, da sie kleinräumig auf Gemeindeebene definiert sind und die Ziehung der Adressdaten ebenfalls auf Gemeindeebene stattfindet. Erläuterungen zu den Raumkategorien finden sich im digital bereitgestellten Anhang G, Strukturdaten der Region Bodensee-Oberschwaben.

Da es nicht möglich ist, alle Merkmale bereits beim Auswahlverfahren zu berücksichtigen, muss im späteren Forschungsverlauf, insbesondere in der Ergebnisinterpretation, besonderes Augenmerk auf einen möglichen Zusammenhang zwischen Auswahlverfahren und Zielmerkmalen gelegt werden. Diese potenziellen Verzerrungen können jedoch weitgehend vermieden werden, wenn Zufallsverfahren bei der Stichprobenziehung angewandt werden, da der Mechanismus des Ziehens unabhängig vom interessierenden Merkmal ist (Döring & Bortz, 2016, S. 310; Kauermann & Küchenhoff, 2011, S. 10; Schnell et al., 2011, S. 298).

Größe der Stichprobe

Für die Bestimmung des optimalen Stichprobenumfangs in populationsbeschreibenden Studien ist es nötig, vorab festzulegen, wie präzise Parameterschätzungen ausfallen sollen (Döring & Bortz, 2016, S. 294). Die Stichprobengröße wird über die Größe der Grundgesamtheit, den erwarteten Anteilswert und über eine festgelegte Irrtumswahrscheinlichkeit ermittelt.

Die Grundgesamtheit (N) besteht aus allen Einwohner:innen der Region Bodensee-Oberschwaben der Jahrgänge 1945 – 1954 (auf das Erhebungsjahr 2019 bezogen). In den Gemeinden der drei Landkreise Ravensburg, Sigmaringen und Bodenseekreis (Region Bodensee-Oberschwaben) lebten laut der Statistik

Bevölkerungsfortschreibung 60 921 Personen im Alter zwischen 65 und 75 Jahren zum Stichtag 31.12.2016 (Statistisches Landesamt Baden-Württemberg, 2022). Die optimale Stichprobengröße lässt sich aus einer entsprechenden Tabelle ablesen oder mit einer eigenen Berechnung (siehe Anhang C). In der Tabelle von Häder (2015, S. 145) wird als minimaler Stichprobenumfang bei einem Stichprobenfehler[13] e=0,05 bei einer Irrtumswahrscheinlichkeit α= 0,05 für Anteile p=0.5 (entspricht 50 %) ein Stichprobenumfang von 381 angegeben. Ausgehend von einem Rücklauf von 15 % wurde der Fragebogen an 2540 Personen der entsprechenden Bevölkerungsgruppe versandt.

Stichprobendesign

Die Grundgesamtheit für die Stichprobe stellen alle zum 31.12.2018 gemeldeten Einwohner:innen der Region Bodensee-Oberschwaben dar. Datengrundlage für die Berechnung der Anzahl an Zielpersonen war die Statistik „Bevölkerungsfortschreibung" des Statistischen Landesamts Baden-Württemberg, welche auf dem Zensus 2011 basiert und die Bevölkerung nach Altersgruppen und Geschlecht zum 31.12.2016 ermittelte (siehe Anhang D, Tabelle D1).

Ziel war es, eine Stichprobe mit gleichen Auswahlwahrscheinlichkeiten zu ziehen, wobei die Auswahlwahrscheinlichkeit für alle Personen der Zielpopulation dem Auswahlsatz von 2500/60921 (Bruttostichprobe/Grundgesamtheit) entsprechen soll. Hierfür wurde ein kombinierter Stichprobenplan entwickelt, bei dem die Merkmale Alter, Geschlecht, Raumkategorie und Landkreis berücksichtigt wurden. In der Raumkategorie „Verdichtungsraum" und „Randzone um den Verdichtungsraum" wurden alle Gemeinden mit ins Sample einbezogen, da dies sehr wenige Gemeinden je Raumkategorie sind, und die Adressen in einem einstufigen Ziehungsverfahren ausgewählt. In der Raumkategorie „ländlicher Raum" wurde ein zweistufiges Ziehungsverfahren verwendet und es wurden im ersten Schritt Gemeinden per Zufall unter Berücksichtigung des Schichtungsmerkmals Landkreis ausgewählt und erst im zweiten Schritt die Adressen gezogen. Die detaillierte Stichprobenplanung findet sich in Anhang D (digitaler Anhang).

Ziehung der Auswahlpersonen

Die Ziehung der Auswahlpersonen (Sekundäreinheiten) erfolgte nach dem Prinzip einer einfachen Zufallsstichprobe unter Berücksichtigung der jeweiligen Wahrscheinlichkeit für die entsprechende Raumkategorien innerhalb der Subgruppen Geschlecht x Altersgruppen pro Gemeinde. Der Stichprobenplan findet sich in Anhang D, Tabelle D4.

13 bedeutet man akzeptiert eine Fehlerspanne von ± 5 %

Die Adressen der Einwohnermeldeamtsstatistik lagen mehrheitlich im Excel-Format vor bzw. wurden in dieses übertragen. Im ersten Schritt wurde den Personen eine Zufallszahl zwischen 0 und 1 zugewiesen und zur Dokumentation als feste Werte eingefügt. Im zweiten Schritt wurden die Adressen bzw. die zugewiesene Zufallszahlen aufsteigend sortiert. Die für den letzten Schritt erforderliche Subgruppenbildung wurde über die Filterfunktion durchgeführt. Anschließend kann durch diese Methode die geforderte Anzahl an Adressen in der jeweiligen Subgruppe, beginnend bei der kleinsten Zufallszahl, ausgewählt werden.

4.1.3 Durchführung der schriftlichen Befragung

Die Befragung wurde als postalische Befragung durchgeführt. Dem elfseitigen Fragebogen (Anhang A) lagen ein Informationsschreiben, die Datenschutzerklärung, eine Einwilligungserklärung zur Verarbeitung personenbezogener Daten bzgl. der schriftlichen Befragung, eine Einwilligungserklärung zur erneuten Kontaktierung bzgl. der Anschlussstudie (Anhang B) und zwei Rücksendekuverts bei. Um die Anonymität der Daten aus dem Fragebogen zu gewährleisten, wurde ein Kuvert für den Fragebogen ebenso wie ein Rücksendekuvert beigefügt, welches für den Fragebogen im Kuvert und die Einwilligungserklärungen vorgesehen war. Das Rückkuvert für den Fragebogen wurde mit einem Code versehen, der die Raumkategorie angab. Dadurch konnten die Fragebögen separat von den Einwilligungserklärungen erfasst werden und dennoch mit der entsprechenden Raumkategorie gekennzeichnet werden, sodass der Datensatz die Variable Raumkategorie enthält. Der Fragebogen konnte in einem Zeitraum von fünf Wochen zurückgesandt werden. Nach der dritten Woche wurde eine Erinnerungspostkarte an die Teilnehmenden gesandt, die den Fragebogen noch nicht zurückgesandt hatten.

4.2 Ergebnisse des quantitativen Studienteils

Der Logik eines explanativen Mixed Methods Designs folgend werden nun die Ergebnisse des quantitativen Studienteils dargestellt und im Anschluss daran wird die Konzeption der qualitativen Studienteils sowie dessen Ergebnisse beschrieben. Die gemeinsame Interpretation im Sinne eines vertiefenden Designs folgt in einem separaten Kapitel. Die Berechnungen dieses Kapitels wurden mit IBM SPSS Statistics 28.0.1.1 und Stata 16.1 durchgeführt und ergänzend sowie für Diagramme wurde Microsoft Excel genutzt.

4.2.1 Rücklauf und Samplebeschreibung

Von den 2500 angeschriebenen Personen haben 625 Personen den Fragebogen zurückgeschickt, was einer Response Rate von 25 % entspricht. Ein Fragebogen konnte aufgrund inkonsistenter Angaben nicht in die Datenauswertung miteinbezogen werden, womit zunächst 624 Datensätze verbleiben. Zwei Datensätze wurden aufgrund fehlender Altersangabe entfernt. Acht weitere Teilnehmenden gaben als Geburtsjahr das Jahr 1944 an. Das heißt, dass diese Personen im Jahr 2019 das 75. Lebensjahr überschritten hatten, weshalb diese Datensätze ebenfalls entfernt wurden. Somit konnten 614 Datensätze in die Auswertung einbezogen werden. Folgende Tabelle 1 zeigt den Rücklauf für die einzelnen Jahrgänge nach Geschlecht und insgesamt:

Tabelle 1: Rücklauf nach Geburtsjahrgang und Geschlecht (absolute Anzahl)

Geburtsjahr	Männer	Frauen	Gesamt
1945	13	28	41
1946	23	25	48
1947	29	34	63
1948	26	31	57
1949	30	33	63
1950	34	40	74
1951	36	35	71
1952	16	32	48
1953	34	42	76
1954	42	31	73
Summe	**283**	**331**	**614**

Datenbasis: bereinigte Netto-Stichprobe (n=614) der Studie „Zukunft der Pflege in der Region Bodensee-Oberschwaben“

Im Durchschnitt (arithmetisches Mittel) sind die Befragten 69,1 Jahre alt und etwas mehr als die Hälfte (53,9 %) ordnen sich dem weiblichen Geschlecht zu.

Der Vergleich des Samples mit den Daten der amtlichen Statistik (Tabelle 2) zeigt annähernd ähnliche prozentualen Anteile der jeweiligen geschlechtsspezifischen Altersgruppe an der Zielpopulation bzw. am Sample. Zur statistischen Prüfung wurde ein χ^2-Anpassungstest durchgeführt, der bestätigt, dass es keine signifikante Abweichung zwischen den erwarteten und beobachteten Häufigkeiten in den vier Gruppen gibt (p= .685).

Tabelle 2: Vergleich Bevölkerungsfortschreibung und Stichprobe – Prozentuale Anteile von Männern bzw. Frauen nach Altersgruppen

	Bevölkerungsfortschreibung [1] N=60921	Sample n=614
weiblich, 65-69	28.5%	29.3%
weiblich, 70-74	23.3%	24.6%
männlich, 65-69	26.7%	26.4%
männlich, 70-74	21.5%	19.7%

Eigene Darstellung. [1] Datenbasis: StaLa (2022), Vergleich in Altersgruppen, da die Daten nur gruppiert beim StaLa abrufbar sind

Bei der Prüfung des Rücklaufs geschichtet nach Raumkategorien (Tabelle 3) zeigen sich annähernd ähnliche Anteilswerte wie in der Population (basierend auf der Bevölkerungsstatistik des Landes BW).

Tabelle 3: Prozentuale Anteile der in der jeweiligen Raumkategorie lebenden Menschen – Vergleich Bevölkerungsfortschreibung und Stichprobe

	Bevölkerungsfortschreibung [1] N=60921	Sample [2] n=576
ländlicher Raum	62.7%	65.3%
Randzone	14.1%	14.8%
Verdichtungsraum	23.3%	20.0%

Eigene Darstellung. [1]Datenbasis: StaLa (2022), [2]Abweichungvon 614 da 38 Teilnehmenden keine Raumkategorie zugeordnet werden konnten

Die soziodemografischen Parameter der Stichprobe sind in Tabelle 4 dargestellt: Es zeigt sich, dass ein hoher Anteil der Befragten in einer festen Partnerschaft bzw. in einer Ehe lebt (76,1 %), jeweils ca. 10 % der Befragten „Geschieden“ oder „Verwitwet“ sind und lediglich 4,2 % der Befragten als Familienstand „Ledig“ angeben. Bei der geschlechtsspezifischen Betrachtung fällt auf, dass es einen deutlichen Unterschied in der Antwortkategorie „Verwitwet“ gibt: Deutlich mehr Frauen (14,5 %) als Männer (3,9 %) sind verwitwet.

Tabelle 4: Soziodemografische Parameter der Stichprobe

	männlich		weiblich		gesamt	
	Absolute Häufigkeit	**Relative Häufigkeit**	**Absolute Häufigkeit**	**Relative Häufigkeit**	**Absolute Häufigkeit**	**Relative Häufigkeit**
Familienstand						
Verheiratet/in fester Partnerschaft	236	83.4%	231	69.8%	467	76.1%
Geschieden	28	9.9%	34	10.3%	62	10.1%
Verwitwet	11	3.9%	48	14.5%	59	9.6%
Ledig	8	2.8%	18	5.4%	26	4.2%
Kinderanzahl						
1 Kind	51	18.0%	58	17.5%	109	17.8%
2 Kinder	107	37.8%	130	39.3%	237	38.6%
3 Kinder	155	19.4%	61	18.4%	116	18.9%
4 Kinder oder mehr	26	9.2%	26	7.9%	52	8.5%
Keine Kinder	44	15.5%	56	16.9%	100	16.3%
Allgemeinbildender Schulabschluss						
Hochschulreife/Abitur	123	43.5%	74	22.4%	197	32.1%
Realschulabschluss/ Mittlere Reife	61	21.6%	108	32.6%	169	27.5%
Haupt-/ Volksschulab-schluss	97	34.3%	146	44.1%	243	39.6%
Anderer Schulab-schluss	0	-	2	0.6%	2	0.3%
Kein Schulabschluss	2	0.7%	1	0.3%	3	0.5%
Beruflicher Abschluss						
Akademischer Abschluss	119	42.0%	59	17.8%	178	29.0%
Abschluss als Meister/Techniker	62	21.9%	36	10.9%	98	16.0%
Betriebliche oder schulische Ausbildung	95	33.6%	197	59.5%	292	47.6%
Kein Berufsab-schluss/k. A.	6/1	2.1%/ 0.4%	34/5	10.3%/ 1.5%	40/6	6.5%/ 1%
Wohneigentum						
ja	226	79,9%	254	76,7%	480	78,2%
Pflegebedürftig						
ja	13	4.6%	16	4.8%	29	4.7%

Datenbasis: bereinigte Netto-Stichprobe (n=614) der Studie „Zukunft der Pflege in der Region Bodensee-Oberschwaben"

Insgesamt haben 83,3 % der Befragten Kinder. Der größte Anteil der Befragten hat zwei Kinder (38,6 %), weitere 18,9 % der Befragten haben drei Kinder und 8,5 % der Befragten haben vier oder mehr Kinder. Nur ein Kind haben 17,8 % der Befragten und 16,3 % der Befragten sind kinderlos. Geschlechtsspezifische Unterschiede bei der Kinderzahl finden sich kaum.

Unterschiede zwischen den Geschlechtern zeigen sich im Sample jedoch deutlich beim höchsten Schulabschluss. Fast doppelt so viele Männer (43,5 %) wie Frauen (22,4 %) verfügen über den höchsten allgemeinbildenden Schulabschluss. Entsprechend mehr Frauen als Männer geben an, einen Realschulabschluss (F: 32,6 %; M: 21,6 %) bzw. einen Haupt-/ Volksschulabschluss (F: 44,1 %; M: 34,3 %) zu besitzen.

Folglich zeigt sich dieses Bild auch beim höchsten beruflichen Abschluss: Hier weisen sogar mehr als doppelt so viele Männer (42,0 %) als Frauen (17,8 %) einen akademischen Abschluss bzw. einen Abschluss als Meister/Techniker (M: 21,9 %; F: 10,9 %) auf. Entsprechend hoch ist der Anteil an Frauen, die über eine betriebliche bzw. schulische Ausbildung verfügen (59,5 %). Ferner geben 10,3 % der Frauen an, keinen beruflichen Abschluss zu haben.

Der Anteil an Personen, die in einer Eigentumswohnung oder einem eigenen Haus leben, liegt bei insgesamt 78,2 %. Frauen und Männer unterscheiden sich nur geringfügig.

In Bezug auf eine eigene Pflegebedürftigkeit geben 4,7 % an, selbst pflegebedürftig zu sein. Dies entspricht in etwa der üblichen Pflegequote in dieser Altersgruppe (Destatis, 2022a).

4.2.2 Bivariate Analysen

Zunächst geben bivariate Analysen einen Überblick über die Daten, deren Struktur und die darin zu findenden Assoziationen. Zur Überprüfung dieser Zusammenhänge werden nachfolgend (in Kapitel 4.2.3) multivariate Analysen durchgeführt, wodurch verschiedene Einflussfaktoren berücksichtigt („kontrolliert") werden können.

Präferenz pflegerischer Versorgungssettings

Mit Blick auf die Planungen in der Altenhilfe sind vor allem Pflegepräferenzen der Personengruppe interessant, die prospektiv die Zielgruppe darstellen. Das heißt, Personengruppen, für die angenommen werden kann, dass diese aktuell noch nicht pflegebedürftig sind, jedoch eine große Wahrscheinlichkeit besteht, dass diese prospektiv zur Gruppe der Leistungsempfangenden gehören werden. Aus diesem Grund beinhalten die Analysen im Kontext von Pflegepräferenzen ausschließlich Datensätze von Personen, die noch nicht pflegebedürftig sind. Datensätze von bereits Pflegebedürftigen (Selbstangabe) wurden ausgeschlossen. Für die Ermittlung der Präferenz bzgl. der Versorgungssettings wurden die Teilnehmenden um eine Angabe zu jedem möglichen Versorgungssetting gebeten, inwieweit dieses für sie vorstellbar ist. Tabelle 5 gibt die Versorgungspräferenzen insgesamt und geschlechterspezifisch im Detail wieder.

Tabelle 5: Präferenz für pflegerische Versorgungssettings der noch nicht pflegebedürftigen 65- bis 75-Jährigen.

	männlich		weiblich		gesamt	
	Absolute Häufigkeit	Relative Häufigkeit	Absolute Häufigkeit	Relative Häufigkeit	Absolute Häufigkeit	Relative Häufigkeit
Häusliche Pflege durch Angehörige						
Gut vorstellbar	71	31.0% [B]	61	22.8%	132	26.6%
Eher vorstellbar	50	21.8%	47	17.5%	97	19.5%
Eher nicht vorstellbar	92	40.2%	101	37.7%	193	38.8%
Gar nicht vorstellbar	16	7.0%	59	22.0% [A]	75	15.1%
Gesamt	229	100.0%	268	100.0%	497	100.0%
Pearson-Chi-Quadrat; Cramér's V	χ^2 (3) = 23.005, p < .001; V =.215					
Häusliche Pflege durch einen ambulanten Pflegedienst						
Gut vorstellbar	108	45.6%	150	53.2%	258	49.7%
Eher vorstellbar	119	50.2% [B]	104	36.9%	223	43.0%
Eher nicht vorstellbar	10	4.2%	24	8.5% [A]	34	6.6%
Gar nicht vorstellbar	0	0.0%	4	1.4%	4	0.8%
Gesamt	237	100.0%	282	100.0%	519	100.0%
Pearson-Chi-Quadrat; Cramér's V	χ^2 (3) = 13.813, p=.002; V =.163					
Häusliche Pflege durch Angehörige und einem ambulanten Pflegedienst						
Gut vorstellbar	109	44.9%	99	36.4%	208	40.4%
Eher vorstellbar	90	37.0%	88	32.4%	178	34.6%
Eher nicht vorstellbar	36	14.8%	55	20.2%	91	17.7%
Gar nicht vorstellbar	8	3.3%	30	11.0% [A]	38	7.4%
Gesamt	243	100.0%	272	100.0%	515	100.0%
Pearson-Chi-Quadrat; Cramér's V	χ^2 (3) = 15.624, p<.001; V =.174					
Häusliche Pflege durch eine private Pflegekraft						
Gut vorstellbar	66	28.8%	88	34.1%	154	31.6%
Eher vorstellbar	94	41.0% [B]	80	31.0%	174	35.7%
Eher nicht vorstellbar	51	22.3%	67	26.0%	118	24.2%

	männlich		weiblich		gesamt	
	Absolute Häufigkeit	Relative Häufigkeit	Absolute Häufigkeit	Relative Häufigkeit	Absolute Häufigkeit	Relative Häufigkeit
Gar nicht vorstellbar	18	7.9%	23	8.9%	41	8.4%
Gesamt	229	100.0%	258	100.0%	487	100.0%
Pearson-Chi-Quadrat; Cramér's V	χ^2 (3) = 5.341, p=.149; V =.105					
Häusliche Pflege in Kombination mit Tagespflege						
Gut vorstellbar	61	27.0%	91	35.0%	152	31.3%
Eher vorstellbar	126	55.8%	124	47.7%	250	51.4%
Eher nicht vorstellbar	35	15.5%	37	14.2%	72	14.8%
Gar nicht vorstellbar	4	1.8%	8	3.1%	12	2.5%
Gesamt	226	100.0%	260	100.0%	486	100.0%
Pearson-Chi-Quadrat; Cramér's V	χ^2 (3) = 4.972, p=.174; V =.101					
Pflege in einem Pflegeheim						
Gut vorstellbar	27	10.8%	34	12.5%	61	11.6%
Eher vorstellbar	62	24.7%	73	26.7%	135	25.8%
Eher nicht vorstellbar	123	49.0% [B]	110	40.3%	233	44.5%
Gar nicht vorstellbar	39	15.5%	56	20.5%	95	18.1%
Gesamt	251	100.0%	273	100.0%	524	100.0%
Pearson-Chi-Quadrat; Cramér's V	χ^2 (3) = 4.551, p=.210; V =.093					
Pflege im Ausland						
Gut vorstellbar	3	1.2%	8	2.9%	11	2.1%
Eher vorstellbar	18	7.3%	10	3.6%	28	5.4%
Eher nicht vorstellbar	62	25.1%	29	10.5%	91	17.4%
Gar nicht vorstellbar	164	66.4%	228	82.9% [A]	392	75.1%
Gesamt	247	100.0%	275	100.0%	522	100.0%
Pearson-Chi-Quadrat; Cramér's V	χ^2 (3) =25.546, p<.001; V =.221					
Pflege im Betreuten Wohnen						
Gut vorstellbar	57	21.9%	85	29.4% [A]	142	25.9%
Eher vorstellbar	141	54.2%	138	47.8%	279	50.8%
Eher nicht vorstellbar	46	17.7%	43	14.9%	89	16.2%
Gar nicht vorstellbar	16	6.2%	23	8.0%	39	7.1%
Gesamt	260	100.0%	289	100.0%	549	100.0%
Pearson-Chi-Quadrat; Cramér's V	χ^2 (3) = 5.394, p=.145; V =.099					

	männlich		weiblich		gesamt	
	Absolute Häufigkeit	Relative Häufigkeit	Absolute Häufigkeit	Relative Häufigkeit	Absolute Häufigkeit	Relative Häufigkeit
Pflege im Mehrgenerationenwohnen						
Gut vorstellbar	38	15.2%	74	26.0% A	112	20.9%
Eher vorstellbar	108	43.2%	111	38.9%	219	40.9%
Eher nicht vorstellbar	77	30.8% B	55	19.3%	132	24.7%
Gar nicht vorstellbar	27	10.8%	45	15.8%	72	13.5%
Gesamt	250	100.0%	285	100.0%	535	100.0%
Pearson-Chi-Quadrat; Cramér's V	χ^2 (3) = 17.565, p<.001; V =.181					
Pflege in Wohngemeinschaften für ältere Menschen						
Gut vorstellbar	35	13.8%	72	25.3% A	107	19.9%
Eher vorstellbar	92	36.4%	106	37.2%	198	36.8%
Eher nicht vorstellbar	90	35.6% B	63	22.1%	153	28.4%
Gar nicht vorstellbar	36	14.2%	44	15.4%	80	14.9%
Gesamt	253	100.0%	285	100.0%	538	100.0%
Pearson-Chi-Quadrat; Cramér's V	χ^2 (3) = 17.508, p<.001; V =.180					

Frage im Fragebogen: Stellen Sie sich bitte vor, Sie wären selbst pflegebedürftig: Welche pflegerischen Versorgungsform könnten Sie sich für Ihre eigene Versorgung vorstellen? (Bitte kreuzen Sie eine Antwortmöglichkeit für jeder der aufgelisteten Möglichkeiten an.)

Datenbasis: Noch nicht pflegebedürftige Personen, n =585, Abweichungen aufgrund fehlender Item-Response.

A/B: Der Spaltenanteil in dieser Kategorie ist signifikant größer als in der jeweiligen anderen Kategorie (A=männlich, B=weiblich).

Insgesamt zeigt sich die stärkste Präferenz für eine häusliche Versorgung mit Unterstützung durch einen ambulanten Pflegedienst. Grundsätzlich erweist sich häusliche Pflege als das Versorgungssetting, welches sich Noch-nicht-Pflegebedürftige größtenteils eher bzw. gut vorstellen können. Deutlich schwächer ist die Zustimmung für Pflege durch Angehörige. Mehr Zuspruch bekommen Versorgungssettings, die professionelle Unterstützung in einem dem häuslichen Wohnumfeld ähnelnden Setting bieten, wie die Daten für Pflege im Betreuten Wohnen, im Mehrgenerationenwohnen oder in Wohngemeinschaften zeigen. Am wenigsten vorstellbar ist für die Befragten „Pflege im Ausland“ und „Pflege im Pflegeheim“.

Inwiefern die Vorstellungen zwischen Männern und Frauen sich unterscheiden, verdeutlicht Abbildung 2, für welche die Antwortkategorien „eher vorstellbar“ und „gut vorstellbar“ zusammengefasst wurden:

Abbildung 2: Geschlechtsspezifische Präferenzen für Versorgungssettings

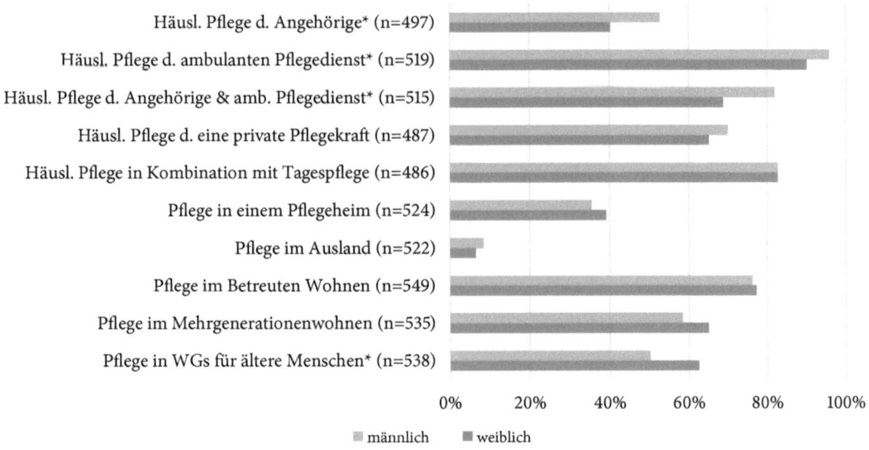

Datenbasis: Noch nicht pflegebedürftige Personen, n=585, Abweichungen aufgrund fehlender Item-Response.

Präferenz (dargestellte relative Häufigkeitsangaben) ≙ der Zusammenfassung der Antwortkategorien „gut vorstellbar" und „eher vorstellbar".

* signifikante Unterschiede zwischen den Geschlechtern, zweiseitige χ^2-Tests, α = ,05.

Die Abbildung zeigt, dass die Präferenz für häusliche Pflegesettings bei Männern im Vergleich zu Frauen grundsätzlich stärker ausgeprägt ist, insbesondere was die Einbindung von Angehörigen betrifft. Dies macht sowohl bei der Vorstellbarkeit von „häusliche Pflege durch Angehörige" als auch von „häusliche Pflege durch Angehörige und einen ambulanten Pflegedienst" mehr als zehn Prozentpunkte Unterschied. Dagegen zeigen sich Frauen aufgeschlossener gegenüber sogenannten neuen Wohnformen wie „Pflege im Mehrgenerationenwohnen", „Pflege in Wohngemeinschaften für ältere Menschen" und „Pflege im Betreuten Wohnen".

Durchgeführte Subgruppenanalysen zeigen, dass eine frühere oder aktuelle Beteiligung an Pflege einer nahestehenden Person sich grundsätzlich positiv auswirkt auf die Vorstellung, Angehörige in die eigene Pflege einzubeziehen. Dies trifft für beide Geschlechter gleichermaßen zu.

In welchem Maße die Kinderanzahl den Wunsch nach einem bestimmten Versorgungssetting beeinflusst, illustriert Abbildung 3. Hier fällt zuvorderst auf, dass der Wunsch nach „Häusl. Pflege durch ambulanten Pflegedienst" über alle Subgruppen hinweg am ausgeprägtesten ist und es kaum Unterschiede zwischen diesen gibt. Des Weiteren sticht die Gruppe „4 oder mehr Kinder" dadurch heraus, dass diese Personen eine stärkere Präferenz für häusliche Pflege im Allgemeinen haben. Befragte mit nur einem Kind zeigen eine Präferenz für Pflege in Wohnformen, die dem häuslichen Wohnen ähnlich sind (BeWo, MGW, WGs), jedoch professionelle Unterstützung bieten und sie haben eine vergleichsweise gering ausgeprägte Präferenz für den Einbezug von Angehörigen in ihre potenzielle Pflege – sogar geringer als kinderlose Befragte.

Abbildung 3: Präferenz für Versorgungssetting nach Kinderzahl

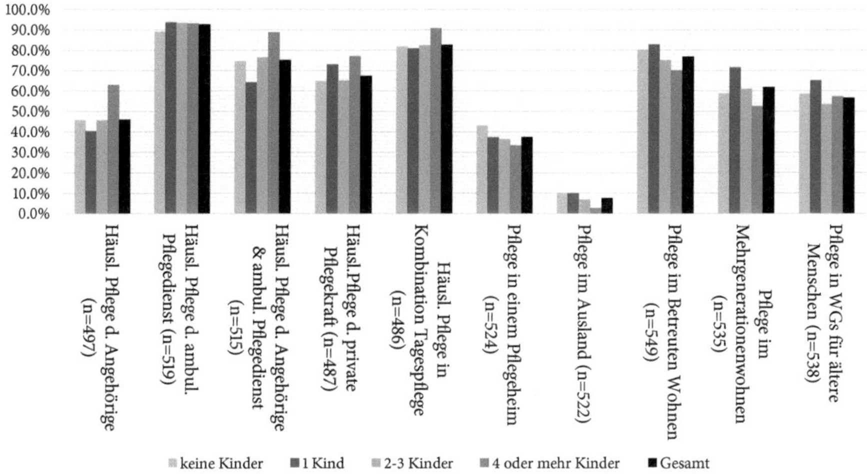

Datenbasis: Noch nicht pflegebedürftige Personen, n=585, Abweichungen aufgrund fehlender Item-Response.

Präferenz (dargestellte relative Häufigkeitsangaben) ≙ der Zusammenfassung der Antwortkategorien „gut vorstellbar" und „eher vorstellbar".

Die Stratifizierung nach Geschlecht zeigt wenig geschlechtsabhängige Unterschiede, lediglich bei den Präferenzen der Befragten mit einem Kind. Hier zeigen die geschlechtsspezifischen Analysen, dass die starke Präferenz für Pflege im MGW bzw. in WGs eine Effektmodifikation darstellt, die auf der Präferenz von Frauen für diese Wohnformen beruht. Ferner wurde der Zusammenhang zwischen Familienstand und der Präferenz des Versorgungssettings analysiert.

Tabelle 6 zeigt die Präferenz („gut vorstellbar" & „eher vorstellbar") für das jeweilige Versorgungssetting nach Familienstand und Geschlecht. Betrachtet man die Ergebnisse in der Spalte „gesamt", zeigt sich, dass die Präferenz für die beiden Versorgungsformen mit Einbindung der Angehörigen auf Personen beruht, die verheiratet/ in fester Partnerschaft sind. Chi-Quadrat-Tests und Spaltenanteile-Tests zeigen signifikante Unterschiede in den Anteilen bei „Pflege durch Angehörige", „häusliche Pflege durch Angehörige & ambulanten Pflegedienst" sowie bei der Präferenz für „häusliche Pflege durch eine private Pflegekraft" (siehe Tabelle 6 und Erläuterungen). Die Zustimmung für „häusliche Pflege durch einen ambulanten Pflegedienst" ist jedoch unabhängig vom Familienstand. Ebenso zeigen sich keine signifikanten Unterschiede in den weiteren Versorgungssettings. Beim Mehrgenerationenwohnen fällt die starke Präferenz der Ledigen hierfür auf; jedoch sind die Unterschiede statistisch nicht signifikant.

Die geschlechtsspezifischen Analysen bestätigen für „Häusl. Pflege durch Angehörige und ambulante Pflegedienst" die statistisch signifikant größeren Anteile für Verheiratete im Vergleich zu Geschiedenen und Verwitweten; für „Häusl. Pflege durch Angehörige" lediglich signifikant höhere Anteile für weibliche Verheiratete / in fester Partnerschaft lebende im Vergleich zu geschiedenen bzw. getrenntlebenden Frauen.

Tabelle 6: Präferenz für die Versorgungssettings nach Familienstand und Geschlecht

	männlich	**weiblich**	**gesamt**
Häusl. Pflege d. Angehörige (n=497)			
Verheiratet / in fester Partnerschaft lebend	58.3%	46.1% B	52.2% BC
Geschieden / getrennt lebend	30.4%	14.8%	22.0%
Verwitwet	12.5%	27.0%	24.4%
Ledig	16.7%	46.2%	36.8%
Gesamt	52.8%	40.3%	46.1%
Exakter Test nach Fisher; Cramér's V	p<.001; V =.259	p=.003; V =.219	p<.001; V=.231
Häusl. Pflege d. ambulanten Pflegedienst (n=519)			
Verheiratet / in fester Partnerschaft lebend	95.9%	91.4%	93.6%
Geschieden / getrennt lebend	92.3%	89.3%	90.7%
Verwitwet	100.0%	85.4%	88.0%
Ledig	100.0%	86.7%	90.9%
Gesamt	95.8%	90.1%	92.7%
Exakter Test nach Fisher; Cramér's V	p=.673; V =.079	p=.514; V =.076	p=.332; V=.07
Häusl. Pflege d. Angehörige & ambulanten Pflegedienst (n=515)			
Verheiratet / in fester Partnerschaft lebend	86.5% BC	75.5% BC	81.1% BC
Geschieden / getrennt lebend	52.2%	44.4%	48.0%
Verwitwet	42.9%	51.4%	50.0%
Ledig	83.3%	64.3%	70.0%
Gesamt	81.9%	68.8%	75.0%
Exakter Test nach Fisher; Cramér's V	p<.001; V =.313	p<.003; V =.247	p<.001; V=.285
Häusl. Pflege d. private Pflegekraft (n=487)			
Verheiratet / in fester Partnerschaft lebend	71.4%	69.2%	70.3%
Geschieden / getrennt lebend	54.2%	50.0%	52.1%
Verwitwet	80.0%	54.3%	60.0%
Ledig	66.7%	64.3%	65.0%
Gesamt	69.9%	65.1%	67.4%
Exakter Test nach Fisher; Cramér's V	p=.307; V =.124	p=.129; V =.147	p=.051; V=.126

	männlich	weiblich	gesamt
Häusl. Pflege in Kombination Tagespflege (n=486)			
Verheiratet / in fester Partnerschaft lebend	86.2%	85.4%	85.8% [c]
Geschieden / getrennt lebend	69.6%	78.6%	74.5%
Verwitwet	66.7%	68.6%	68.2%
Ledig	50.0%	91.7%	77.8%
Gesamt	82.7%	82.7%	82.7%
Exakter Test nach Fisher; Cramér's V	p=.011; V =.215	p=.088; V =.162	p=.008; V=.155
Pflege in einem Pflegeheim (n=524)			
Verheiratet / in fester Partnerschaft lebend	36.8%	38.9%	37.8%
Geschieden / getrennt lebend	23.1%	37.9%	30.9%
Verwitwet	40.0%	41.5%	41.2%
Ledig	33.3%	38.5%	36.8%
Gesamt	35.5%	39.2%	37.4%
Exakter Test nach Fisher; Cramér's V	p=.546; V =.09	p=.99; V =.021	p=.721; V=.051
Pflege im Ausland (n=522)			
Verheiratet / in fester Partnerschaft lebend	8.3%	4.6%	6.5%
Geschieden / getrennt lebend	15.4%	13.8%	14.5%
Verwitwet	0.0%	10.3%	8.3%
Ledig	0.0%	7.7%	5.3%
Gesamt	8.5%	6.5%	7.5%
Exakter Test nach Fisher; Cramér's V	p=.497; V =.11	p=.129; V =.129	p=.19; V=.095
Pflege im Betreuten Wohnen (n=549)			
Verheiratet / in fester Partnerschaft lebend	76.6%	78.9%	77.7%
Geschieden / getrennt lebend	69.2%	82.1%	75.9%
Verwitwet	80.0%	66.7%	69.2%
Ledig	83.3%	73.3%	76.2%
Gesamt	76.2%	77.2%	76.7%
Exakter Test nach Fisher; Cramér's V	p=.833; V =.061	p=.311; V =.11	p=.567; V=.059
Pflege im Mehrgenerationenwohnen (n=535)			
Verheiratet / in fester Partnerschaft lebend	58.4%	63.2%	60.8%
Geschieden / getrennt lebend	57.7%	82.8%	70.9%
Verwitwet	55.6%	56.4%	56.3%
Ledig	66.7%	76.9%	73.7%
Gesamt	58.4%	64.9%	61.9%
Exakter Test nach Fisher; Cramér's V	p=1.0; V =.029	p=.679; V =.149	p=.284; V=.085

	männlich	weiblich	gesamt
Pflege in WGs für ältere Menschen (n=538)			
Verheiratet / in fester Partnerschaft lebend	50.9 %	61.8 %	56.3 %
Geschieden / getrennt lebend	40.0 %	75.0 %	58.5 %
Verwitwet	70.0 %	55.0 %	58.0 %
Ledig	33.3 %	69.2 %	57.9 %
Gesamt	50.2 %	62.5 %	56.7 %
Exakter Test nach Fisher; Cramér's V	p=.351; V =.115	p=.387; V =.105	p=.988; V=.017

Datenbasis: Noch nicht pflegebedürftige Personen, n=585, Abweichungen aufgrund fehlender Item-Response.

Präferenz (dargestellte relative Häufigkeitsangaben) ≙ der Zusammenfassung der Antwortkategorien „gut vorstellbar" und „eher vorstellbar".

[BC]: Der Spaltenanteil in dieser Kategorie (A = Verheiratet/in fester Partnerschaft) ist signifikant (p<.05) größer als der Anteil in der Kategorien Geschieden (B) und Verwitwet (C).

[B]: Der Anteil in dieser Kategorie ist signifikant größer als in der Kategorie Geschieden (B).

[C]: Der Anteil in dieser Kategorie ist signifikant größer als in der Kategorie Verwitwet (C).

Da der Familienstand nichts über die aktuell gelebte Form eines Zusammenlebens aussagt, ist eine Analyse des Zusammenhangs zwischen der Präferenz für eine bestimmte Versorgungsform und der Anzahl der im Haushalt lebenden Personen interessant. Nachfolgende Abbildung 4 zeigt die Präferenz für die jeweiligen Versorgungssetting nach Haushaltsgröße (Personen insgesamt im Haushalt). Es zeigt sich, je größer der Haushalt, desto mehr können sich die Befragten ein häusliches Pflegesetting vorstellen. Für die anderen Wohnformen scheint es kaum Unterschiede in der Präferenz abhängig von der Haushaltsgröße geben. Nur bei „Pflege im Betreuten Wohnen" zeigen sich entgegengesetzte Zusammenhänge: Dieses Versorgungssetting wird von Befragten, die entweder alleine oder zu zweit leben tendenziell stärker präferiert als von Befragten, die mit mehreren Personen zusammenleben. Die statistische Prüfung dieser augenscheinlichen Zusammenhänge zeigt lediglich für alle häuslichen Pflegesettings (mit Ausnahme von „Häusl. Pflege durch ambulanten Pflegedienst"), dass die Zusammenhänge auch statistisch signifikant nachweisbar sind (Pearson-χ^2-Test).

Abbildung 4: Pflegepräferenzen nach Haushaltsgröße

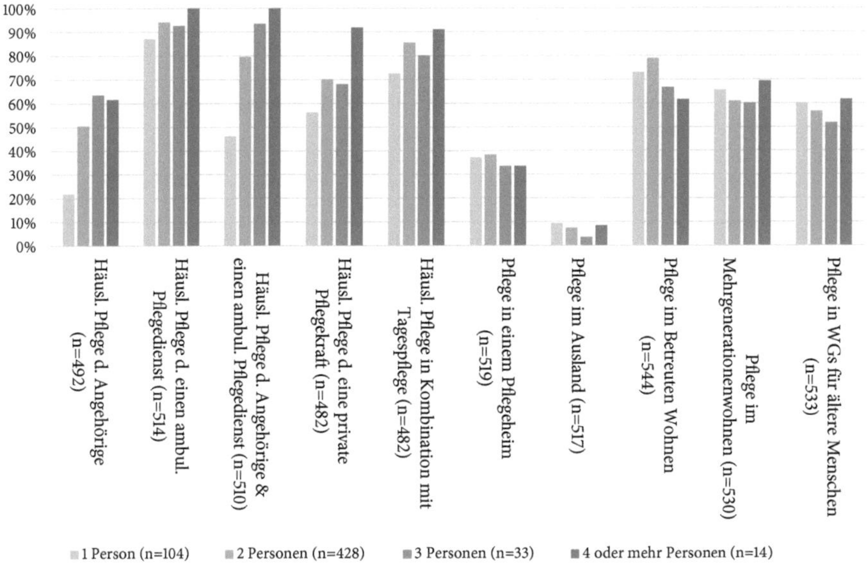

Datenbasis: Noch nicht pflegebedürftige Personen, n=585, Abweichungen in den einzelnen Gruppen aufgrund Item-Non-Response in beiden Kategorien.

Präferenz (dargestellte relative Häufigkeitsangaben) ≙ der Zusammenfassung der Antwortkategorien „gut vorstellbar“ und „eher vorstellbar“.

Des Weiteren könnte die aktuell wahrgenommene soziale Unterstützung Einfluss auf die Realisierbarkeit einer eigenen potenziellen Pflegeversorgungssituation haben. Die aktuell wahrgenommene soziale Unterstützung wurde mit dem Kurzfragebogen ermittelt, der 6 Items umfasst und die wahrgenommene Unterstützung mit einem Summenscore zwischen 1 und 5 abbildet. Hohe Werte bedeuten eine hohe wahrgenommene soziale Unterstützung, et vice versa. Um Unterschiede zwischen den Gruppen abbilden zu können, die sich das jeweilige Versorgungssetting gut/eher vorstellen können und denjenigen, die sich das jeweilige Versorgungssetting eher nicht/nicht vorstellen können, wurden in den jeweiligen Gruppen die Mittelwerte bestimmt. Die Analysen in Tabelle 7 zeigen zuvorderst in allen Gruppen Werte höher als vier, was einer grundsätzlich hohen wahrgenommenen sozialen Unterstützung entspricht. Mit Blick auf die Differenz zwischen den Gruppen „Präferenz“ und „Ablehnung“ zeigt sich, dass die Mittelwerte in der Gruppe der Befragten, die sich häusliche Pflegesettings gut bzw. eher gut vorstellen können, tendenziell höher sind, als in der Gruppe der Ablehnenden. Im Gegensatz hierzu weist die Gruppe, die mehr durch professionelle Pflege gekennzeichnete Versorgungssettings präferiert, tendenziell weniger wahrgenommene soziale Unterstützung auf als diejenige, die diese Versorgungssettings ablehnt.

Weitere in Tabelle 7 dargestellte statistische Parameter zeigen zum einen eine stark linksschiefe Verteilung der Werte und zum anderen, dass es grundsätzlich wenig Unterschiede zwischen den jeweiligen Gruppen gibt.

Tabelle 7: Wahrgenommene Soziale Unterstützung und Präferenz bzw. Ablehnung der Versorgungssettings

Wahrgenommene Soziale Unterstützung bei Präferenz bzw. Ablehnung des jeweiligen Versorgungssettings						
	eher nicht/nicht vorstellbar			gut/eher vorstellbar		
	M (sd)	Min/ Max	Perzentile	M (sd)	Min/ Max	Perzentile
Häusl. Pflege d. Angehörige	4,09 (0.64)	2.3/5.0	3.8/4.2/4.6	4.21 (0.68)	2.0/5.0	3.8/4.3/4.8
Häusl. Pflege d. ambulanter Pflegedienst	4.09 (0.80)	2.2/5.0	3.5/4.2/4.9	4.15 (0.65)	2.0/5.0	3.8/4.2/4.7
Häusl. Pflege d. Angehörige & ambulanten Pflegedienst	4.04 (0.65)	2.3/5.0	3.7/4.0/4.5	4.18 (0.66)	2.0/5.0	3.8/4.3/4.67
Häusl. Pflege d. private Pflegekraft	4.14 (0.62)	2.7/5.0	3.7/4.3/4.7	4.14 (0.68)	2.0/5.0	3.8/4.2/4.7
Häusl. Pflege in Kombination Tagespflege	4.06 (0.71)	2.7/5.0	3.5/4.2/4.7	4.16 (0.65)	2.0/5.0	3.8/4.2/4.7
Pflege in einem Pflegeheim	4.16 (0.67)	2.0/5.0	3.8/4.2/4.7	4.11 (0.64)	2.7/5.0	3.8/4.2/4.7
Pflege im Ausland	4.16 (0.66)	2.0/5.0	3.8/4.2/4.7	3.9 (0.68)	2.8/5.0	3.2/4.1/4.4
Pflege im Betreutem Wohnen	4.29 (0.64)	2.7/5.0	4.0/4.4/4.8	4.10 (0.66)	2.0/5.0	3.8/4.2/4.7
Pflege im Mehrgenerationenwohnen	4.12 (0.68)	2.0/5.0	3.8/4.2/4.7	4.15 (0.65)	2.2/5.0	3.3/4.2/4.7
Pflege in WGs für ältere Menschen	4.13 (0.68)	2.0/5.0	3.7/4.2/4.7	4.15 (0.64)	2.2/5.0	3.3/4.2/4.7

Datenbasis: Noch nicht pflegebedürftige Personen, n=394, Abweichungen aufgrund listenweiser Fallausschluss.

Statistiken des Summenscores Wahrgenommene Soziale Unterstützung gemessen mit der Kurzform des Fragebogens zur Sozialen Unterstützung (F-SozU-K6) (Kliem et al., 2015). Werte zwischen 1 (geringe wahrgenommene soziale Unterstützung) und 5 (hohe wahrgenommene soziale Unterstützung).

M= arithmetisches Mittel, sd=Standardabweichung, Min=Minimum, Max=Maximum, Perzentile 25/50/75.

Einstellungen zur Einbindung von Angehörigen

Das vorangegangene Unterkapitel beschreibt die Vorstellungen für eine eigene potenzielle pflegerische Versorgungssituation mit Blick auf das Setting und die Zukunft. Des Weiteren interessieren die aktuellen Einstellungen zum Einbezug von Angehörigen in die pflegerische Versorgung. Für die Analysen dieses Unterkapitels wurden deshalb auch die Daten der Personen einbezogen, die laut Selbstangabe bereits pflegebedürftig sind (n=28), wodurch die Stichprobe wieder alle 614 Datensätze umfasst.

Um die Erwartungen an die Familie zu eruieren, wurde eine Reihe von Zustimmungsfragen gestellt, die darauf abzielen, Einstellungen zum Einbezug von Angehörigen zu erfassen. Zudem zeigen bivariate Analysen Zusammenhänge zwischen den Einstellungen und der Präferenz für Versorgungssettings auf.

Der Aussage „Eltern haben einen Anspruch darauf im Alter von ihren Kindern gepflegt zu werden." haben lediglich 4,5 % der Befragten voll und ganz zugestimmt und weitere 17,3 % eher zugestimmt. Der Großteil der Befragten stimmt dem eher nicht zu (51,8 %) oder überhaupt nicht zu (26,3 %). Die Auswertung nach Geschlecht zeigt, dass Männer der Aussage signifikant häufiger zustimmen als Frauen ($\chi^2(3)$ =11.608, p=.009; V =.140). Ebenso zeigt sich ein positiver Zusammenhang zwischen der Einstellung, Anspruch auf Pflege durch Kinder zu haben und der Vorstellbarkeit von häuslicher Pflege durch Angehörige (r_s= .267, p< .001, n=508): Je stärker die Zustimmung zur Aussage ist, desto höher ist die Vorstellbarkeit von häuslicher Pflege durch Angehörige. Dabei handelt es sich nach Cohen (1988) um einen mittleren Effekt. Fast dasselbe Bild zeigt sich bei der Betrachtung des Zusammenhangs dieser Aussage und der Vorstellbarkeit von „häuslicher Pflege durch einen ambulanten Pflegedienst und Angehörige" (r_s= .217, p< .001, n=526). Für die Vorstellbarkeit der Versorgungssettings „Pflege im Betreuten Wohnen", „Pflege im MGW" und „Pflege in WGs für ältere Menschen" zeigen sich dagegen signifikant negative, wenn auch schwache Zusammenhänge (BeWo: r_s= -.115, p= .007, n=561; MGW: r_s= -.094, p= .028, n=550; WGs: r_s= -.094, p= .028, n=552).

Inwiefern dieser Anspruch generationenabwärts gleichermaßen auch generationenaufwärts gilt, wurde mit der Aussage „Für mich ist und war es selbstverständlich, dass ich meine Eltern im Falle einer Pflegebedürftigkeit pflege" eruiert. Von den 594 Befragten, die dieses Item beantwortet haben, stimmen 25,1 % voll und ganz zu, 40,9 % stimmen eher zu und 27,6 % stimmen eher nicht zu sowie 6,4 % stimmen überhaupt nicht zu. Die geschlechtsspezifische Analyse dieses Items zeigt, dass Frauen der Aussage signifikant häufiger zustimmen als Männer ($\chi^2(3)$ =10.081, p=.018; V =.130). Auch bei dieser Aussage lassen sich statistisch signifikante Zusammenhänge erkennen: Diejenigen, für die Elternpflege selbstverständlich ist bzw. war, können sich Pflege durch Angehörige (r_s= .2, p< .001, n=506) bzw. unter Einbindung von Angehörigen (r_s= .162, p< .001, n=532) besser vorstellen. Ein negativer statistischer Zusammenhang besteht für die Versorgungssettings „Pflege im BeWo" (r_s= -.142, p< .001, n=560) und „Pflege in WGs für ältere Menschen" (r_s= .093, p= .028, n=551), wobei sich dieser Zusammenhang als schwach darstellt.

Als weiterer Aspekt zur Einbindung von Angehörigen in Pflege wurde mit der Aussage erfasst, „Bevor ich meine Angehörigen mit meiner Pflege belaste, ziehe ich lieber in ein Pflegeheim". Die Ergebnisse sind in Tabelle 8 dargestellt und zeigen eine hohe Zustimmung zu dieser Aussage, wenngleich auch 28 % der Befragten dem nicht zustimmen. Frauen scheinen im Vergleich zu Männern dieser Aussage etwas häufiger zuzustimmen.

Der etwas neutraler formulierten Aussage „Wenn ich nicht mehr fit sein sollte, stellt der Umzug in ein Pflegeheim die beste Alternative dar." stimmen 58,1 % eher bzw. voll und ganz zu, 41,9 % lehnen dies ab. Dabei zeigen sich keine bedeutsamen Unterschiede zwischen den Geschlechtern, siehe Tabelle 8.

Tabelle 8: Umzug in ein Pflegeheim

	männlich		**weiblich**		**gesamt**	
	Absolute Häufigkeit	**Relative Häufigkeit**	**Absolute Häufigkeit**	**Relative Häufigkeit**	**Absolute Häufigkeit**	**Relative Häufigkeit**
Bevor ich meine Angehörigen mit meiner Pflege belaste, ziehe ich lieber in ein Pflegeheim.						
Stimme voll und ganz zu	62	22.1 %	88	27.4 %	150	25.0 %
Stimme eher zu	129	46.1 %	154	48.0 %	283	47.1 %
Stimme eher nicht zu	79	28.2 %	62	19.3 %	141	23.5 %
Stimme überhaupt nicht zu	10	3.6 %	17	5.3 %	27	4.5 %
Gesamt	280	100 %	321	100 %	601	100 %
Pearson-Chi-Quadrat; Cramér's V	χ^2 (3) = 7.819, p = .050; V =.114					
Wenn ich nicht mehr fit sein sollte, stellt der Umzug in ein Pflegeheim die beste Alternative dar.						
Stimme voll und ganz zu	41	14.8 %	53	16.5 %	94	15.7 %
Stimme eher zu	116	41.9 %	138	42.9 %	254	42.4 %
Stimme eher nicht zu	92	33.2 %	104	32.3 %	196	32.7 %
Stimme überhaupt nicht zu	28	10.1 %	27	8.4 %	55	9.2 %
Gesamt	277	100 %	322	100 %	599	100 %
Pearson-Chi-Quadrat; Cramér's V	χ^2 (3) = .814, p = .846; V =.037					

Datenbasis: Alle Befragten, inkl. Personen mit pflegerischem Unterstützungsbedarf, n=614; Abweichungen in den Fallzahlen aufgrund Item-Non-Response

In Bezug auf die Versorgungssettings zeigen die Analysen, dass die Befragten, die die Angehörigen auf keinen Fall belasten wollen und dann lieber in ein Pflegeheim umziehen würden, eine häusliche Pflege durch Angehörige deutlich ablehnen (r_s= -.342, p< .001, n=508), selbst mit Unterstützung durch einen ambulanten Dienst (r_s= -.201, p< .001, n=533). Dementsprechend gibt es einen positiven Zusammenhang zwischen der Bereitschaft, aus Sorge vor Belastung der Angehörigen in ein Pflegeheim zu ziehen, und der Vorstellung, später im Pflegeheim gepflegt zu werden (r_s= .403, p< .001, n=541). Ebenso geht die positive Betrachtungsweise von „Pflege im Betreuten Wohnen", „Pflege im MGW" und für „Pflege in WGs für ältere Menschen" mit einer potenziellen Umzugsbereitschaft einher (BeWo: r_s= .347, p< .001, n=564; MGW: r_s= .125, p= .003, n=552; WGs: r_s= .183, p< .001, n=555).

Ein ähnliches Bild ergeben die statistischen Analysen für diejenigen, die ein Pflegeheim als beste Alternative sehen, wenn die Gesundheit nachlässt. Auch hier lehnen die Befragten häusliche Pflege durch Angehörige vermehrt ab, wenn sie ein Pflegeheim als beste Alternative sehen (r_s= -.161, p< .001, n=507), selbst wenn die Angehörigen durch einen ambulanten Dienst unterstützt würden (r_s= -.096, p= .026, n=532) oder die häusliche Pflege durch eine private Pflegekraft übernommen würde (r_s= -.108, p= .016, n=502). Im Gegensatz dazu existiert ein starker, positiver Zusammenhang zwischen Pflegeheim als beste Alternative und der Vorstellung, potenziell in einem Pflegeheim gepflegt zu werden (r_s= .527, p< .001, n=539), sowie eine mittlere, positive Korrelation für „Pflege im BeWo" (r_s= .293, p< .001, n=564) und eine leichte Korrelation für „Pflege in WGs für ältere Menschen" (r_s= .170, p< .001, n=555) und der Einstellung, ein Pflegeheim sei die beste Alternative im Falle gesundheitlicher Beeinträchtigung.

Den Wunsch „…auf keinen Fall von meinen Kindern gepflegt [zu] werden." äußern 44,4 % der Befragten (stimme voll und ganz zu: 17,6 %, stimme eher zu: 26,8 %). 38,2 % der Befragten stimmen dem eher nicht zu bzw. überhaupt nicht zu (17,4 %). Es lassen sich keine signifikanten Unterschiede zwischen den Geschlechtern feststellen. Befragte, die auf keinen Fall von ihren Kindern gepflegt werden wollen, können sich folglich häufiger eine häusliche Pflege durch Angehörige auch gar nicht vorstellen (r_s= -.274, p< .001, n=493), auch nicht unter Einbindung eines ambulanten Dienstes (r_s= -.216, p< .001, n=516) – allerdings jedoch im BeWo (r_s= .115, p= .007, n=548).

Inwiefern Kinder ihre Eltern im Falle einer Pflegebedürftigkeit finanziell unterstützen sollten, wurde mit dem Item „Kinder sollten im Fall einer Pflegebedürftigkeit ihrer Eltern finanzielle Unterstützung leisten müssen" erhoben. Voll und ganz stimmen dieser Aussage lediglich 3,9 % der Befragten zu, weitere 14,3 % stimmen dem eher zu. Der Großteil der Befragten lehnt dies ab: 44,5 % stimmen eher nicht zu und 37,3 % stimmen überhaupt nicht zu. Männer und Frauen sehen dies nahezu gleich. Es lassen sich keine Zusammenhänge zwischen dieser Einstellung und der Präferenz für ein bestimmtes pflegerisches Versorgungssetting feststellen.

Da Einstellungen erfahrungsbasiert sind, sind auch Pflegevorerfahrungen relevant. Den Befragungsteilnehmer:innen wurde deshalb die Frage „Waren oder sind Sie an der Pflege einer nahestehenden Person beteiligt?“ gestellt. Bei der Antwortmöglichkeit konnte auch der Umfang (hauptverantwortlich/unterstützend) konkretisiert werden. Tabelle 9 zeigt die absoluten und relativen Häufigkeiten für das Sample insgesamt sowie geschlechtsspezifisch.

Tabelle 9: Pflegevorerfahrung durch Beteiligung an Pflege

	männlich		**weiblich**		**gesamt**	
n=594	**Absolute Häufigkeit**	**Relative Häufigkeit**	**Absolute Häufigkeit**	**Relative Häufigkeit**	**Absolute Häufigkeit**	**Relative Häufigkeit**
Hauptverantwortliche Pflegevorerfahrung	18	6.5%	65	20.5%	83	14.0%
Unterstützende Pflegevorerfahrung	65	23.5%	113	35.6%	178	30.0%
Hauptverantwortlich & unterstützende Pflegevorerfahrung	7	2.5%	10	3.2%	17	2.9%
Keine Pflegevorerfahrung	187	67.5%	129	40.7%	316	53.2%
Gesamt	277	100%	317	100%	594	100.1%*
Pearson-Chi-Quadrat**; Cramér's V	χ^2 (1) = 42.692, p < .001; V =.268					

Datenbasis: Alle Befragten, inkl. Personen mit pflegerischem Unterstützungsbedarf, n=614; Abweichungen in den Fallzahlen aufgrund Item-Non-Response
*Abweichung von 100 aufgrund Rundung

** Pearson-Chi-Quadrat für den Zusammenhang von Geschlecht und Pflegeerfahrung insgesamt berechnet.

Knapp die Hälfte der Befragten verfügt über Pflegevorerfahrung. Frauen waren bzw. sind deutlich häufiger als Männer an Pflege beteiligt.

Die Analysen, bezüglich Assoziationen zwischen Pflegevorerfahrung und der Einstellung zur Einbindung von Angehörigen in Pflege (gemessen an den o. g. Items), zeigen größtenteils keine statistisch signifikanten Unterschiede zwischen den Befragten, mit bzw. ohne Pflegevorerfahrung. Lediglich die Aussage „Für mich ist und war es selbstverständlich, dass ich meine Eltern im Falle einer Pflegebedürftigkeit pflege.“ bekommt signifikant mehr Zustimmung von denjenigen, die bereits über Pflegeerfahrung verfügen (χ^2 (3) = 45.441, p< .001; V= .281). Dagegen bekommt die Aussage „Ich will auf keinen Fall von meinen Kindern gepflegt werden.“ signifikant mehr Zustimmung von denjenigen, die noch nie an Pflege beteiligt waren (χ^2 (3) = 11.751, p= .008; V= .114).

4.2.3 Multivariate Analyse

Für die multivariate Analyse sollen die Aussagen zur Präferenz der Versorgungssettings als abhängige Variablen genutzt werden. Mittels binären (binominaler) logistischen Regressionsanalysen wird untersucht, welche Prädiktoren den Wunsch nach einem Versorgungssetting mitbestimmen.

Für diese Analysen werden die Aussagen zur Präferenz der Versorgungssettings mit einer explorativen Faktorenanalyse (EFA) gebündelt. Mit diesem Verfahren zur Datenreduktion können Variablen durch Interkorrelation zu übergeordneten Variablen (sog. Faktoren bzw. Hauptkomponenten) zusammengefasst werden (Döring & Bortz, 2016, S. 624). Dies bietet sich für das Variablenset der Präferenzen der Versorgungssettings an, um die gebildeten Faktoren als abhängige Variable nutzen zu können und somit in nachrangigen Analysen statistische Redundanzen zu vermeiden.

Für den Zweck der Zusammenfassung der Variablen und Beschreibung mit einem Sammelbegriff eignet sich von den verschiedenen Schätzmethoden, die der Faktorenanalyse zugeordnet werden, die Hauptkomponentenanalyse (Principal Component Analysis (PCA)) am besten (vgl. Backhaus et al., 2016, S. 413). Obwohl sich dieses Verfahren in den Ergebnissen kaum von den anderen Verfahren der EFA unterscheidet und die Unterschiede für praktische Zwecke vernachlässigbar seien (Bortz & Schuster, 2010, S. 427), wird es von einigen Lehrbüchern von der explorativen Faktorenanalyse unterschieden (z. B. Baur & Blasius, 2014b, 1011), da es einem anderen theoretischen Konzept folgt (vgl. ausführlich dazu Backhaus et al., 2016). Für die hier durchgeführten Analysen ist eine PCA geeigneter, da damit Variablen reduziert werden und dennoch ein hohes Maß an Variabilität in den Daten beibehalten werden kann, während bei der Faktorenanalyse versucht wird, hinter den Variablen versteckte latente Konstrukte zu messen.

Dimensionsreduktion durch die Hauptkomponentenanalyse

In die PCA werden 420 Fällen einbezogen, da fehlende Werte listenweise ausgeschlossen werden. Die Prüfung der Korrelationsmatrix zeigt, dass alle Variablen in der Analyse verbleiben können, da jeweils keine der Variablen überhaupt nicht mit einer anderen Variablen korreliert ($r < .3$) oder zu stark ($r \geq .9$).

Das Kaiser-Meyer-Olkin-Kriterium liegt bei .626, was den gängigen Empfehlungen entspricht (KMO >.5) um mit der PCA fortzufahren, ebenso wie die Sichtung der Werte der Anti-Image-Matrize ausschließlich Korrelationen $r \geq .5$ zeigt. Der Bartlett-Test auf Sphärizität wird signifikant ($p < .001$), d. h. Korrelationen sind vorhanden und es kann mit der Analyse fortgefahren werden.

Laut Kaiser-Guttmann-Kriterium können vier Komponenten extrahiert werden, da vier einen höheren Eigenwert >1 haben. Die Extraktion von vier Faktoren klärt eine Gesamtvarianz von 72,12 % auf. Die PCA wurde mit der Quartimax-Rotation durchgeführt.

Die Vier-Komponenten-Lösung ist inhaltlich schlüssig und im Hinblick auf die Fragestellung gut interpretierbar: Auf Komponente 1 laden Variablen, die jeweils „Pflege in gemeinschaftlichen Wohnformen" beinhalten[14]. Auf Komponente 2 laden beide Variablen, die Angehörige in Pflege involvieren, dies kann unter „häusliche Pflege mit Einbezug Angehörige" zusammengefasst werden. Die drei Variablen, die Pflege im häuslichen Setting mit Unterstützung von professionell (bzw. semiprofessionell) Pflegenden mit Entlohnung beinhalten, laden auf Komponente 3. Diese kann mit „häusliche Pflege durch professionelle Pflegepersonen" betitelt werden. Die Variable „Pflege im Pflegeheim" lädt auf die vierte Komponente, für die zwar auch die Variable „Pflege im Betreuten Wohnen" eine relativ hohe Ladung zeigt, doch aufgrund der eindeutig höheren Ladung auf Komponente 1 ist dies unproblematisch.

Tabelle 10: Hauptkomponentenanalyse – Rotierte Komponentenmatrix

	Komponente			
	1	2	3	4
Pflege in Wohngemeinschaften für ältere Menschen	.885			
Pflege im Mehrgenerationenwohnen	.874			
Pflege im Betreuten Wohnen	.610			.479
Häusliche Pflege durch Angehörige		.912		
Häusliche Pflege d. Angehörige & ambulanten Pflegedienst		.886		
Häusliche Pflege in Kombination mit Tagespflege			.799	
Häusliche Pflege durch eine private Pflegekraft			.783	
Häusliche Pflege durch einen ambulanten Pflegedienst			.572	
Pflege in einem Pflegeheim				.925

Extraktionsmethode: Hauptkomponentenanalyse.

Rotationsmethode: Quartimax mit Kaiser-Normalisierung. Die Rotation ist in 5 Iterationen konvergiert.

Ladungen < .4 wurden ausgeblendet; einbezogene Fälle n=420

Für jede Komponente kann nun eine Summenskala berechnet werden, indem die jeweiligen Items der Variablen addiert werden. Durch Division durch die Anzahl der Variablen wird so ein neuer Wert bestimmt, der dem Mittelwert entspricht. Anschließend werden die Variablen dichotomisiert, um in nachfolgenden statistischen Analysen binäre logistische Regressionsmodelle durchführen zu können (1 Präferenz, 0 keine Präferenz).

14 Konvention sind laut Backhaus et al. (2016, S. 418) Faktorladungen ≥ .5 um Komponenten zugeordnet werden zu können.

Nachfolgende Abbildung 5 zeigt die auf den Einzelvariablen basierenden Gruppierungen sowie die für die anschließende logistische Regression verwendete Bezeichnung.

Abbildung 5: Gruppen pflegerischer Versorgungspräferenzen

Präferenz für Häusliche Pflege mit Einbezug Angehöriger
- Häusliche Pflege durch Angehörige
- Häusliche Pflege durch Angehörige & ambulantem Pflegedienst

Modell A

Präferenz für Häusliche Pflege durch Professionelle
- Häusliche Pflege in Kombination mit Tagespflege
- Häusliche Pflege durch eine private Pflegekraft
- Häusliche Pflege durch einen ambulanten Pflegedienst

Modell B

Präferenz für Pflege in gemeinschaftlichen Wohnformen
- Pflege in Wohngemeinschaften für ältere Menschen
- Pflege im Mehrgenerationenwohnen
- Pflege im Betreuten Wohnen

Modell C

Präferenz für Pflege im Pflegeheim
- Pflege in einem Pflegeheim

Modell D

Datenanalyse mit der binären logistischen Regression

Als Verfahren wird die Methode Einschluss gewählt, da jeweils dieselben unabhängigen Variablen in den vier Modellen sein sollen. Als abhängige Variablen werden jeweils die nach o. g. Vorgehen gebildeten Variablen genutzt:

- „Präferenz häusliche Pflege mit Einbezug Angehöriger“ {diAP3 neu} (→ Modell A)
- „Präferenz für häusliche Pflege durch professionelle Pflegepersonen“ {diPP3} (→Modell B)
- „Präferenz für Pflege in gemeinschaftlichen Wohnformen“ {diGP3} (→Modell C)
- „Präferenz für Pflege im Pflegeheim“ {D36} (→Modell D)

Als unabhängige Variablen gehen in die Modelle ein[15]:

1. Raumkategorie {SL1; 0 ländlich inkl. Randzone, 1 städtisch}
2. Geschlecht {A001; 0 männlich, 1 weiblich}
3. Altersgruppen {A002G; 0 Altersgruppe 65-69, 1 Altersgruppe 70-74}
4. Schulabschluss {A005_G1; 0 niedrig, 1 mittel, 2 hoch}
5. Kinderanzahl {A004_G1; 0 keine Kinder, 1 ein Kind, 2 zwei oder mehr Kinder}
6. Haushaltsgröße {HG3; 0 alleinlebend, 1 Zweipersonenhaushalt, 2 Mehrpersonen-haushalt}
7. Wohneigentum {B001G; 0 kein Wohneigentum, 1 Wohneigentum}
8. Erfahrung als Care-Giver {C006_G; 0 nein, 1 ja hauptverantwortlich}
9. Pflegeinformationsgrad {C002gut; 0 wenig informiert, 1 gut informiert[16]}
10. Aufbringung Eigenanteil {D002_08di; 0 nein, 1 ja}
11. Wahrscheinlichkeit einer eigenen Pflegebedürftigkeit {E001_08di; 0 nein, 1 ja}
12. Wahrgenommene soziale Unterstützung[17] {SU_inv, intervallskaliert}
13. Erreichbarkeit Freundeskreis {B004_06di; 0 schwierig erreichbar, 1 leicht erreichbar}
14. Erreichbarkeit einer nahestehenden Person {B004_05di; 0 schwierig erreichbar, 1 leicht erreichbar}

Prüfung der Voraussetzungen für die binäre logistische Regression:
Neben grundsätzlichen Bedingungen, wie ein dichotomes Skalenniveau der abhängigen Variablen (AV) sowie die Unabhängigkeit der Beobachtungen gilt die Faustregel, dass mind. 10 Fälle pro Prädiktor vorhanden sind (Schendera, 2014; vgl. Vittinghoff & McCulloch, 2007). Diese Voraussetzungen sind hier gegeben. Des Weiteren sollten keine Ausreißer in den Daten sein und es muss sich eine lineare Beziehung zwischen den kontinuierlichen unabhängigen Variablen (UV) und der Logit-Transformation der AV vorhanden sein. Letzteres wird mit dem Box-Tidwell-Ansatz geprüft (Box & Tidwell, 1962): Es zeigt sich, dass Linearität für die kontinuierliche Variable „soziale Unterstützung“ angenommen werden kann.

Hinzu kommt, dass keine starke Multikollinearität (Korrelation > .70) zwischen den Prädiktoren auftreten sollte (Schendera, 2014, S. 172). Die Prüfung der Korrelationsmatrix weist für die Variablen „Familienstand“ und „Haushaltsgröße (2)“ eine hohe Korrelation (-.814) aus. Die Prüfung über Kreuztabellen

15 In geschweifter Klammer Variablenname und Kodierung der Werte
16 Informationsgrad wurde in Kategorie „gut“ vs. „alle anderen“ umkodiert.
17 Skala wurde invertiert, um hohe Werte als hohe wahrgenommene soziale Unterstützung interpretieren zu können.

zeigt, dass beide Variablen häufig zusammenfallend vorkommen. Die Variable Familienstand wird ausgeschlossen, da Haushaltsgröße inhaltlich aussagekräftiger ist, da es mehr auf die Lebensform als auf die (standesamtlichen) Familienstand ankommt.

Die Prüfung der Daten zeigt keine relevanten Ausreißer auf, die ausgeschlossen werden müssten (keine studentisierten Residuen >3, ebenso mit der Methode Cooks Distanz und Hebelwerte (vgl. Huber, 1981; vgl. Schendera, 2014, S. 174–176). Die Prüfung der Voraussetzung zeigt, dass mit den Daten binäre logistische Regressionsmodelle geschätzt werden können.

Ergebnisse der vier Regressionsmodelle

Alle vier Modelle leisten eine signifikante prädiktive Leistung, wie die Omnibus-Tests der Modellkoeffizienten zeigen (Modell A: $\chi^2(17) = 52.626$, $p< .001$; Modell B: $\chi^2(17) = 38.743$, $p= .002$; Modell C: $\chi^2(17) = 30.107$, $p= .026$; Modell D: $\chi^2(17) = 41.247$, $p< .001$). Die Modellgüte der Modelle wird auch durch den Hosmer-Lemeshow-Test bestätigt, welcher bei nicht-signifikanten Chi-Quadrat-Werten eine gute Anpassungsgüte bedeutet (Modell A: $\chi^2(8) = 11.82$, $p= .16$; Modell B: $\chi^2(8) = 5.47$, $p= .71$; Modell C: $\chi^2(8) = 3.88$, $p= .87$; Modell D: $\chi^2(8) = 14.59$, $p= .07$). Nagelkerkes Pseudo-R^2 weist Werte zwischen .09 (Modell C) und .186 (Modell B) aus, vgl. Tabelle H1 im digitalen Anhang H. Dort finden sich alle relevanten Statistiken für die vier Regressionsmodelle in tabellarischer Form.

Für Gruppenvergleiche bei Regressionen mit binären abhängigen Variablen empfiehlt sich die Berechnung von durchschnittlichen Marginaleffekten (average marginal effects (AME)), denn diese sind robust gegenüber Verzerrungen durch unbeobachtete Heterogenität (Auspurg & Hinz, 2011). Unbeobachtete Heterogenität kann aufgrund der binären Kodierung der abhängigen Variablen zu verzerrten Regressionskoeffizienten und somit zu Fehlschlüssen in der Interpretation führen (Mood, 2010). Durch die Aufnahme möglichst vieler unabhängiger Variablen in die Modelle kann man zwar das Ausmaß unbeobachteter Heterogenität gering halten (Auspurg & Hinz, 2011), dies kann jedoch problematisch hinsichtlich eines „overcontrol bias“ sein (Elwert & Winship, 2014). Mit Nutzung der durchschnittlichen Marginaleffekte lassen sich diese Probleme umgehen (Auspurg & Hinz, 2011).

Marginaleffekte lassen sich zudem verständlicher interpretieren als Odds Ratios. Sie beschreiben, um wie viel Prozentpunkte sich die Wahrscheinlichkeit durchschnittlich verändert, wenn eine unabhängige Variable um eine Einheit erhöht wird. Berechnet werden können sie mit Stata, weshalb für diese Schätzungen Stata 16.1 verwendet wurde.

Diese durchschnittlichen Veränderungen für die Präferenz für die jeweiligen Versorgungssettings sind in folgender Tabelle 11 dargestellt:

Tabelle 11: Durchschnittliche Marginaleffekte (AME) für alle vier logistischen Regressionsmodelle

	A: Präferenz für häusliche Pflege mit Einbezug Angehöriger		**B: Präferenz für häusliche Pflege durch professionelle Pflegepersonen**		**C: Präferenz für Pflege in gemeinschaftlichen Wohnformen**		**D: Präferenz für Pflege im Pflegeheim**	
	AME	SE	AME	SE	AME	SE	AME	SE
Raumkategorie städtisch	-.033	.060	-.037	.037	-.017	.055	.035	.054
Geschlecht weiblich	**-.154****	.049	.003	.033	**.116***	.047	.072	.047
Altersgruppe 70-74	-.067	.048	.036	.033	**-.119****	.044	.086	.044
Schulabschluss								
mittel	-.092	.057	-.004	.037	.030	.054	.091	.055
hoch	**-.142***	.059	-.025	.041	.058	.057	.084	.057
Kinderanzahl								
ein Kind	-.121	.084	.001	.048	**.203****	.075	-.010	.077
⩾2 Kinder	-.070	.069	-.036	.040	.087	.066	-.057	.063
Haushaltsgröße								
zwei Personen	**.183****	.066	**.166****	.054	.058	.062	.015	.060
> 2 Personen	**.332****	.098	.137	.075	-.040	.100	.010	.099
Wohneigentum ja	-.007	.062	.020	.039	-.075	.060	.019	.059
Care Giving- Erfahrung	-.033	.067	**.111***	.052	.035	.061	.008	.059
Informationsgrad gut	-.015	.063	**-.132*****	.038	**-.122***	.054	.048	.056
Könnte Eigenanteil aufbringen ja	.040	.051	**.084***	.037	-.004	.048	**.112***	.047
Wahr'keit eigene Pflegebedürftigkeit ja	.093	.048	-.020	.032	.069	.045	**.192*****	.042
Soziale Unterstützung	**.130****	.039	.003	.026	-.029	.036	-.026	.035
Erreichbarkeit Freundeskreis gut	.005	.056	-.034	.039	**.107***	.051	-.010	.052
Erreichbarkeit nahestehende Person gut	.025	.069	**.086***	.042	-.066	.062	-.015	.061
Fallzahlen	404		388		448		444	

Signifikanzniveaus: ***p<0.001, **p<0.01, *p<0.05; AME: durchschnittliche marginale Effekte; SE: Standardfehler

Für die „Präferenz für häusliche Pflege mit Einbezug Angehöriger“ hat das Geschlecht einen signifikanten Einfluss: Die Wahrscheinlichkeit, dass Frauen dieses Versorgungssetting präferieren, ist um 15,4 Prozentpunkte geringer im Vergleich zu Männern. Auch Personen mit einem hohen Schulabschluss wählen diese Präferenz im Vergleich zu Personen mit niedrigem Schulabschluss um 18,3 Prozentpunkte seltener.

Für Personen, die mit einer weiteren Person zusammenleben, steigt die Wahrscheinlichkeit für die Präferenz signifikant um 18,3 Prozentpunkte im Vergleich zu Alleinlebenden, und für Personen die in einem Dreipersonenhaushalt leben, sogar um mehr als 33,2 Prozentpunkte im Vergleich zu Alleinlebenden. Ferner ist bei Personen mit einer hohen wahrgenommenen Unterstützung diese Präferenz signifikant stärker ausgeprägt. Die restlichen Faktoren haben keinen signifikanten Einfluss auf die Präferenz für Pflege mit Einbezug Angehöriger.

Auf die „Präferenz für häusliche Pflege durch professionelle Pflegepersonen“ wirkt die Haushaltsgröße dahingehend, dass die Wahrscheinlichkeit für diese Präferenz signifikant um 16,6 Prozentpunkte im Vergleich zu Alleinlebenden steigt, wenn die Person in einem Zweipersonenhaushalt lebt. Lebt die Person in einem Mehrpersonenhaushalt hat dies jedoch keinen signifikanten Einfluss auf die Präferenz für dieses Versorgungssetting. Des Weiteren ist die Präferenz für häusliche Pflege durch professionelle Pflegepersonen signifikant stärker ausgeprägt, wenn bereits eigene Care Giving-Erfahrung besteht: Für diese Personen steigt die Wahrscheinlichkeit im Vergleich zu Personen ohne Care Giving-Erfahrung um 11,1 Prozentpunkte. Personen, die sich im Allgemeinen gut über Pflege informiert fühlen, zeigen eine um 13,2 Prozentpunkte geringere Wahrscheinlichkeit für eine Präferenz für professionelle Pflege daheim. Dagegen steigt die Wahrscheinlichkeit um 8,4 Prozentpunkte, wenn Personen den Eigenanteil für ein Pflegeheim aufbringen könnten. Diejenigen, die eine nahestehende Person gut erreichen können, haben eine um 8,6 Prozentpunkte höhere Wahrscheinlichkeit für die Präferenz für häusliche Pflege durch professionelle Pflegepersonen als diejenigen ohne eine gute erreichbare nahestehende Person im eigenen Umfeld. Weitere Prädiktoren zeigen keinen signifikanten Einfluss auf diese Pflegepräferenz.

Für die „Präferenz für Pflege in gemeinschaftlichen Wohnformen“ zeigt sich das Geschlecht ebenfalls als relevanter Faktor. Die Wahrscheinlichkeit hierfür eine Präferenz zu haben, ist für das weibliche Geschlecht um 11,6 Prozentpunkte höher als für Männer. Dagegen haben Personen der Altersgruppe 70-74 im Vergleich zur Altersgruppe 65-69 eine um 11,9 Prozentpunkte geringere Wahrscheinlichkeit, eine Präferenz für Pflege in gemeinschaftlichen Wohnformen zu haben. Die Kinderzahl hat insofern Einfluss, dass Personen mit einem Kind im Vergleich zu Kinderlosen diese Versorgungsform mit einer um 20,3 Prozentpunkte höheren Wahrscheinlichkeit präferieren; keinen signifikanten Unterschied gibt es zu Personen mit zwei oder mehr Kindern im Vergleich zu Kinderlosen. Im Vergleich zu schlecht über pflegerische Versorgung informierte Personen sinkt die Wahrscheinlichkeit signifikant für gut Informierte um 12,2 Prozentpunkte, eine Präferenz für Pflege in gemeinschaftliche Wohnformen zu haben. Diejenigen, die ihren Freundeskreis gut erreichen können, präferieren dieses Versorgungssetting mit einer um 10,7 Prozentpunkte höheren Wahrscheinlichkeit als diejenigen, die ihren Freundeskreis schwierig erreichen. Die übrigen Variablen zeigen sich nicht als signifikante Einflussfaktoren im Modell C.

Im Modell für die „Präferenz für Pflege im Pflegeheim" zeigen sich die Variablen „Könnte Eigenanteil aufbringen" und die „Wahrscheinlichkeit eigene Pflegebedürftigkeit" als signifikante Einflussfaktoren. Wer nach eigener Einschätzung den Eigenanteil (als ca. 2100 € in der Frage angegeben) aufbringen kann, hat eine um 11,2 Prozentpunkte höhere Wahrscheinlichkeit für diese Versorgungspräferenz als diejenigen, die dies nicht können. Zudem haben Personen, die (eher oder voll) zustimmen, dass die Wahrscheinlichkeit für eine eigene Pflegebedürftigkeit hoch ist, eine um 19,2 Prozentpunkte höhere Wahrscheinlichkeit, für diese Versorgungspräferenz. Tendenziell, jedoch nicht signifikant auf dem 5 %-igen Signifikanzniveau, haben auch die Personen aus der höheren Altersgruppe eine höhere Wahrscheinlichkeit für die Präferenz für Pflege im Pflegeheim. Die weiteren unabhängigen Variablen zeigen keinen signifikanten Einfluss auf die Wahrscheinlichkeit dieser Versorgungspräferenz.

In keinem der vier Modelle haben die Variablen „Raumkategorie" oder „Wohneigentum" signifikanten Einfluss auf die Präferenz des Versorgungssettings im Falle einer potenziellen Pflegebedürftigkeit.

4.3 Studiendesign und Methodik des qualitativen Untersuchungsteils

Die Begründung des MMD-Ansatz (Komplementarität/Initiation) bestimmt die Schnittstellen der Datenintegration: Die erste Datenintegrationsschnittstelle stellt das Sampling dar, die zweite wird durch die Leitfadenentwicklung bestimmt und die dritte Integrationsschnittstelle stellt die Auswertungsstrategie (Kategorienbildung) dar. Der vierte und bedeutendste integrative Moment folgt anschließend durch die gemeinsame Interpretation der Ergebnisse (Kapitel 4.5, Integrierte Ergebnisse).

4.3.1 Samplingverfahren der qualitativen Studie

Für qualitative Studien sind zielgerichtete Auswahlverfahren (purposive Sampling) üblich, was entsprechend auch für die qualitativen Teile von Mixed Methods Studien gilt (Kuckartz, 2014, S. 86). Bei Vertiefungsdesigns soll die Auswahl der Teilnehmenden der qualitativen Anschlussstudie aus der realisierten Stichprobe stammen und im Idealfall mit den Ergebnissen der vorangegangenen Studie verknüpft sein (ebenda). Für die Studie „Zukunft der Pflege in Bodensee-Oberschwaben" konnte ersteres realisiert werden. Eine Datenverknüpfung auf Einzelfallebene war aus datenschutzrechtlichen Gründen nicht möglich. Deshalb wurden Subgruppen mit den Merkmalen Altersgruppe, Geschlecht und Raumkategorie gebildet, welche im Sinne eines Profilsamplings (vgl. Misoch, 2019, S. 209) als Auswahlkriterien genutzt werden konnten.

Für die Auswahl der potenziellen Teilnehmenden wurden aus der Stichprobe der quantitativen Studie diejenigen herausgefiltert, die die Einwilligung für die Anschlussstudie gegeben hatten (n=332). Obwohl alle diese Teilnehmenden eine Genehmigung zur erneuten Kontaktierung für die Anschlussstudie gegeben hatten, war dennoch nicht planbar, wie hoch die Teilnahmebereitschaft ausfallen würde. Ausgehend von ca. 20-24 geplanten Interviews und einer Teilnahmebereitschaft von 50 %, wurde entschieden eine Stichprobe von 48 Personen anzuschreiben und ggf. in einer zweiten Runde weitere Personen zu rekrutieren. Die potenziellen Interviewpersonen mussten sich aktiv bei den Forschenden melden, um einen Interviewtermin auszumachen. In diesem Gespräch wurden die Merkmale zur Haushaltsgröße, Kinderlosigkeit und Pflegevorerfahrung erfragt (siehe Tabelle 12) und die Interviewpersonen der entsprechenden Gruppe zugeordnet. In der ersten Rekrutierungsrunde konnten zehn Interviewpersonen rekrutiert werden. Um die vorgesehenen 20-24 Interviews zu erreichen, wurde mit demselben Vorgehen nochmal eine Runde potenzieller Interviewpersonen angeschrieben. Insgesamt konnten 22 Interviewpartner:innen gewonnen werden, wobei jede Gruppe mit mind. einer Person vertreten war, ebenso wie auch alle drei Raumkategorien vertreten waren.

Tabelle 12: Auswahlkriterien für Teilnehmende der qualitativen Studie

Gruppe 1:	Nicht alleinlebend	kinderlos	keine Pflegevorerfahrung
Gruppe 2:	Nicht alleinlebend	kinderlos	Pflegevorerfahrung
Gruppe 3:	Nicht alleinlebend	mind. ein Kind	keine Pflegevorerfahrung
Gruppe 4:	Nicht alleinlebend	mind. ein Kind	Pflegevorerfahrung
Gruppe 5:	Alleinlebend	kinderlos	keine Pflegevorerfahrung
Gruppe 6:	Alleinlebend	kinderlos	Pflegevorerfahrung
Gruppe 7:	Alleinlebend	mind. ein Kind	keine Pflegevorerfahrung
Gruppe 8:	Alleinlebend	mind. ein Kind	Pflegevorerfahrung

4.3.2 Leitfadenentwicklung

Um die thematische Anschlussfähigkeit und die Verschränkung mit den quantitativen Ergebnissen zu gewährleisten, wurde ein Leitfaden entwickelt, der thematisch von den Ergebnissen des quantitativen Untersuchungsteils geleitet ist, doch genügend Offenheit erlaubt, um vertiefenden Einblick in die individuelle Einstellung der Befragten zum Thema gute Pflege zu erhalten. Leitfadenbasierte, qualitative Interviews befinden sich „in einem Spannungsfeld von Offenheit versus Strukturierung" (J. Kruse, 2015, S. 213) und können, was den Grad der Interviewsteuerung und der Austarierung einer Gesprächssymmetrie betrifft, eine Herausforderung darstellen. Diese halbstrukturierten Interviews lassen genug Spielraum, um auf die individuelle Situation der Interviewten einzugehen, und sind dennoch thematisch geleitet, was eine gewisse Vergleichbarkeit bei der Auswertung ermöglicht (Döring & Bortz, 2016, S. 372). Im Hinblick auf unterschiedliche Lebenssituationen der Betroffenen ist es sinnvoll, den Leitfaden möglichst offen zu halten und wenig Strukturierung vorzugeben. Dennoch birgt eine vorgegebene themenorientierte Struktur Vorteile bezüglich der systematischen Auswertung ebenso wie dadurch auch die Kommunikation angeregt werden kann. J. Kruse (2015, 216 ff.) schlägt vor diesem Hintergrund vor, mit dem entsprechenden Aufbau eines Interviewleitfadens und einer offenen Fragegestaltung „offen zu strukturieren" (ebenda). Für diese offene Strukturierung werden die jeweiligen Themenblöcke identifiziert und mit einer sehr offenen Erzählaufforderung (Stimulus) eingeleitet. Zudem werden inhaltliche Aspekte definiert, die der Fokussierung auf die Forschungsfragen dienen. Aufrechterhaltungsfragen und konkrete Nachfragen nützen vor allem für die Kommunikation und Vertiefung des Themas (J. Kruse, 2015, S. 217–218). Angelehnt an den von J. Kruse (2015) vorgeschlagenen Aufbau wurde unter Anwendung des S^2PS^2-Verfahrens[18] ein Leitfaden für die Themenblöcke „Pflegevorerfahrungen", „gute Pflege" und „Versorgungsformen" entwickelt (siehe Anhang E):

1. Pflegevorerfahrungen: Bisherige Bezüge und Auseinandersetzungen mit der Thematik Pflege
2. Gute Pflege: Individuelles Verständnis von guter Pflege, Pflegequalität
3. Pflegerische Versorgungsformen: Begründung für Präferenz für Versorgungsform, Aspekte des sozialen Umfelds bzw. Einbezug Angehörige

18 Verfahren zur Materialstrukturierung von J. Kruse (2015), welches auf dem SPSS-Verfahren von Helfferich (2011) entwickelt wurde. SPSS steht dabei für **S**ammeln, **P**rüfen, **S**ortieren, **S**ubsumieren. S^2PS^2 steht für **S**ammeln, **S**ortieren, **P**rüfen, **S**treichen, **S**ubsumieren und stellt zum einen die Erweiterung um „Streichen" heraus, aber zum anderen ist der Ablauf in diesem Verfahren von Kruse verändert, um eine „inhaltliche oder methodische Schere im Kopf"" zu vermeiden (J. Kruse, 2015, S.213).

4.3.3 Durchführung der leitfadengestützten Interviews

Die Interviews waren als Face-to-Face-Interviews geplant und wurden entweder an der Hochschule Ravensburg-Weingarten, bei den Interviewpersonen daheim oder in einem Fall in einem Café durchgeführt. Pandemiebedingt wurden sieben Interviews als Telefoninterviews durchgeführt. Die Interviews dauerten zwischen 17 und 91 Minuten. Acht Interviewpersonen waren männlich, 14 weiblich. Die Interviewten waren zwischen 65 und 74 Jahre alt. Das durchschnittliche Alter lag bei 70,2 Jahre. Die Interviews wurden alle aufgezeichnet und anschließend transkribiert. Folgende Tabelle 13 gibt einen Überblick über die Interviewdaten.

Tabelle 13: Überblick über die Interviewdaten

Gesamtanzahl Interviewpersonen	N=22	
Durchschnittliche Interviewdauer	∅ = 40.8 min	Range 17 – 91 min
Befragungsmodus	persönlich	N = 15
	telefonisch	N = 7
Geschlecht Interviewpersonen	männlich	N = 8
	weiblich	N = 14
Altersdurchschnitt	∅ = 70.2 Jahre	Range = 65 – 74 Jahre
Raumkategorien	Ländlicher Raum	N = 8
	Randzone	N = 7
	Verdichtungsraum	N = 7

Datenbasis: Realisierte Interviews der Studie „Zukunft der Pflege in der Region Bodensee-Oberschwaben“

4.3.4 Analysestrategie des qualitativen Untersuchungsteils

Entsprechend der Integrationsstrategie des Mixed Methods Ansatzes wird mit der Auswertungsstrategie eine weitere Datenschnittstelle geschaffen. Hierfür eignet sich das Verfahren der qualitativen Inhaltsanalyse: Um die quantitativen Ergebnisse mit der qualitativen Auswertung zu verschränken, wurden Hauptkategorien[19] a-priori gebildet, die die Themen abbilden, die thematisch die in den Regressionsmodelle verwendeten Variablen (Einflussgrößen) aufgreifen. Diese deduktiv gebildeten Hauptkategorien erfassen die Einflussgrößen jedoch thematisch weitumfassender als die verwendeten Variablen des quantitativen Studienteils (Bsp. Eigenanteil aufbringen (QUAN) → Finanzielle Aspekte (qual)). Diese thematische Erweiterung dient dazu, erstens Aspekte der Fragestellung zu

19 Die Begriffe „Kategorien“ und „Codes“ können synonym verwendet werden (Kuckartz, 2018).

beantworten, die allein durch die quantitative Analyse wenig erklärbar sind und zweitens, die komplexen Zusammenhänge zu analysieren und so tiefergehende Analyseergebnisse zu schaffen.

Den Bezug zur Fragestellung hebt Mayring (2019) als ein Kernelement der qualitativen Inhaltsanalyse vor, ebenso wie die Regelgeleitetheit und die Zentralität des Kategoriensystems. Die Ausrichtung an der Fragestellung determiniert demnach das Vorgehen (Ablaufschema), welches in sich flexibel gestaltet werden kann, um die Fragestellung zielgerichtet zu beantworten – jedoch aus Gründen der Transparenz und Nachvollziehbarkeit einmal festgelegt, nicht mehr geändert werden soll (ebenda). Stamann et al. (2016) zufolge zeichnen sich qualitative Methoden gerade durch Flexibilität und Anpassung an den Forschungsgegenstand aus. Daran schließt sich auch die Empfehlung von Kuckartz (2018, 83 ff.) an, sich an dem von ihm vorgeschlagenen Guidelines für die Kategorienbildung zu orientieren, um damit ein angepasstes, flexibles und dennoch regelgeleitetes Kategoriensystem zu entwickeln, welches das zentrale Instrument der qualitativen Inhaltsanalyse darstellt.

Ausgehend von diesen Empfehlungen sowie den Empfehlungen von Schreier (2014), die auf das flexible Werkstattkastenprinzip setzt, und unter Bezugnahme auf die o. g. MMD-Integrationsstrategie ist das Vorgehen für die vorliegende Arbeit wie folgt definiert:

Mit Blick auf das Ziel der Studie, Einflussfaktoren auf die Präferenz für pflegerische Versorgungssettings und damit einhergehende Abwägungsprozesse insbesondere hinsichtlich familialer und sozialer Aspekte zu identifizieren, fokussieren die qualitativen Analysen somit auf die in Tabelle 14 dargestellten Themen. Diese Themen stellen dadurch gleichzeitig die erste Ebene der Codes (Hauptkategorien) und eine Datenintegrationsschnittstelle dar. Andere Variablen (vorwiegend soziodemografische Merkmale), die ebenfalls in der quantitativen Analyse genutzt wurden, konnten als Dokumentvariablen[20] angelegt werden (siehe Tabelle 15). Des Weiteren empfiehlt Kuckartz (2018) nach der initiierenden Textarbeit als Zwischenschritt kompakte, faktenorientierte Fallzusammenfassungen. Diese sind eingangs des folgenden Kapitels 4.4 dargestellt.

Für die themenorientierte Auswertung wurde in einem ersten Schritt das Material mit den thematisch gebildeten Hauptkategorien kodiert. In einem weiteren Schritt wurden die Hauptkategorien dann weiter ausdifferenziert und induktive Subkategorien gebildet. Hierzu wurden entsprechende

20 Eine Dokumentvariable ist eine Variable, die dem jeweiligen Datensatz (Dokument oder Fall) zugeordnet wird, teilweise werden diese Variablen auch Fallvariablen genannt, vgl. Kuckartz (2007)

Passagen erneut gesichtet und entsprechenden Subcodes zugewiesen. Die induktiven Subkategorien enthalten neben thematischen Subcodes auch bewertende (evaluative) Subcodes. Im Anschluss wurde das Codesystem nochmal systematisiert, organisiert und festgelegt. Das gesamte Codesystem sowie zugehörige Codierregeln und Ankerbeispiele findet sich im Anhang I, dem Codebuch. Im Rahmen der Codestrukturierung wurden diese Codes auch nochmal überprüft. Als weitere Analysedimension wurden Fallbeschreibungen angefertigt.

Um die Qualität des Codierprozesses zu sichern, wurde zu verschiedenen Zeitpunkten des Codierprozesses jeweils eine mit qualitativen Methoden vertraute Kollegin hinzugezogen, um Codierung, Codedefiniton sowie Codestrukturierung zu prüfen.

Tabelle 14 enthält methodische Erläuterungen zum Vorgehen der gebildeten Codes und Subcodes. Die Bezeichnung aller Subcodes, detaillierte Codebeschreibungen sowie Ankerbeispiele lassen sich dem Codebuch im Anhang I entnehmen.

Tabelle 14: Datenintegrationsschnittstelle Hauptkategorien sowie Erläuterungen

Hauptkategorien (Codes)	Erläuterung	Erläuterung Bildung Subcodes
Präferenz/Ablehnung pflegerischer Versorgungssettings	Deduktiv gebildeter Code, der an die jeweiligen abhängigen Variablen des quantitativen Studienteils anschließt.	Subcodes wurden induktiv gebildet und wenn möglich nach Ablehnung bzw. Präferenz strukturiert. Aufgrund des induktiven Vorgehens gibt es nicht zu jedem Pflegesetting beide Kategorien (so fehlt zum Bsp. „Ablehnung häusliche Pflege", weil dies niemand explizit geäußert hat). Für den Subcode „Ablehnung Pflegeheim" zeigte sich, dass hierfür der Code „Pflegeheim als letzte Option" passender erschien (analytischer Code).
Begründungen für Pflegepräferenzen	Deduktiv gebildeter Code, der im Sinne des Vertiefungsdesigns die Pflegepräferenzen begründet. Erfasst wurden Segmente, die die Vorstellungen zu einem Leben in Pflegebedürftigkeit offenbaren.	Subcodes wurden induktiv gebildet und im weiteren Vorgehen in „Ängste und Sorgen" sowie in „Bedürfnisse der Lebensgestaltung" geordnet, wodurch es hier drei Ebenen gibt.
Pflegebezogene Vorstellungen und Erwartungen	Deduktiv gebildeter Code, der im Sinne des Vertiefungsdesigns direkt pflegebezogene Vorstellungen (Pflegebilder) und Erwartungen erfasst.	Subcodes wurden induktiv gebildet, die darauf folgende Strukturierung zeigte, dass die Subcodes Dimensionen eines Caring-Konzeptes (Wu et al., 2006) entsprechen.

Hauptkategorien (Codes)	Erläuterung	Erläuterung Bildung Subcodes
Soziale und familiale Aspekte	Deduktiv gebildeter Code, der an die Variablen „Soziale Unterstützung", „Erreichbarkeit Freundeskreis", „Erreichbarkeit einer nahestehenden Person" anschließt und diesbezügliche Konstruktionen erfasst.	Subcodes wurden induktiv gebildet. Die Subcodes „Wohnentfernung Kinder" und „Umfang Einbezug Kinder/Angehörige in Pflege" wurden jeweils in einem weiteren Schritt als bewertende Codes ausdifferenziert.
Erfahrungen mit Pflege	Deduktiv gebildeter Code, der an die Variable „Care Giving-Erfahrung" anschließt, jedoch umfassender verstanden wurde: Es wurden im ersten Schritt alle Erfahrungen, Erlebnisse und Eindrücke in Bezug auf Pflege erfasst.	Der Code wurde in Subcodes ausdifferenziert indem neben Care Giving auch weitere Erfahrungen kodiert wurden. Aufgrund der Vielzahl an Segmenten in den Subcodes „Erfahrungen mit stationärer Langzeitpflege" und „Erfahrungen mit ambulanter Pflege" konnten diese beiden Subcodes weiter ausdifferenziert werden (als evaluative Kategorie). Der Subcode „Care Giving-Erfahrung" wurde zudem für die Auswertung als Dokumentvariable transformiert.
Informationen zur pflegerischen Versorgung	Deduktiv gebildeter Code, der an die Variable „Informationsgrad" des quantitativen Studienteils anschließt, jedoch umfassender verstanden wurde.	Subcodes wurden induktiv gebildet.
Finanzielle Aspekte	Deduktiv gebildeter Code, der Informationen zur finanziellen Situation der Befragten erfasst.	Subcodes waren nicht erforderlich.
Wahrscheinlichkeit eigene Pflegebedürftigkeit	Deduktiv gebildeter Code, der an die Variable des quantitativen Studienteils anschließt.	Code wurde in bewertende Subcodes transformiert.

Des Weiteren wurden folgende Dokumentvariablen angelegt:

Tabelle 15: Dokumentvariablen mit Information zu Schnittstelle der beiden Studienteile

Dokumentvariable	Korrespondenz zum quantitativen Studienteil	Erläuterung (Herkunft der Information)
Geschlecht	Ja	Erfasst durch Sampling
Raumkategorie	Ja	Erfasst durch Sampling
Altersgruppe	Ja	Erfasst durch Sampling
Haushaltsgröße	Teilweise, da hier dichotom erfasst.	Erfasst durch Sampling
Kinder	Teilweise, da hier dichotom erfasst.	Erfasst durch Sampling und Inhaltsanalyse
Wohneigentum	Neue, zusätzliche Information	(Haus, Wohnung, kein Wohneigentum) aus Inhaltsanalyse
Pflegevorerfahrung	Ja	Erfasst durch Sampling
Care Giving-Erfahrung	Ja, jedoch hier erweitert.	Transformation des Subcodes in Boolesche Variable, s. o.
Wahrscheinlichkeit eigene Pflegebedürftigkeit	Ja, jedoch nicht in allen Dokumenten vorhanden.	Transformation der Hauptkategorie, s. Tab. 14
Angehörige in einem Pflegeheim	Neue, zusätzliche Information, jedoch nicht in allen Dokumenten vorhanden.	Erfasst durch Inhaltsanalyse

Das Vorgehen dieser Studie orientiert sich somit am Basisverfahren der inhaltlich strukturierenden Inhaltsanalyse wie es von Kuckartz (2018) vorgeschlagen wird. Es entsteht hier zusätzlich durch Fallbeschreibungen eine weitere Analysedimension, welche auf das tiefergehende Verstehen zielt.

4.4 Ergebnisse des qualitativen Studienteils

In folgendem Kapitel werden deskriptive Ergebnisse des qualitativen Studienteils dargestellt, die als Zwischenergebnisse zu betrachten sind. Die zusammengeführte, integrative Analyse findet sich in Kapitel 4.5.

Zunächst geben zusammenfassende, kurze Fallbeschreibungen einen Überblick über das Spektrum der Fälle.

Tabelle 16: Zusammenfassende Fallbeschreibungen

Fall	Soziodemografie	Bezug zu Pflege	Zusammenfassende Fallbeschreibung
IP 1	männlich, 74 Jahre, städtischer Raum, lebt in einem Haus, ist nicht alleinlebend, hat Kind(er)	Angehörige im Pflegeheim, keine direkte Care Giving-Erfahrung, subjektive Pflegeerfahrung	Befragter lässt sich nicht auf die persönliche Ebene bei pflegerischen Themen ein. Obwohl er von einer grundsätzlich hohen Wahrscheinlichkeit ausgeht, selbst mal pflegebedürftig zu werden, scheint er sich noch kaum auf persönlicher Ebene mit Gedanken und Wünsche an seine eigene Pflege auseinandergesetzt zu haben. Eher ablehnend gegenüber Pflege in neuen Wohnformen, präferiert familiale Pflege ggf. mit Unterstützung ambulanter Dienste. Kinder und Enkel sollen demnächst ins Haus, in dem er und seine Frau leben, mit einziehen. Er verweist auf große Schwierigkeiten, sich räumlich einzuschränken. Konservative Einstellung, favorisiert herkömmliche Gesellschaftsbilder, sieht jedoch auch die Vorteile neuerer gesellschaftlicher Entwicklungen. Allgemeine Unzufriedenheit mit dem politischen System, insb. dem Pflege(finanzierungs)system.
IP 2	weiblich, 74 Jahre, lebt im ländlichen Raum in einem Haus, nicht alleinlebend, hat Kind(er)	Care Giving-Erfahrung, subjektive Pflegeerfahrung	Die Befragte pflegt ihren Mann seit Jahren. Wohnt mit ihm in einem Einfamilienhaus auf dem Land. Der Pflegealltag stellt sie immer wieder vor große Herausforderungen. Sie berichtet von ihrer Erschöpfung dadurch, aber auch wie und welche Coping-Strategien sie gefunden hat. Gibt ihren Mann zur Entlastung drei Tage die Woche in die Tagespflege. Sporadisch erhält sie Unterstützung durch ihre Kinder, die in nächster Nähe wohnen. Kontakt zu den Enkeln ist ihr wichtig. Bekannte/Freunde scheinen weniger eine Rolle zu spielen, seit der Mann pflegebedürftig ist. Für sie selbst präferiert sie eine private Pflegekraft, im Idealfall professionelle Pflege im „Zusammenspiel mit Familie" im häuslichen Setting.
IP 3	weiblich, 71 Jahre, lebt in der Randzone des Verdichtungsraums in einer Wohnung. Ist alleinlebend, hat Kind(er)	Angehörige im Pflegeheim, keine direkte Care Giving-Erfahrung, subjektive Pflegeerfahrung	Die Befragte hat eine ganz klare Präferenz für Pflege im Pflegeheim. Zwei ihrer drei Kinder wohnen in der Nähe und sie hat guten Kontakt. Dennoch möchte sie ihre Kinder möglichst wenig einbinden, vor allem scheint sie "ihre Ruhe" haben zu wollen, aber auch die Kinder nicht belasten zu wollen. Auffallend ist, wie häufig sie sich auf die Erfahrungen ihrer Eltern im Pflegeheim bezieht, die dort sehr zufrieden waren. Dies nimmt sie immer wieder her, um ihre Präferenz für Pflegeheim zu begründen. Sie wohnt in einer Dreizimmer-Wohnung (unklar ob Eigentum), wodurch auch keine Möglichkeit für ein private Pflegekraft sei. Sie möchte z. B. ihren Nassbereich mit niemand „Fremden" teilen müssen.

Fall	Soziodemografie	Bezug zu Pflege	Zusammenfassende Fallbeschreibung
IP 4	männlich, 72 Jahre, wohnt im ländlichen Raum in einem Haus, nicht alleinlebend, Kind(er)	keine direkte Care Giving-Erfahrung	Befragter betont immer wieder, dass er als ehemaliger Kommunalpolitiker schon von Berufswegen, sowie jetzt im Ehrenamt viel für die Pflege macht. Er engagiert sich in einem Pflegeheim vor Ort. Lässt sich kaum auf die persönliche Ebene ein. Sehr konservative Einstellungen, nach eigener Aussage. Will trotz seines Engagements in der professionellen Pflege (auf Organisationsebene) nicht in ein Pflegeheim. Steht dem eher misstrauisch gegenüber und äußerst seine Wünsche sehr unkonkret. Tendenz zu häuslicher Pflege mit Einbezug Kinder, will demnächst das Haus barrierearm umbauen. Ambulante Dienste ergänzend zu familialer Pflege.
IP 5	männlich, 66 Jahre, lebt in Randzone um Verdichtungsraum in einem Haus, nicht alleinlebend, hat Kind(er)	Angehörige im Pflegeheim, Care Giving-Erfahrung, subjektive Pflegeerfahrung	Der Befragte hat sich schon viele Gedanken zu Pflegethemen gemacht. Hat auch aktuell und in seiner Vergangenheit konkrete Bezüge/Care Giving-Erfahrung und Erfahrungen mit ambulanten Diensten. Offen gegenüber neuen Wohnformen, diese seien jedoch schwierig bei höherem Pflegebedarf. Kinder scheinen bei eigener potenzieller pflegerischen Versorgungssituation weniger eine Rolle zu spielen. Er begründet dies damit, dass seine Pflegesituation nicht mit deren Lebensentwürfe kollidieren solle.
IP 6	weiblich, 68 Jahre, lebt im städtischen Raum in einem Haus, nicht alleinlebend, Kind(er)	Angehörige im Pflegeheim, keine direkte Care Giving-Erfahrung, subjektive Pflegeerfahrung	Befragte nimmt oft Bezug auf ihre eigene Berufserfahrung als Kinderkrankenschwester. Sie wünscht sich generationenübergreifende Konzepte. Ihre Kinder und Enkelkinder sind ihr sehr wichtig, wohnen in direkter Nachbarschaft. Inwieweit sie ihre Kinder (mind. 1 Tochter) in Pflege einbeziehen wollen würde, ist nicht klar. Dennoch sieht sie klare Aufgabenteilung: Körperpflege bei ambulanten Diensten, Verantwortung trägt die Familie. Konkrete Gedanken an eigene Pflegesituation scheint sie sich noch nicht gemacht zu haben, trotz schwerer Erkrankung. Ein Pflegeheim käme als allerletzte Stufe bei hohem Pflegebedarf in Betracht.
IP 7	weiblich, 71 Jahre, lebt im städtischen Raum in einem Haus, alleinlebend, Kind(er)	Angehörige im Pflegeheim, Care Giving-Erfahrung, subjektive Pflegeerfahrung	Befragte hat Care Giving-Erfahrung durch Pflege von Eltern. Für sich selbst bevorzugt sie ein Stufenkonzept: Solange wie möglich zu Hause, mit Unterstützung professioneller Pflege, Live-In-Arrangements steht sie eher skeptisch gegenüber, Pflegeheim als letzte Option – dennoch grundsätzlich positiv ggü. Pflegeheim. Kontakt und Einbezug Kinder ist ihr wichtig, solange es nicht belastend für die Kinder ist. Umzugsbereit zu ihren Kindern hin, die weiter weg wohnen. Freunde und Bekanntenkreis sind ihr wichtig, doch mit zunehmender Immobilität würde die Familie bedeutender werden.
IP 8	weiblich, 68 Jahre, lebt im ländlichen Raum, alleinlebend, hat kein Wohneigentum, kinderlos	Care Giving-Erfahrung, subjektive Pflegeerfahrung	Befragte hat sich wenig mit Pflege beschäftigt, auffallend ist, dass sie das ganze Thema lieber von der Metaebene (politisch und gesellschaftlich) betrachtet. Für sich selbst hat sie noch keine Gedanken gemacht, zeigt sich jedoch offen gegenüber Pflege in neuen Wohnformen. Mutter ist im Pflegeheim, überwiegend positive Erfahrung. Wohnt in kleiner Mietwohnung, das Leben im Quartier ist ihr wichtig. Lehnt eine private Pflegekraft aufgrund Platzmangels ab.

Fall	Soziodemografie	Bezug zu Pflege	Zusammenfassende Fallbeschreibung
IP 9	weiblich, 71 Jahre, lebt im ländlichen Raum in einem Haus, nicht alleinlebend, Kind(er)	Angehörige im Pflegeheim, keine direkte Care Giving-Erfahrung	Der Befragte scheint das soziale Umfeld sehr wichtig zu sein. Sie ist sehr verwurzelt mit dem Wohnort, wo sie auch im Falle einer Pflegebedürftigkeit nicht weg möchte. Eine mögliche Trennung von ihrem Mann beschreibt sie als schlimm. Deshalb planen sie als Ehepaar bereits Besichtigungstermine, obwohl sie gleichzeitig angibt, dass sie nur im Notfall in ein Pflegeheim gehen will. Präferiert wird Pflege durch Partner, ergänzend ambulante Dienste. Ein Live-In-Arrangement lehnt sie ab, aufgrund Sorgen vor Sprachbarriere und Misstrauen gegenüber fremden Personen sowie der Qualifikation von Live-Ins. Großzügiges Wohneigentum scheint vorhanden zu sein. Kinder wohnen weiter weg. Ein Einbezug der Kinder in Pflege ist nicht geplant. Dennoch erwähnt sie die Möglichkeit, theoretisch in Richtung der Kinder umzuziehen – sofern Pflege im Pflegeheim nötig wäre.
IP 10	männlich, 65 Jahre, lebt im ländlichen Raum, kein Wohneigentum, nicht alleinlebend, kinderlos	Angehörige im Pflegeheim, keine direkte Care Giving-Erfahrung	Befragter hat sich noch wenig mit der Thematik beschäftigt, fühlt sich noch zu weit weg vom Thema Pflege, dies kennt er lediglich aus der Ferne (Eltern wurden bei Schwester versorgt) und von Besuchen. Er ist kinderlos, die Kinder der Frau wohnen weiter weg. Diese will er auch nicht in seine Pflege einbeziehen. Mehrstufiges Pflegekonzept für ihn vorstellbar, möglichst lange zu Hause mit professioneller Unterstützung. Seine Eindrücke über Pflegeheime sind "okay", doch er kennt andere Berichte. Betreutes Wohnen wäre vorstellbar, wäre eine Kostenfrage. Ebenfalls vorstellbar Pflege durch ein Live-In oder durch einen ambulanten Dienst. Wichtig ist ihm auch, dass der Ort der Pflege zentral ist, sodass er die Kontakte zu Bekannten aufrecht halten kann. Möchte nicht auf seine Stiefkinder „spekulieren".
IP 11	weiblich. 73 Jahre, lebt in der Randzone des Verdichtungsraums in einem Haus, nicht alleinlebend, Kind(er)	keine direkte Care Giving-Erfahrung	Befragte gibt an, finanziell gut versorgt zu sein, drei Kinder, die Tochter wohnt in der Nähe, die Söhne weiter weg. Sehr verbunden mit Familie und dem Haus, wo sie und ihr Mann möglichst lange drin wohnen wollen, vorzugsweise mit Unterstützung durch ein Live-In. Konkrete Veränderungen/Vorsorgeaktivitäten wurden noch nicht übernommen, jedoch eine Besichtigung eines Pflegeheims inkl. Betreutem Wohnen. Betreutes Wohnen gut vorstellbar, bemängelt jedoch fehlende Möglichkeit bei höherem Pflegebedarf. Familie geht vor, Familienverbund ist das Wichtigste. Familie als zentrale Institution für soziale Kontakte, alles andere wird als nachrangig beschrieben.
IP 12	weiblich, 68 Jahre, lebt in Randzone des Verdichtungsraums, kein Wohneigentum, nicht alleinlebend, kinderlos	keine direkte Care Giving-Erfahrung	Befragte wohnt seit kurzem in einer gemieteten Wohnung in einer Wohnanlage, die zentral in der Stadt ist. Die Notwendigkeit von Betreutem Wohnen sieht sie nicht, lehnt es sogar ab aufgrund der Lage des BeWo in ihrem Ort. Pflegebedürftigkeit scheint weit weg zu sein. Auch in die Pflege der Eltern war sie kaum involviert. Über Familienanschluss oder Freunde berichtet sie nicht, vielmehr scheint ihr ihre Eigenständigkeit und Unabhängigkeit wichtig zu sein. Für sie selbst wäre Pflege durch einen ambulanten Dienst die erste Wahl, in ihrer Wohnung.

Fall	Soziodemografie	Bezug zu Pflege	Zusammenfassende Fallbeschreibung
IP 13	weiblich, 74 Jahre, lebt im städtischen Raum in einem Haus, nicht alleinlebend, Kind(er)	Angehörige im Pflegeheim, Care Giving-Erfahrung, subjektive Pflegeerfahrung	Befragte gibt an, keine finanziellen Belastungen zu haben. Ihre zwei Töchter wohnen weiter weg und sollen nicht in Pflege einbezogen werden. Dennoch wäre für sie die Überlegung, in Richtung ihrer Tochter zu ziehen. Sie hat Vertrauen, dass ihre Töchter „das schon regeln“, im Falle einer Pflegebedürftigkeit. Sie hat selbst ihre Schwiegermutter gepflegt. Dies war eher ein schwieriges Verhältnis. Ehemann scheint dominant zu sein. Als Pflegepräferenz gibt sie häusliche Pflege mit Unterstützung ambulanter Dienste an, ggf. auch eine private Pflegekraft. Pflegeheim lehnt sie ab, solange sie sich „noch wehren kann“, nennt es jedoch als letzte Option auch um ihre Töchter nicht zu belasten.
IP 14	weiblich, 73 Jahre, lebt im ländlichen Raum, Haus (indirekter Hinweis), nicht alleinlebend, Kind(er)	Care Giving-Erfahrung, subjektive Pflegeerfahrung	Befragte hat professionellen Pflegehintergrund. Interview wenig fokussiert. Schweift sehr viel in Details abseits der Fragen ab und berichtet wenig von ihren individuellen Vorstellungen. Bleibt allgemein und nimmt viel eine übergeordnete Perspektive ein. Befragte kann sich ein Pflegeheim vorstellen. Live-In-Arrangements lehnt sie ab, aufgrund Sorgen vor Sprachbarriere, mangelnder Qualifikation und anderer Essgewohnheiten. Scheint in einem Haus zu wohnen mit ihrem Mann, im Haus wohnt auch der Sohn mit Familie. Ihre Familie will sie nicht in Pflege miteinbeziehen aus Sorge, diese emotional zu belasten.
IP 15	männlich, 72 Jahre, wohnt im städtischen Raum in einer Wohnung, nicht alleinlebend, Kind(er)	Angehörige im Pflegeheim, Care Giving-Erfahrung, subjektive Pflegeerfahrung	Befragter hatte pflegebedürftige Tochter. Scheint offen gegenüber Pflegeheim, wenn auch klar ist, dass er vorzugsweise im häuslichen Bereich gepflegt werden will. Über die eigene Pflege macht er sich noch wenig Gedanken. Präferenz für häusliche Pflege durch Familie (Tochter und Enkel), bei steigendem Pflegebedarf auch ein Live-In, dann zur Qualitätssicherung zusätzlich ein ambulanter Pflegedienst. Hofft stark auf seine Enkel, diese wohnen aktuell mit der Tochter in der Nachbarschaft. Hebt gutes Verhältnis zu Enkeln hervor.
IP 16	männlich, 69 Jahre, lebt im ländlichen Raum in einem Haus (indirekter Hinweis), nicht alleinlebend, Kind(er)	Angehörige im Pflegeheim, keine direkte Care Giving-Erfahrung	Befragter verlässt sich in Sachen Pflege komplett auf seine Frau, die in der Krankenpflege tätig ist. Zu zwei der fünf Kinder besteht guter Kontakt, diese sind in der Nähe. Der Wunsch besteht die Kinder komplett aus der Pflege rauszuhalten, lediglich Besuche. Besuche von Bekannten sind ebenso erwünscht, der Befragte scheint gut in die Gemeinde integriert zu sein. Pflege solange wie möglich daheim, vorrangig durch seine Frau (sie wäre seine „Vertrauensperson“), dann ergänzt durch professionelle Pflege um die Ehefrau vor Überlastung zu schützen. In ein Pflegeheim möchte er eigentlich nicht, außer im Falle einer Demenz, da wäre es ihm egal. Sofern das Pflegeheim nicht vor Ort wäre, besteht Sorge, dass mit dem Umzug auch die sozialen Kontakte verloren gingen.

Fall	Soziodemografie	Bezug zu Pflege	Zusammenfassende Fallbeschreibung
IP 17	weiblich, 72 Jahre, lebt in der Randzone des Verdichtungsraums in einem Haus, nicht alleinlebend, Stiefkind(er)	Care Giving-Erfahrung, subjektive Pflegeerfahrung	Befragte hat ihren Mann gepflegt, selbst hat sie keine Kinder, eines ihrer Stiefkinder möchte evtl. zu ihr ins Haus ziehen, sodass sie davon ausgeht, dass diese sich um sie kümmern. Gepflegt werden will sie eigentlich gar nicht, aber wenn dann nicht von ihren Stiefkindern, da sie die Belastung durch ihren demenziell erkrankten Mann kennt. Sie präferiert den Einbezug ambulanter Dienst vor allem für Körperpflege, Betreuung sieht sie bei der Familie. Nur im Notfall würde sie in ein Pflegeheim gehen, bspw. bei einer demenziellen Erkrankung.
IP 18	männlich, 73 Jahre, lebt in Randzone des Verdichtungsraums in einer Wohnung, nicht alleinlebend, kinderlos	keine direkte Care Giving-Erfahrung, subjektive Pflegeerfahrung	Befragter hat keine persönlichen Erfahrungen mit Pflege, bezieht sein ganzes Wissen von seiner Frau, die in dem Bereich tätig war. Sehr ablehnend gegenüber Pflege im Pflegeheim, auch aufgrund Berichte seiner Frau. Er hat eine Tochter, geht jedoch nicht näher darauf ein, inwieweit der Wunsch oder die Möglichkeit besteht, diese in Pflege einzubeziehen. Er geht davon aus, dass seine Frau ihn pflegen wird mit Einbezug ambulanter Dienste. Ein Live-In ist für ihn nicht vorstellbar, da die Räumlichkeiten der Wohnung begrenzt sind.
IP 19	männlich, 69 Jahre, lebt im städtischen Raum in einem Haus, alleinlebend, Kind(er)	keine direkte Care Giving-Erfahrung	Befragter hat wenig Bezug zum Thema, obwohl seine Lebenspartnerin aktuell Pflegeaufgaben bei ihrer Mutter übernimmt. Da bekommt er einiges mit. Seine Kinder sind zu weit weg um später mal in Pflege einbezogen zu werden. Seine Partnerin möchte er auch nicht belasten, deshalb wünscht er eine Unterstützung durch professionelle Pflege, aber wenn möglichst nicht ins Pflegeheim.
IP 20	weiblich, 66 Jahre, lebt in Randzone des Verdichtungsraums in einem Haus, nicht alleinlebend, Kind(er)	Angehörige im Pflegeheim Care, Giving-Erfahrung, subjektive Pflegeerfahrung	Ehemalige Krankenschwester, die auch Pflegeerfahrung hat, bei ihren verstorbenen Eltern, die jedoch hauptsächlich im Pflegeheim gepflegt wurden. Kinder sollen auf keinen Fall in Pflege einbezogen werden, lediglich organisatorische Aufgaben übernehmen und sich verantwortlich fühlen. Befragte stellt sich eine private Pflegekraft vor ggf. mit Unterstützung durch ambulante Pflege. Pflege soll auf jeden Fall daheim stattfinden. Sie hat Sorge vor Einsamkeit, deshalb eher Live-In. Haus wurde barrierearm umgebaut, um längeren Verbleib zu ermöglichen. Garten und Rausgehen ist ihr wichtig, dies würde sie sich auch im Falle einer schweren Pflegebedürftigkeit wünschen.
IP 21	weiblich, 70 Jahre, lebt im ländlichen Raum in einem Haus, nicht alleinlebend, Kind(er)	keine direkte Care Giving-Erfahrung	Befragte stellt sich ein Stufenkonzept vor. So lange wie möglich zu Hause, mit Unterstützung ambulanter Dienste, dann Live-In, und bei steigendem Pflegebedarf und Demenz ein Pflegeheim. Ihre Kinder will sie auf keinen Fall miteinbeziehen, vor allem nicht für Körperpflege. In ihrem Haus ließe sich ein Live-In-Arrangement verwirklichen, aber bzgl. einer fremden Person im Haus hat sie noch Bedenken. Sie verweist auf sehr negative Erfahrungen bzgl. Pflegeheim, die sie bei Besuchen gemacht hat und aus Erzählungen kennt. Sozial scheint sie gut in die Gemeinde eingebunden zu sein. Betreutes Wohnen wäre zwar vorstellbar, sie sieht jedoch keine größeren Vorteile gegenüber häuslicher Pflege durch einen ambulanten Pflegedienst.

Fall	Soziodemografie	Bezug zu Pflege	Zusammenfassende Fallbeschreibung
IP 22	weiblich, 65 Jahre, lebt im städtischen Raum in einer Wohnung, alleinlebend, Kind(er)	Angehörige im Pflegeheim, Care Giving-Erfahrung, subjektive Pflegeerfahrung	Befragte hat in jungen Jahren Angehörige gepflegt, daher kennt sie die Belastung. Sie verweist auf Bekanntenkreise, mit pflegenden Angehörigen, die ebenfalls sehr belastet sind. Daher würde sie auch im Fall, dass ihre Kinder in der Nähe wären, diese nicht einbeziehen wollen. Kinder wohnen aktuell in größerer Wohndistanz. Ihr Wunsch wäre eine Alters-WG mit Bekannten, da sie hier Vorteile sieht durch bestehende Kontakte und Gemeinsamkeiten. Sie will sich für eine seniorengerechte Wohnform anmelden, hat konkrete Pläne und schon eine Einrichtung im Blick. In Pflegeheimen nimmt sie viel soziale Isolation wahr. Sie gibt an, ein sozialer Mensch zu sein, Kontakte sind ihr wichtig. Sie kann sich in ihrer Wohnung auch ein Live-In-Arrangement vorstellen, jedoch wäre ihr lieber, wenn Pflege durch Nachbarschaftshilfe übernommen wird.

Datenbasis: Interviews der Studie „Zukunft der Pflege in der Region Bodensee-Oberschwaben“

IP= Interviewperson; Soziodemografie: Geschlecht, Alter, Raumkategorie, Wohneigentum (Haus, Wohnung bedeutet Wohneigentum sehr wahrscheinlich), Haushaltsgröße (alleinlebend vs. nicht alleinlebend), Kinder (wie viele wurde nicht erhoben; Bezug zur Pflege: subjektive Pflegeerfahrung erfasst durch eigene Angabe im vorausgehenden schriftlichen Fragebogen, Care Giving-Erfahrung erfasst in den Interviews).

Die Codierung des gesamten Textmaterials bestehend aus 22 transkribierten Interviews umfasst 507 codierte Textsegmente. Folgende Tabelle 17 gibt einen Überblick über die Anzahl der codierten Segmente der Hauptkategorien sowie die Anzahl der Dokumente, in denen diese Codes zugewiesen wurden:

Tabelle 17: Anzahl codierter Segmente in Hauptkategorien

Hauptkategorie	Anzahl codierter Segmente	Anzahl in Dokumente
Präferenz/Ablehnung pflegerische Versorgungssettings	120	22
Soziale und familiale Aspekte	89	21
Begründung Pflegepräferenzen	88	22
Erfahrung mit Pflege	84	20
Pflegebezogene Vorstellungen und Erwartungen	51	17
Informationen zur pflegerischen Versorgung	40	19
Finanzielle Aspekte	24	17
Wahrscheinlichkeit für eigene Pflegebedürftigkeit	12	11

Datenbasis: Datensätze der Interviews N=22

Einen Überblick über alle Codes bietet folgende Abbildung 6, in der die jeweilige Anzahl der Dokumente nach Geschlecht abgebildet. Berücksichtigt werden muss (neben der grundsätzlich eingeschränkten Aussagekraft von Quantifizierungen in der qualitativen Forschung), dass von den 22 Interviewten 14 Personen weiblich und lediglich 8 Personen männlich sind. Das Geschlecht „männlich" ist daher leicht unterrepräsentiert. Dennoch können hier erste geschlechtsspezifische Aspekte erkannt werden wie eine hohe Präferenz von Männern für die Kombination Angehörige und professionelle Pflege in der Kategorie „Präferenz/Ablehnung pflegerischer Versorgungssettings" oder die Tendenz, dass Frauen ihre „Bedürfnisse der Lebensgestaltung" und „Pflegebezogene Vorstellungen und Erwartungen" häufiger benannt haben.

Des Weiteren fällt bei der geschlechtsbezogenen vergleichenden Betrachtung auf, dass Frauen häufiger Aussagen zum sozialen Umfeld (Code Sozialraum) machen und häufiger über Erfahrungen mit Pflege berichten.

Abbildung 6: Code-Matrix – Häufigkeit genannter Themen nach Geschlecht (w=14, m=8)

Codesystem	Geschlecht=weibl...	Geschlecht=männlich	SUMME
Präferenz/Ablehnung pflegerische Versorgungssettings			0
gemeinschaftliche Wohnformen	6	3	9
APh - Ablehnung Pflege im Pflegeheim			0
Pflegeheim als letzte Option	12	8	20
PPh - Präferenz für Pflege im Pflegeheim	2		2
PHP - Präferenz Häusliche Pflege			0
Präferenz ambulanter Dienst	8	8	16
PPP- Präferenz für eine private Pflegekraft	6	4	10
APP- Ablehnung private Pflegekraft	5	1	6
PKo - Präferenz Kombination Angehörige u. professionelle Pflege	4	5	9
Begründung Pflegepräferenzen			0
Ängste und Sorgen			0
Konfrontation mit Pflegebedürftigkeit	5	2	7
Belastung Angehöriger durch Pflegetätigkeiten	8	4	12
Sorge vor schlechter Pflege/Vernachlässigung/Einsamkeit	3	3	6
Bedürfnisse der Lebensgestaltung			0
Selbstbestimmung und Unabhängigkeit in der Lebensgestaltung	8	1	9
individuelle soziale Kontakte erhalten	7	4	11
Verbundenheit mit Umfeld	6	5	11
Privatsphäre	5	1	6
Wohnatmosphäre	6	2	8
Pflegebezogene Vorstellungen und Erwartungen			0
gesicherte Versorgung (Assurance)	6		6
Fachlichkeit (Knowledge and Skills)	8	4	12
Respekt & Individualität (Respectful)	6	2	8
Zeit für Pflegebedürftige (Connectedness)	7	5	12
Soziale und familiale Aspekte			0
Sozialraum	10	3	13
Familienbilder	4	3	7
Wohnentfernung Kinder			0
größere Wohndistanz zu Kindern	5	2	7
Kinder vor Ort	5	2	7
Umfang Einbezug Kinder/Angehörige in Pflege			0
Angehörige ergänzend	5	3	8
Angehörige überhaupt nicht/sehr geringe Aufgaben	10	5	15
Freiraum Kinder/Angehörige	3	1	4
Erfahrung mit Pflege			0
Unzufriedenheit mit dem Pflegesystem		3	3
Erfahrung mit privater Pflegekraft		3	3
Angehörige im Pflegeheim	8	5	13
Care Giving-Erfahrung	8	2	10
Erfahrungen mit stationärer Langzeitpflege			0
schlechte Erfahrung mit stationärer Pflege	5	5	10
neutral/ambivalente Erfahrungen stationäre Pflege	6	1	7
positive Erfahrung mit stationärer Pflege	6	2	8
Erfahrungen mit ambulanter Pflege			0
schlechte Erfahrung mit ambulantem PD	1	3	4
neutrale/ambivalente Erfahrungen mit ambulantem PD	4	2	6
positive Erfahrungen mit ambulantem PD	2		2
Informationen zur pflegerischen Versorgung			0
Informationsquelle und -stand	4	3	7
Informationsschwierigkeiten	4	2	6
Vorsorgeaktivitäten	11	4	15
Finanzielle Aspekte	11	6	17
Wahrscheinlichkeit für eigene Pflegebedürftigkeit			0
niedrige Wahrscheinlichkeit einer eigenen Pflegebedürftigkeit	1	2	3
mittlere Wahrscheinlichkeit einer eigenen Pflegebedürftigkeit	4	2	6
hohe Wahrscheinlichkeit einer eigenen Pflegebedürftigkeit	1	1	2
Σ SUMME	236	127	363

Ziffern entsprechen Anzahl der Dokumente, in denen der Code vergeben wurde.

4.4.1 Deskriptive Auswertung der Kategorie „Präferenz/Ablehnung pflegerische Versorgungssettings"

Diese qualitativen Perspektiven werden nachfolgend analog zu den vier Regressionsmodellen nach Präferenzen der Versorgungssettings strukturiert. In dieser Kategorie, „Präferenz/Ablehnung pflegerische Versorgungssettings", wurden Argumente für und gegen die jeweiligen Versorgungssettings erfasst. Die Ergebnisse basieren auf Statements, inwiefern das jeweilige Pflegesetting für die befragte Person in Frage kommt, d.h. ob eine Präferenz oder Ablehnung für ein Pflegesetting geäußert wurde. Die Subcodes wurden induktiv, aus dem Material heraus, gebildet. Pflegesettings, die nicht genannt wurden, finden sich deshalb auch nicht als Codes.

Die Mehrzahl der Befragten möchte demnach zu Hause gepflegt werden, was 18 Personen angeben. Wer die Pflege zu Hause leisten soll – hierzu existieren unterschiedliche Vorstellungen, die häufig in Kombination gewünscht werden.

Häusliche Pflege mit Einbezug Angehöriger

Eine Pflege in die Angehörige mit einbezogen werden sollen, können sich neun der 22 Befragten vorstellen, wovon fünf Männer und vier Frauen sind. Wenn auf Pflege durch Partner:in verwiesen wird (n=3), handelt es sich immer um Aussagen von Männern, die sich Pflege durch ihre Partnerin vorstellen können. Bei der Vorstellung, die Kinder in Pflege einzubeziehen (n=6), werden fünfmal die Töchter genannt und einmal der Sohn mit Frau. In folgendem Zitat beschreibt ein Befragter seine Vorstellungen zum Einbezug seiner Angehörigen:

> „Also da bin ich sehr, sehr konservativ (lacht). Und ich habe es aber nicht gesteuert, ehrlich nicht, aber bin in der überaus glücklichen Lage, zwei Töchter zu haben, die jeweils ungefähr zehn Kilometer weg wohnen und ihre Familien haben – eine wunderbare Geschichte. Ich habe das nicht gesteuert, ich würde von meinen Familien auch nicht verlangen, von meinen Kindern, dass sie bis zum Letzten mich pflegen, wobei ich davon ausgehe, eigentlich, dass sie das tun werden. Aber ich würde es nicht verlangen wollen. Also ich würde eigentlich schon gerne (...) solange es geht zuhause bleiben WOLLEN. Es sind auch sehr überkommene, überkommene, ja, ob es überkommen ist, weiß ich nicht, aber mitgenommene Einstellungen." (IP 4, Pos. 103)

Eine alleinige Pflege durch Angehörige wird von keiner interviewten Person als Wunsch geäußert. Von den neun Befragten, die einen Einbezug von Kindern/Angehörigen in Pflege bevorzugen, sind acht nicht alleinlebend. Zudem haben acht der neun Befragten, die einen Einbezug von Angehörigen wünschen, mind. ein Kind. Alle neun verfügen über Wohneigentum.

Häusliche Pflege durch professionelle Pflegepersonen

Sofern häusliche Pflege durch professionelle Pflegepersonen geleistet werden soll, wurde durch die Interviewten differenziert, wer die Pflege und in welchem Umfang leisten soll.

Pflege durch einen **ambulanten Pflegedienst** kommt für 16 der 22 Befragten in Betracht. Ein Befragte beschreibt ihre Wünsche so:

> „Also ich kann mir das bei meiner Tochter gut vorstellen, Sie sagt es auch immer, also wenn es bei dir nicht mehr geht, dann ziehst du zu uns. Aber ich glaube, ich möchte es/ Also in einer leichteren Form ja, wenn das nur so ein bisschen Hilfe ist, aber richtige Pflege, kann ich mir das nicht vorstellen. Wobei ich diese Kombination eigentlich so ganz gut gefunden habe, mit dem Pflegedienst zusammen." (IP 7, Pos. 69)

Das Spektrum variiert dabei von erster Wahl und alleinig genannter Versorgungsoption (n=1) über vorrangig, jedoch mit Einbezug Angehöriger (n=8), bis zu einer Kombination mit einer privaten Pflegekraft (n=8), teilweise in ergänzender Funktion. Eine Person nennt ausdrücklich die Kombination aller drei Gruppen. Eine explizite Ablehnung von ambulanter Pflege wird in keinem Interview geäußert.

Pflege durch eine **private Pflegekraft** (z.B. Live-In) können sich insgesamt zehn von 22 Interviewten vorstellen. Folgendes Zitat illustriert die Überlegungen diesbezüglich:

> „Dass wir einfach vielleicht eine Person hierher nehmen können, und so wie in der Nachbarschaft, die haben so, ich weiß nicht, aus Polen oder verschiedene osteuropäische Länder, haben die Betreuungspersonen da. Und das klappt eigentlich im großen Ganzen ganz ordentlich. Und so stellen wir uns das eigentlich dann auch vor. Außer, es wäre natürlich irgendeine Krankheit, dass wir total bettlägerig wären, da ist das sowieso gesprochen." (IP 21, Pos. 27)

Eine Person nennt dies als einzige Präferenz, drei Personen in Kombination mit Angehörigen und acht in Kombination mit ambulanter Pflege. Lediglich eine Person aus der Gruppe, die eine private Pflegekraft präferiert, ist kinderlos und berichtet nicht von Wohneigentum. Dennoch ist die Kombination mit Angehörigen nur bei drei Befragten das Pflegesetting der Wahl. Ein Live-In-Arrangement ist also vor allem dann gewünscht, wenn Angehörige nicht in die Pflege einbezogen werden sollen und Platz vorhanden ist, wie folgendes Zitat veranschaulicht:

> „Ja, und ich hätte ja auch Platz. Man könnte es einrichten, dass jemand hier wohnt. Und da würde ich das jetzt einfach so für mich auch in Anspruch nehmen. (...)" (IP 20, Pos. 63)

Kritisch und eher ablehnend gegenüber Pflege durch eine private Pflegekraft äußern sich sechs Interviewte[21].

Der Wunsch nach Pflege in Kombination mit Tagespflege wurde in keinem Interview geäußert.

Pflege in gemeinschaftlichen Wohnformen

In der Subkategorie "gemeinschaftliche Wohnformen" wurden alle Statements zu **Betreutem Wohnen, Mehrgenerationenwohnen und WGs für ältere Menschen** zusammengefasst. Aufgrund der insgesamt niedrigen Anzahl an Personen (n=9), die sich dazu geäußert haben, ist eine getrennte Auswertung nach Präferenz/Ablehnung bzw. Ausdifferenzierung nicht sinnvoll. Es zeigen sich gegenüber gemeinschaftlichen Wohnformen wie BeWo, WGs, MGW heterogene Meinungen: Einerseits stehen die Befragten diesen Konzepten positiv und offen gegenüber, da von guten sozialen Kontaktmöglichkeiten ausgegangen wird (besonders im Falle von Alters-WGs mit Bekannten oder Ehepartner:innen) und die Räumlichkeiten attraktiver erscheinen. Ein Beispiel von einer Person, die diesen Wohnkonzepten eher zugewandt ist:

> „Es ist ja so, dass eigentlich gedacht ist in dieser, sage ich jetzt mal Senioren-WG, dass die auch miteinander dann auch Dinge gemeinsam tun. Also kochen, einkaufen oder auch mal Freizeitgestaltung. Also so ist das Konzept. Ich bin natürlich/ Ich muss gestehen, ich habe jetzt KEINE Ahnung, wie das wirklich funktioniert. Aber so ist die Idee, soweit ich das einfach von der Vorstellung über Medien und so, Zeitungsartikel gesehen habe, ist das eigentlich der Gedanke, dass man hier eigentlich so etwas mischt. Also eine gewisse Privatsphäre, aber trotzdem auch gemeinschaftliches Miteinander." (IP 22, Pos. 107)

Diese Vorstellungen gehen mit der Annahme einher, dass diese Wohnformen eine höhere Eigenständigkeit erlauben. Andererseits werden diese Konzepte u. a. gerade deshalb angezweifelt, weil sie bei erhöhter Pflegebedürftigkeit nicht geeignet seien und dann doch ein Umzug in ein Pflegeheim erforderlich sei. Auffallend ist, dass von den neun Befragten sich lediglich drei ausdrücklich positiv zu diesen Konzepten äußern. Von diesen dreien sind zwei kinderlos. Dies könnte darauf hindeuten, dass diese Konzepte bei einer geringeren Pflegebedürftigkeit die Lücke zwischen Selbstständigkeit und starker Pflegebedürftigkeit schließen sollen, die ansonsten häufig von Kindern/Angehörigen abdeckt wird.

---

21 Bei einer Person wurden sowohl Präferenz als auch Ablehnung codiert, da diese sich sehr ambivalent geäußert hat.

Pflege in einem Pflegeheim

Pflege in einem Pflegeheim können sich die wenigsten der hier Befragten vorstellen. Lediglich zwei der Befragten geben eine eindeutige Präferenz für ein Pflegeheim an: Eine Befragte, die früher selbst in der ambulanten Pflege tätig war und auch für Angehörige Care Giving-Leistungen erbracht hat, führt dies auf negative Erfahrung mit Pflege im häuslichen Umfeld zurück:

> „Ich ginge schon ins Pflegeheim. (...) Also mein Gott, in der ambulanten Pflege da wäre es manchen oder vielen besser gegangen im Pflegeheim wie daheim." (IP 14_Teil2, Pos. 13-15)

Sie bemängelt dabei jedoch nicht eine grundsätzlich schlechte Pflegequalität, sondern vielmehr argumentiert sie mit der starken Belastung, die es für Angehörige mit sich bringt. Sie wolle das ihren (Schwieger-)Töchtern nicht zumuten. Zudem lehnt sie Live-In-Arrangements ab, dagegen spricht sie von positiver Erfahrung bzgl. einem Pflegeheim. In einem Beispiel schildert sie das Eingehen auf die individuellen (Essens-)Wünsche von Pflegeheimbewohnern und der Flexibilität des Personals. Auch die andere Befragte scheint zum einen ausgesprochen positive Erfahrungen mit dem Pflegeheim ihrer Eltern gemacht zu haben, und zum anderen beschreibt sie sich als sehr offene Person, die flexibel und anpassungsfähig ist. Überzeugt hat sie, dass man in einem Pflegeheim trotz Pflegebedürftigkeit noch Freiheiten hat:

> „(...) wenn es später wurde, weil eine Familienfeier, was Größeres war, hat man Bescheid gesagt, er kommt eben später. Und insofern war das sehr offen. Flexibel." (IP 3, Pos. 111)

Insgesamt zeigt sich, dass – bis auf die beiden Pflegeheim-Befürworterinnen – für alle anderen Befragten ein Pflegeheim auf der Wunschliste der Versorgungspräferenz ganz hinten steht. Fast alle Befragten haben die Vorstellung eines Stufenkonzepts: Sie möchten so lange wie möglich zu Hause bleiben und stellen sich stufenweise, je nach Pflegeabhängigkeit, Unterstützung zuerst durch Angehörige, später durch ambulante Pflegedienste und dann durch Live-In-Arrangements vor. Und erst als letzte Option würden sie in ein Pflegeheim wollen:

> „(...) Aber für uns selbst werden wir schon die Abstufung machen, erste Option, möglichst zuhause, mit Umbaumaßnahmen und externer Hilfe, die möglichst abgestuft wäre, von stundenweise bis eventuell 24 Stunden. Und ansonsten eben frühzeitig Richtung Heim." (IP 5: Pos. 105)

Die Gründe, dann doch ins Pflegeheim zu gehen, sind eine Zunahme von Pflegeabhängigkeit – bei der Vorstellung einer demenziellen Erkrankung gehen einige Befragte davon aus, dass ihnen dann der Ort der Pflege egal sei. Als weiteren Grund für ein Wechsel ins Pflegeheim wird die Befürchtung, die Angehörigen/ Kinder zur Last zu fallen, angegeben.

4.4.2 Deskriptive Auswertung der Kategorie „Begründung der Pflegepräferenzen"

Bei der Analyse der ablehnenden oder befürwortenden Argumente für die jeweiligen Pflegesettings konnten die einzelnen codierten Segmente (n=89) in zwei Unterkategorien gegliedert werden. Es berichteten 19 Personen über Ängste und Sorgen im Kontext pflegerischer Versorgungssettings. 21 Personen begründeten ihre Pflegepräferenzen mit Argumenten, die als Bedürfnisse der Lebensgestaltung subsumiert wurden. Folgende Tabelle gibt einen Überblick über die Häufigkeit der codierten Segmente in den jeweiligen Unterkategorien sowie über die Anzahl der Dokumente, in denen diese vorkamen:

Tabelle 18: Häufigkeit der codierten Segmente und Dokumente der Kategorie „Begründungen der Pflegepräferenzen"

	Dokumente	Segmente	Anteil der Segmente innerhalb des Subcodes
Ängste und Sorgen	19		
Konfrontation mit Pflegebedürftigkeit	7	9	30.0 %
Belastung Angehöriger durch Pflegetätigkeiten	12	14	46.7 %
Sorge v. schlechter Pflege/ Vernachlässigung/ Einsamkeit	6	7	23.3 %
GESAMT		30	100 %
Bedürfnisse der Lebensgestaltung	21		
Selbstbestimmung/Unabhängigkeit i. d. Lebensgestaltung	9	13	22.0 %
individuelle soziale Kontakte erhalten	11	14	23.8 %
Verbundenheit mit Umfeld	11	13	22.0 %
Privatsphäre	6	6	10.2 %
Wohnatmosphäre	8	13	22.0 %
GESAMT		59	100 %

Datenbasis: Datensätze der Interviews N=22

Sieben Interviewte geben an, dass sie sich durch die **Konfrontation mit Pflegebedürftigkeit** in einem Heim belastet fühlen. Dabei wird immer wieder auf demenzielle Erkrankungen (anderer Pflegebedürftiger) und damit einhergehende Teilnahmslosigkeit verwiesen. Eine Befragte beschreibt ihre Befürchtungen so:

> „(...) Weil das ist auch so eine Sache, die Demenz nimmt ja zu, offensichtlich, keine Ahnung warum. Aber wenn die zunimmt und du bist noch klar im Kopf und kannst dich trotz Pflegeheim mit NIEMANDEM unterhalten, weil die alle dement sind oder weil sie, jetzt sage ich mal brutale Sachen, weil sie den ganzen Tag schreien oder weil sie dir eine Geschichte erzählen und das ist dann sozusagen das Tonband. (...)“ (IP 16, Pos. 47)

Zwölf Befragte äußern sich über die starken **Belastungen für Angehörige**, die Pflegetätigkeiten mit sich bringen. Dabei werden körperliche und seelische Erschöpfungszustände beschrieben, vor denen die Befragten ihre Angehörigen gerne schützen wollen. Einige Befragte äußern sich zur Einbindung von Angehörigen derart, dass Übernahme von Pflegetätigkeiten nur bis zu einer "gewissen Grenze" verantwortbar sei, darüber hinaus wäre es unzumutbar. In Bezug auf Pflege durch die Partner:in wird auch die Angst geäußert, dass Pflege körperlich zu belastend sei und auch dementielle Erkrankungen werden als große Belastung dargestellt. Des Weiteren besteht die Angst, die familiären Beziehungen, insbesondere zu den Kindern durch starke Einbindung in Pflegetätigkeiten zu belasten.

Die Sorge vor **Einsamkeit und Vernachlässigung durch Pflegende** wird von sechs Interviewten thematisiert. Einer der Befragten begründet seine Vorstellung zur eigenen potenziellen Pflegeversorgungssituation so:

> „Ich bin auch mehr dafür und meine Frau mit Sicherheit auch, dass man, solange es geht, für den Partner okay ist, dass man das solange wie es geht, daheim macht. Weil wir sind nicht so also, nicht so mit Pflegeheimen, weil im Moment ist es halt auch, Sie wissen das selber mit Personal und dass man nicht/ oder da wird man halt schon ein bisschen vernachlässigt im Pflegeheim. Das ist halt nicht vergleichbar wie daheim.“ (IP 18, Pos. 47)

Fast alle Befragten (n=21) begründeten ihre Haltung zu verschiedenen Versorgungssettings mit konkreten, individuellen Bedürfnissen. Neun Personen machten deutlich, dass ihnen ein **selbstbestimmtes Leben** und ihre persönliche Freiheit wichtig ist. Dies machten sie vor allem an Beispielen wie selbstbestimmtes Aufstehen, Zu-Bett-gehen und Ess- und Freizeitgewohnheiten deutlich. Räumlichkeiten, die dies zulassen, werden vor allem Zuhause gesehen.

Ein weiteres Argument, das bei den Abwägungen bzgl. der eigenen Pflegeversorgungssituation ins Feld geführt wird, ist der **Erhalt der eigenen sozialen Kontakte** (n=11). Hierbei wird vor allem davon ausgegangen, dass es im Falle eines pflegebedingten Umzugs einfacher sei, bereits bestehende Kontakte zu erhalten als neue aufzubauen. Diese Bindungen vor Ort, auch familiale Beziehungen, scheinen sehr relevant für die Vorstellung, wo ggf. Pflege empfangen werden soll.

Damit einher geht die hohe **Verbundenheit mit dem sozialen Umfeld**, die ebenfalls elf Interviewte beschreiben. In diesem Zusammenhang wird vor allem auf die Bindung an das Zuhause verwiesen und das Gefühl der Sicherheit, die vom gewohnten Umfeld ausgeht.

Argumente, die mit Wahrung der **Privatsphäre** zusammenhängen, wurden vor allem bei der Pflege durch eine private Pflegekraft kritisch betrachtet und sofern „die letzte Option Pflegeheim“ zum Tragen käme, wird häufig das Einzelzimmer als Voraussetzung genannt, um einen Rückzugsort zu haben.

Eine heimelige, gepflegte **Wohnatmosphäre,** ggf. mit eigenen Einrichtungsgegenständen, wünschen sich acht Interviewte. Bei der Vorstellung eines pflegebedingten Umzugs (in ein Pflegeheim) wird auch eine Verkleinerung des Wohnraums und damit einhergehend weniger Verantwortung als Vorteil gesehen. Dennoch scheint es auch ein Anliegen zu sein, genügend Wohnraum zu haben. Zudem ist die Vorstellung von Pflegeheimen häufig mit schlechtem Geruch assoziiert – entsprechend kritisch äußern sich die Befragten.

> „Also wenn ich da noch in der Lage bin, da würde ich wirklich erstmal nach dem Geruch gucken. Das ist wirklich so, da würde ich erstmal gucken. Und (…) wie sind die sanitären Einrichtungen, wie sind die Zimmer ganz putziklein? Das finde ich schon gut, dass man ein Einzelzimmer hat, das finde ich wirklich, also den Menschen gegenüber sehr wichtig, dass die nicht zusammen irgendwo da untergebracht werden. Und (…) ja, vielleicht käme es bei mir dann auch auf die Menschen drauf an, die mir begegnen. (…)“ (IP 6, Pos. 121)

Eine Subgruppenanalyse nach Geschlecht zeigt, dass Frauen im Vergleich zu Männern ihre Pflegepräferenzen tendenziell häufiger mit Bedürfnissen begründen, insbesondere eher mit dem Bedürfnis nach Selbstbestimmung und Unabhängigkeit in der Lebensgestaltung (w=8, m=9) sowie mit dem Bedürfnis nach Privatsphäre (w=5, m=1) und der Wohnatmosphäre (w=6, m=2) als mit Sorgen und Ängsten.

4.4.3 Deskriptive Auswertung der Kategorie „Pflegebezogene Vorstellungen und Erwartungen“

In dieser Kategorie werden direkt pflegebezogene Vorstellungen (Pflegebilder) und Erwartungen erfasst. Subcodes wurden zunächst induktiv gebildet und konnten in der Phase der Codestrukturierung den Dimensionen des Caring-Konstruktes von Wu et al. (2006) zugeordnet werden. [22] Die genannten Vorstellungen und Erwartungen konnten in die Subcodes „gesicherte Versorgung“ (n=6), „Fachlichkeit“ (n=12), „Respekt & Individualität“ (n=8) und „Zeit für Pflegebedürftige“ (n=12) zusammengefasst werden.

Im Code **„gesicherte Versorgung“** sind Erwartungen erfasst, die auf Geborgenheit und das Sicherheitsbedürfnis abzielen. Diese Überlegungen werden häufig mit dem Setting Pflegeheim verbunden, wie folgendes Zitat illustriert:

> „(…) Und dann muss schon gewährleistet sein, dass da so Rund-um-die-Uhr-Versorgung da ist, sonst brauche ich kein Pflegeheim.“ (IP 20, Pos. 65)

Das Thema **„Fachlichkeit“** wurde von doppelt so vielen Interviewten thematisiert. Es wird ganz klar davon ausgegangen, dass die Pflegepersonen über pflegerisches Wissen und Fertigkeiten verfügen. Dies wird vorwiegend bzgl. Körperpflege wie Waschen und Duschen beschrieben. Zudem wird häufig betont, dass zwischenmenschliche Aspekte und körperliche Pflegehandlungen zusammengehören. Eine Interviewperson beschreibt dies so:

> „Also die Empathie, die, also ja und eben halt auch dieses fachliche Wissen und eben auch, dass sie jemanden richtig waschen.“ (IP 7, Pos. 81)

Acht weitere Interviewten gehen dabei sehr konkret auf zwischenmenschliche Aspekte bei potenziellen Pflegehandlungen ein, die sich unter den Stichworten **Respekt und Individualität** zusammenfassen lassen. Diese Interviewten betonen, dass sie eine mitfühlende, auf das Menschliche ausgerichtete Pflege erwarten. Sie verstehen hierunter, dass sie trotz Pflegebedürftigkeit noch selbst bestimmen dürfen – was sie bspw. an einem selbstbestimmten Tagesablauf festmachen – und dass die Pflegenden Respekt vor dem Alter und der Lebensleistung haben – was sich im persönlichen Umgang miteinander widerspiegeln soll. Eine Befragte formuliert ihre Erwartungen so:

> „Da muss Respekt sein. Also das ERWARTE ich einfach dann, dass da einfach dieser alte Mensch, der jetzt Hilfe braucht, der so viel Jahre gelebt habt und so viel Wissen und Erfahrungen und Lebensweisheiten mitbringt, also dass das einfach respektiert wird. Also das wünsche ich mir einfach. Respekt und Achtung ist für mich etwas ganz Wichtiges.“ (IP 20, Pos. 65)

---

22 Unter Caring-Konzepte werden pflegewissenschaftliche Konzepte erfasst, die eine von Fürsorglichkeit geprägte professionelle Pflege beschreiben. Wu et al. (2006) entwickelten ein Messinstrument um den Pflegeprozess zu erfassen.

Als weiteren Teil von pflegebezogenen Vorstellungen und Erwartungen, die direkt an diese o. g. Aspekte einer zugewandten Pflege anschließen, konnten Subcodes in „**Zeit für Pflegebedürftige**“ gefasst werden. Diese Aspekte sind zwölf der Befragten wichtig, sodass sie hierauf teilweise auch mehrfach eingehen (19 codierte Segmente). Die Befragten setzen diese Wünsche jedoch vielfach in Relation zur allgemein bekannten Personalknappheit im Pflegebereich.

> „Gute Pflege ist, dass die Pflegekräfte Zeit haben, für das Persönliche. Nicht unendlich, aber Zeit haben.“ (IP 4, Pos. 91)

Insgesamt zeigt sich, dass die Befragte sehr eindeutige Aussagen zu pflegebezogenen Vorstellungen und Erwartungen haben, die sich mit dem Konzept einer zugewandten Pflege decken.

4.4.4 Deskriptive Auswertung der Kategorie „Soziale und familiale Aspekte“

In dieser Kategorie wurden Statements zum Sozialraum, bestehende Familienbilder, Informationen zur Wohnentfernung der Kinder sowie Einstellungen zum Einbezug Angehöriger in Pflege erfasst. Im Subcode „**Sozialraum**“ wurden Angaben zur Relevanz sozialer Kontakte, Freundes- und Bekanntenkreis oder dem Sozialraum erfasst. Diesen 13 (w=10, m=3) Personen sind soziale Kontakte auch außerhalb der Familie sehr wichtig und diese Kontakte in den nahen Sozialraum sollen so lange wie möglich gepflegt und erhalten werden. Einige Befragte beschreiben, dass mit zunehmender Pflegebedürftigkeit die Familie wichtiger wird als Kontakte zu Freunden und Bekannten im entfernteren Sozialraum. Dies begründen sie meistens mit zunehmender Immobilität im Alter und damit einhergehenden Verlusten von Kontaktmöglichkeiten. Es besteht die Annahme, dass bis zu einem gewissen Grad diese sozialen Beziehungen es ermöglichen würden, die Selbstständigkeit zu wahren, vor allem in Verbindung mit einer zentralen Wohnlage.

Der Subcode **Familienbilder** erfasst Familienleitbilder in Gestalt von Einstellungen und Meinungen zum (eigenen) Stellenwert von Familie. Vorwiegend wird die Familie als zentraler Bezugspunkt für soziale Kontakte beschrieben und hat für die Interviewten die Funktion der Sorgegemeinschaft. Abgewogen werden die historische Veränderung der Rolle der Familie ebenso wie anhand anstehender Umbaumaßnahmen ganz pragmatisch Überlegungen stattfinden mit dem Ziel, gegenseitige Unterstützungsmöglichkeiten zu schaffen.

Acht Befragte wünschen “eigentlich” einen **Einbezug von Kindern oder Partner:in** und weisen auf eine verantwortliche Rolle von Familie in Pflegesituationen hin. Meist wird körperliche Pflege bei professionell Pflegenden gesehen, bei Angehörigen die Aspekte Betreuung und instrumentelle Unterstützung. Dagegen möchten 14 Befragte ihre Angehörigen und Kinder überhaupt nicht oder nur in geringem Umfang in Pflegetätigkeiten einbeziehen. Tendenziell ist der Umfang des Einbezugs in Pflege durch Partner:innen höher als bei Pflege durch Kinder. Hierfür werden als Gründe die Wohnentfernung der Kinder, der hohe Zeitaufwand der Pflege bedeutet und dass die Kinder ihr eigenes Leben haben, aufgeführt. Die Lebensentwürfe sollen so wenig wie möglich tangiert werden. Präferiert werden Besuche, Betreuung, soziale und instrumentelle Hilfen, wie Organisation und Finanzielles.

Sieben der 18 Befragten, die Kinder haben, geben an, dass die **Wohndistanz zu ihren Kindern** zu groß wäre, um diese in Pflege einzubeziehen. Weitere sieben geben an, dass die Kinder „vor Ort“ wohnen; dennoch geben nur zwei an, sich einen Einbezug von Kindern in Pflege vorstellen zu können.

Vier Interviewte machen keine Angaben zum Wohnort ihrer Kinder. Vier Befragte thematisieren das Thema Nähe-Distanz zu ihren Kindern, vor allem vor dem Hintergrund, dass eigene und auch deren **Freiräume** im Falle einer eigenen häuslichen Pflege gewahrt bleiben sollen.

4.4.5 Deskriptive Auswertung der Kategorie „Erfahrungen mit Pflege“

Die Analyse der Erfahrungen mit Pflege zeigte, dass von den 22 Befragten 20 Personen angaben, in irgendeiner Form bereits Erfahrungen mit Pflege zu haben. Hierunter wurden auch Erlebnisse gefasst, die lediglich aufgrund eigener Beobachtungen, z. B. bei Besuchen in Pflegeheimen, gemacht wurden. Folgende Tabelle gibt einen Überblick über die Anzahl der Subcodes und die Anzahl der codierten Segmente im jeweiligen Subcode:

Tabelle 19: Absolute Häufigkeit der Dokumente und der codierten Segmente in der Kategorie „Erfahrungen mit Pflege“

	Dokumente	Segmente
Angehörige im Pflegeheim	13	14
Erfahrungen mit stationärer Langzeitpflege	18	33
Erfahrungen mit ambulanter Pflege	9	14
Erfahrung mit privater Pflegekraft	3	3
Care Giving-Erfahrung	10	12
Unzufriedenheit mit dem Pflegesystem	3	8
GESAMT	20	84

Von den Befragten geben 13 Personen an, **Angehörige im Pflegeheim** zu haben – meist handelt es sich um Eltern(-teile) oder Schwiegereltern. Inklusive weitergefassten **Erfahrungen im langzeitstationären Pflegesetting**, im Sinne von Erlebnissen bei Besuchen oder durch ihr Ehrenamt, berichten 18 Interviewte über Erfahrungen im langezeitstationären Pflegesetting. Eine Analyse nach Art der Erfahrung[23] zeigt, dass 10 Personen über eher negative Erfahrung berichten, acht Personen beschreiben eher positive Erfahrungen. Jeweils sieben Personen haben sowohl positive als auch negative Erfahrungen gemacht. Bei den Erlebnissen, die als negative Erfahrungen wahrgenommen wurden, wird häufig eine schlechte pflegerische Versorgung bemängelt, die dem Zeitdruck und dem Personalmangel geschuldet sei. Festgemacht wird dies häufig an einer unterlassenen Aktivierung der Pflegeheimbewohner:innen unter der Relativierung, dass das Personal könne nur das Nötigste machen könne. Vermisst wird das Soziale, Betreuung und z. T. auch eine respektvolle Behandlung. Diejenigen, die sehr gute oder überwiegend gute Erlebnisse mit der stationären Langzeitpflege verbinden, beschreiben in diesem Zusammenhang eine schöne Wohnatmosphäre, gutes individuelles Essen oder herzliches Pflegepersonal.

Von den neun Personen, die über **Erfahrungen mit ambulanter Pflege** berichten, beschreiben vier negative Erfahrungen, zwei Befragte beschreiben eher positive Erfahrungen. Insgesamt sechs Personen berichten von ambivalenten oder neutralen Erfahrungen[24]. Bei den negativen Erfahrungen wird mehrmals auf einen scheinbar häufigen Personalwechsel verwiesen und auf wenig einfühlsames Personal mit unterschiedlichen Qualifikationen. Teilweise werden auch Sprachprobleme mit negativen Erfahrungen assoziiert. Folgendes Zitat zeigt, die Einschränkungen, denen die gemachten Erfahrungen unterliegen:

> „Das kam immer drauf an, wer gekommen ist, muss ich sagen. Es gibt natürlich Hilfskräfte und dann kommen die Fachkräfte. Klar, die Fachkräfte, das ist natürlich schon eine ganz andere Sache, wenn die kommen. Aber sie schicken halt das, was sie haben." (IP 7, Pos. 51)

Lediglich von drei Befragten werden **Erfahrungen mit einer privaten Pflegekraft** beschrieben. Diese rühren meist aus dem Bekanntenkreis und werden von sehr gut bis sehr schlecht bewertet. Ein Befragter beschreibt es als "die ganze Bandbreite" (IP5, Pos. 61) und es wird deutlich, dass die Befragten es fast als

23 Die Befragten machten z. T. positive wie negative Erfahrungen. Diese und Erfahrungen ohne Wertung wurden dem Subcode „neutrale/ambivalente Erfahrungen" zugeordnet. Daher können die Teilsummen von der Gesamtsumme abweichen.

24 Die Befragten machten z. T. positive wie negative Erfahrungen. Diese und Erfahrungen ohne Wertung wurden dem Subcode „neutrale/ambivalente Erfahrungen" zugeordnet. Daher können die Teilsummen von der Gesamtsumme abweichen.

Glücksspiel empfinden, wer im Falle einer Pflegebedürftigkeit kommt. Diese geringe Einflussmöglichkeit bei der Auswahl der Person scheint abschreckend zu wirken, auch wenn es durchaus positive Beispiele im Bekanntenkreis gibt, wo die Pflegebedürftigen sehr gut ver- und umsorgt werden.

Über **Care Giving-Erfahrung** verfügen nach eigenen Angaben 10 der 22 Befragten. Sie berichten, teilweise mehrere Jahre ihre Eltern und Schwiegereltern (meist werden Mütter und Schwiegermütter erwähnt), Ehemänner und weitere Angehörige gepflegt zu haben. Zwei Befragte haben zudem einen beruflichen Pflegehintergrund.

Drei Interviewte zeigten eine stark ausgeprägte generelle Unzufriedenheit mit dem Pflegesystem.

4.4.6 Deskriptive Auswertung der Kategorie „Informationen zur pflegerischen Versorgung"

Zur Informationsbeschaffung in Zusammenhang mit einer pflegerischen Versorgungssituation (sowohl für die eigene potenzielle als auch für Angehörige) werden als genutzte **Informationsquellen** der Bekanntenkreis, Familie sowie fachliche Institutionen wie Pflegestützpunkt oder Leistungserbringer (Sozialstation, Pflegeheim) genannt. Einige Personen geben an, für sich selbst noch keine Informationen eingeholt zu haben.

Von **Schwierigkeiten bei der Informationsbeschaffung** berichten sechs der Befragten. Hier wird meist über Herausforderungen und Überforderungen in Zusammenhang mit einer eingetretenen Pflegebedürftigkeit eines Angehörigen berichtet. Schwierig sei vor allem, die Prozesse und Zuständigkeiten zu überblicken, und infolgedessen die verschiedenen Anlaufstellen.

Im Bereich der **Vorsorgeaktivitäten** sind bereits 13 der 22 Befragten in irgendeiner Weise aktiv geworden. Neun der 22 Befragten geben an, bereits Vorsorgedokumente (Vollmachten, Patientenverfügung) erstellt zu haben. Fünf Interviewte geben an, bereits Umbaumaßnahmen für barrierefreies Wohnen angefangen oder durchgeführt zu haben. Diese sind alle nicht alleinlebend, haben mind. 1 Kind und sind Hausbesitzer. Teilweise wird sogar Wohnraum vorgehalten, der sich für eine private Pflegekraft eignen würde. Teilweise wurden schon Pflegeeinrichtungen besichtigt, z. T. mit vorläufiger Anmeldung, oder es sind Besichtigungstermine in konkreter Planung. Allerdings gibt es auch Interviewte, die noch überhaupt keine Vorsorgeaktivitäten begonnen haben, u. a. aus Gründen der Verdrängung, wie folgendes Zitat zeigt:

> „Unangenehme Sachen schiebt man immer nach hinten. Ganz weit nach hinten. […] Vorsorgevollmacht. Das liegt aber auch noch schön zu Hause alles auf einem Stapel." (IP12, Pos. 16-20)

Insgesamt zeigt sich eine breite Spanne an Aussagen zu Vorsorgeaktivitäten, die von losen Überlegungen bis zu konkreten Maßnahmen wie Ersparnisse für Pflege/Pflegezusatzversicherung oder sogar durchgeführte Umbaumaßnahmen inkl. Wohnraum für eine potenzielle private Pflegekraft gehen.

4.4.7 Deskriptive Auswertung der Kategorie „Finanzielle Aspekte"

Finanzielle Hintergründe wurden nicht direkt durch den Leitfaden initiiert. Dennoch machen 17 Befragte Angaben zu finanziellen Aspekten, die Rückschlüsse zur Finanzierbarkeit von Pflege zulassen oder direkte Aussagen zur Finanzierbarkeit beinhalten. Die Mehrheit der Personen, die Angaben dazu macht, geht von einer potenziellen Finanzierbarkeit ihrer Pflegeaus (n=13). Zum Teil wird davon ausgegangen, dass Vermögen (Erspartes und Immobilien) eingesetzt werden muss, jedoch auch, dass die Rente ausreicht. Vereinzelt wird auch darauf verwiesen, dass notfalls auch staatliche Unterstützung greifen würde oder dass aufgrund fehlenden Wissens keine Angaben dazu gemacht werden können (n=4). Beide Frauen, die von fraglicher Finanzierbarkeit ausgehen, verbinden das mit ihren eigenen niedrigen Renteneinkünften, während die beiden Männer eher Sorgen aufgrund hoher möglicher Kosten in den Fokus rücken.

4.4.8 Deskriptive Auswertung der Kategorie „Wahrscheinlichkeit einer eigenen Pflegebedürftigkeit"

Aus einigen (n=11) Interviews konnten Aussagen zur Selbsteinschätzung zur Wahrscheinlichkeit einer eigenen Pflegebedürftigkeit identifiziert werden. Für drei Interviewte scheint nach eigener Einschätzung die eigene Pflegebedürftigkeit kein relevantes Thema zu sein:

> „Ich denke ja sowieso immer, so weit kommt es bei mir nicht." (IP 8, Pos. 43)

In anderen Aussagen schwingt zum Teil Verdrängung, aber auch die Hoffnung mit, davon verschont zu bleiben. Es wird deutlich, dass die Interviewten sich gedanklich durchaus damit auseinandersetzen, es aber dennoch keine aktive Beschäftigung mit dem Thema „eigene Pflegebedürftigkeit" gibt:

> „Man weiß ja nicht was kommt. Und mein Mann ist auch im 79. Lebensjahr und da muss man schon mal die Überlegungen anstellen, was da sein könnte." (IP 21, Pos. 29)

Von einem „absehbaren" Zustand gehen zwei der elf Personen aus, die zu diesem Thema Aussagen machten.

4.5 Integrierte Ergebnisse

Die quantitativen Analysen zeigen bereits Einflussgrößen für die Präferenz verschiedener Versorgungssettings auf. Jedoch können daraus nur eingeschränkt soziale und familiale Aspekte sowie individuelle Erfahrungen mit Pflege erfasst werden. Die qualitativen Befunde erweitern das Bild hierzu und liefern zudem Begründungen für die Pflegepräferenzen. Es können damit einhergehende Abwägungsprozesse beschrieben werden sowie pflegebezogene Vorstellungen und Erwartungen werden deutlich.

Zuvorderst lässt sich festhalten, dass es keine *absolut determinierte* Präferenz für ein spezifisches Versorgungssetting gibt. Vielmehr zeigt sich, dass Abwägungsprozesse unter Bezugnahme von Erfahrungswissen sowie äußerer Rahmenbedingungen diese Vorstellungen zum bevorzugten Pflegesetting prägen. Infolgedessen zeigt sich, dass häufig mehrere Optionen für ein potenzielles pflegerisches Versorgungssetting in Betracht kommen, wenngleich die Befragten eindeutig ihre individuelle Wunschvorstellung hervorheben.

Bei der Vielzahl an Optionen, wie die eigene zukünftige pflegerische Versorgung gestaltet werden soll, hat sich gezeigt, dass die Befragten diese Optionen in vier Modelle einteilen (vgl. Ergebnisse der Hauptkomponentenanalyse, Kapitel 4.2.3): häusliche Pflege mit Einbezug Angehöriger, häusliche Pflege durch professionelle Pflegepersonen, Pflege in gemeinschaftlichen Wohnformen und Pflege im Pflegeheim.

In den quantitativen Analysen konnten für jedes der vier Modelle verschiedene Faktoren identifiziert werden, die nun in den nachfolgenden Unterkapiteln mit den qualitativen Ergebnissen zusammengeführt werden.

4.5.1 Einflussfaktoren auf die Präferenz für häusliche Pflege mit Einbezug Angehöriger

Mit Blick auf die Gruppe derjenigen, die eine hohe Präferenz für häusliche Pflege mit Einbezug Angehöriger haben, konnte die multivariate Analyse die Merkmale Geschlecht, Haushaltsgröße, wahrgenommene soziale Unterstützung und Schulabschluss als signifikante Einflussfaktoren identifizieren. Diese konnten durch die qualitative Analyse nicht nur bestätigt werden, sondern es konnten ergänzende Erkenntnisse herausgearbeitet werden, die diese Aspekte spezifizieren und neue Aspekte hervorbringen[25].

So zeigen sich im Kontext des Geschlechts wichtige Differenzierungen durch die qualitative Datenanalyse der Interviewstudie. Es konnte erstens die Aussage, dass Männer im Vergleich zu Frauen eher Angehörige in Pflege

25 Für Schulabschluss liegen in der qualitativen Analyse keine Daten vor.

einbeziehen wollen, eindeutig bestätigt werden. Zweitens wurde deutlich, dass dies vor allem daran liegt, dass Männer bei „pflegenden Angehörigen“ in erster Linie an ihre Partnerin denken und nicht an ihre Kinder, wie folgendes Zitat illustriert:

> „Ich möchte zu Hause gepflegt werden, solange es irgendwie geht und solange ich irgendwie im Kopf klar bin. [...] Und wenn es dann darum geht, wer mich pflegt. Na ja, das ist so eine Sache. Wer von einem Ehepaar bleibt letztlich übrig? Vielleicht bleibe ich übrig und dann ist meine Frau noch da oder umgekehrt. Prinzipiell wären wir beide voneinander schon so, dass wir sagen: du machst das. Solange du es kannst. Und du kannst es ja. Und was halt nicht so toll ist, das ist halt nicht so toll. Aber du bist die Vertrauensperson. Du bist die Person, die ich kenne. Das ist auch so eine Sache.“ (IP 16, Pos. 35)

Weitere geschlechtsspezifische Differenzierungen lassen sich hinsichtlich der Reihenfolge und des Umfangs des Einbezugs Angehöriger feststellen. Männer mit einer hohen Präferenz für dieses Pflegesetting sehen in erster Zuständigkeit ihre Angehörigen und erst wenn der Pflegebedarf größer wird, sollen professionelle Pflegekräfte oder Live-Ins in ihre Pflege einbezogen werden. Frauen sehen dagegen Angehörige eher in ergänzender Funktion und sehen die erste Zuständigkeit bei ambulanten Diensten. Sowohl Männer als Frauen sprechen immer von Töchtern oder Schwiegertöchtern, wenn sie über mögliche Szenarien mit Einbezug von Kindern als pflegende Angehörige sprechen.

Diese und weitere zentrale Erkenntnisse der integrativen Analyse sind in komprimierter Form für die Subgruppe „Präferenz für Pflege mit Einbezug Angehöriger“ in Tabelle 20 abgebildet.

Tabelle 20: Zentrale Ergebnisse mit integrativer Analyse für die Subgruppe „Präferenz für häusliche Pflege mit Einbezug Angehöriger"

Präferenz für häusliche Pflege mit Einbezug Angehöriger		
Signifikante Einflussfaktoren aus dem quantitativen Studienteil sowie zentrale Erkenntnisse aus dem qualitativen Studienteils		
Quantitativer Studienteil:	**Qualitativer Studienteil:**	**Integrative Analyse:**
• Geschlecht: weibliches Geschlecht verringert die Wahrscheinlichkeit für diese Präferenz im Vergleich zu Männern signifikant.	• Männeranteil in dieser Subgruppe höher. • Die Vorstellung, durch Ehe-/Partner:in gepflegt zu werden, äußern ausschließlich Männer. • Männer sehen zuvorderst Angehörige als Pflegende, professionell Pflegende eher in Ergänzungsfunktion. • Frauen sehen Angehörige als Pflegende ausschließlich in Ergänzungsfunktion • Bei Vorstellung von Kindern gepflegt zu werden, wird fast ausschließlich an Töchter bzw. Schwiegertöchter als Pflegende gedacht.	• Kongruenz bei geschlechtsspezifischem Trend: Dies könnte mit der Vorstellung zusammenhängen, dass Männer davon ausgehen, ggf. von ihrer (häufig jüngeren) Partnerin gepflegt zu werden. • Zudem beeinflusst das Geschlecht die Vorstellung des Umfangs und der Reihenfolge des Einbezugs Angehöriger, nicht jedoch die Vorstellung, ob das potenziell pflegende Kind weiblich oder männlich ist: Es wird fast immer von pflegenden (Schwieger)Töchtern ausgegangen.
• Mit zunehmender Haushaltsgröße steigt die Wahrscheinlichkeit für diese Präferenz.	• Die Präferenz für häusliche Pflege mit Einbezug Angehöriger ist vor allem bei Personen, die nicht alleinleben vorhanden.	• Soziale Unterstützung wird vor allem aus dem nahen Umfeld – der eigenen Häuslichkeit – generiert und fördert die Präferenz für Einbezug Angehöriger.
• Mit zunehmender wahrgenommener sozialer Unterstützung steigt die Präferenz für häusliche Pflege mit Einbezug Angehöriger.	• Personen die Familie als wichtig beschreiben, präferieren die häusliche Versorgung mit Einbezug Angehöriger. Die Wohndistanz zu Kindern scheint keinen Einfluss auf die Vorstellung zum Einbezug Angehöriger zu haben, u.a. wird auch eine Umzugsbereitschaft in die Nähe der Kinder beschrieben.	• Die Wohndistanz zu den Kindern scheint weniger eine Rolle zu spielen, vielmehr prägt das Bild von Familie die Vorstellung, wer in Pflege übernimmt. Das elterliche Wohnhaus spielt dabei als räumliche Ressource und emotionaler Bezugspunkt eine zentrale Rolle.
• Hoher Schulabschluss reduziert diese Präferenz im Vergleich zu niedrigem Schulabschluss signifikant (n. s. gegenüber mittlerem Schulabschluss).	• k.A.	• Personen mit einem niedrigen schulischen Bildungsgrad neigen eher zur Präferenz für häusliche Pflege mit Einbezug Angehöriger.

Obwohl sich aus den quantitativen Auswertungen keine signifikanten Unterschiede ablesen lassen, was das Vorhandensein von Kindern als Determinante für eine hohe Präferenz für den Einbezug Angehöriger in Pflege ausweist, ist auffallend, dass diese Subgruppe in der qualitativen Studie mindestens ein Kind hat. Dass sich in der quantitativen Auswertung kein signifikanter Einfluss der Kinderzahl nachweisen lässt, könnte dadurch bedingt sein, dass in der quantitativen Analyse nicht zwischen Partner:in und Kindern als Angehörige differenziert wird und Kinderlose bei pflegenden Angehörigen ihre Partner:innen im Blick hatten. Hierfür spricht, dass sich in den qualitativen Analysen durchaus eine hohe Relevanz von Familie – inkl. Kindern- und ihrer Funktion als Sorgegemeinschaft zeigt. Gleichzeitig ist festzuhalten, dass die „Verfügbarkeit" von Kindern als potenziell Pflegende nicht von Bedeutung ist, denn es lassen sich auch in der qualitativen Analyse keine relevanten Unterschiede aufzeigen zwischen denjenigen, die Kinder vor Ort haben und denjenigen, deren Kinder in größerer Wohndistanz leben. Letzteres lässt sich auch durch eine teilweise vorhandene Umzugsbereitschaft der Befragten erklären. Eine Befragte (w, 71 Jahre) berichtet ihre Abwägungen diesbezüglich:

> „Natürlich würde ich mir dann vielleicht eher wünschen, dass ich dann in die Nähe von meiner Familie, zum Beispiel von meiner Tochter [umziehe], wenn da die Möglichkeit wäre. Damit [...] es auch für Sie einfacher wäre, [...] nach dem Rechten zu gucken und so. Also welcher Sitz, das wäre mir eigentlich egal. Klar schwankt man immer so ein bisschen zwischen Freunde und Bekannte, wo man ja dann verliert, was man halt jetzt sich so aufgebaut hat. Also ich möchte jetzt zum Beispiel nicht jetzt, so lange es gut geht, umziehen zu meiner Tochter, wo ich eigentlich, ja, außer der Familie niemanden habe und hier dann die Freunde dann verliere oder die Bekannten zu verlieren. Aber das habe ich halt auch bei meinen Eltern gesehen, je älter dass man wird, der Lebenskreis wird eh immer enger. Weil, sterben oder kann das ja auch durchaus oder entweder man stirbt selber oder die Bekannten sterben und es wird ja immer weniger." (IP 7, Pos. 125)

Aus dem Zitat lassen sich auch Anhaltspunkte für die zentrale Rolle der Familie entnehmen. Die Befragte nennt hier eine Verschiebung relevanter Kontakte von Freundes- und Bekanntenkreis hin zur Familie. Andere Befragte beschreiben in diesem Kontext auch, dass das Wohnhaus als räumliche Ressource und emotionaler Bezugspunkt eine zentrale Rolle als Familientreffpunkt einnimmt.

Obwohl in den quantitativen Ergebnissen kein statistischer Zusammenhang zwischen Wohneigentum und der Präferenz für häusliche Pflege durch Angehörige erkennbar ist, hat die qualitative Analyse gezeigt, dass all diejenigen, die dieses Pflegesetting präferieren, in ihrem eigenen Haus wohnen. Diese Divergenz zwischen den einzelnen Teilergebnissen könnte dadurch zustande kommen, dass in der quantitativen Studie die beiden Wohnformen „Eigenheim" und „Eigentumswohnung" zusammengefasst wurden und dies somit mehr auf „Eigentum" abgezielt. Dagegen scheint in der qualitativen Analyse häufig die Ressource „Platz" und die emotionale Bindung mit dem eigenen Haus in Verbindung gebracht zu werden.

Ein weiterer Aspekt, der durch die qualitative Analyse hervorgebracht wurde, ist die Verbindung zwischen wahrgenommener sozialer Unterstützung und Haushaltsgröße. Soziale Unterstützung scheint vor allem aus dem nahen Umfeld – der eigenen Häuslichkeit und Familie – generiert zu werden: Neben der Unterstützung durch die Partner:in wird auf die Unterstützung durch Kinder verwiesen, die teilweise in unmittelbarer Umgebung, sogar im selben Haus wohnen. Freundes- und Bekanntenkreise werden von dieser Subgruppe in Bezug auf soziale Unterstützung kaum erwähnt.

Im Kontext bereits gemachter Erfahrung mit Pflege konnte das Bild durch die qualitative Studie deutlich erweitert werden, da ergänzende Daten erhoben wurden. So konnten Daten zu Erfahrungen mit verschiedenen Pflegesettings erhoben werden. In der Subgruppe derjenigen, die Angehörige in Pflege einbeziehen wollen, wird auf positive Erfahrungen mit privaten Pflegekräften im Bekanntenkreis verwiesen, jedoch ohne diese Modelle auf eine eigene potenzielle Versorgungssituation zu übertragen. Mit ambulanten Pflegediensten scheinen die Personen dieser Subgruppe heterogene Erfahrungen gemacht zu haben, dagegen zeigt sich bei den Erfahrungen mit stationärer Langzeitpflege eindeutig ein negatives Bild. Von den sieben Personen berichten fünf von Erfahrungen oder Erlebnissen, die stark negativ konnotiert sind.

In der quantitativen Analyse konnte eigene Care Giving-Erfahrung nicht als signifikanter Einflussfaktor für die Präferenz für häusliche Pflege mit Einbezug Angehöriger identifiziert werden. Auch die Befunde der qualitativen Studie zeigen diesbezüglich keine Auffälligkeiten. Von den neun Personen dieser Subgruppe berichten fünf über Care Giving-Erfahrung, jedoch ohne diese besonders positiv oder negativ einzuordnen. Im Vordergrund steht für sie, dass sie eigentlich zu Hause gepflegt werden wollen. Sorge vor Überlastung ihrer Angehörigen werden von vier Personen dieser Subgruppe geäußert.

Erweitert werden konnten die Ergebnisse der quantitativen Studie auch mit Blick auf die Begründung der Pflegepräferenz. Diejenigen, die Angehörige in Pflege miteinbeziehen wollen, begründen ihre Pflegepräferenz häufig mit Abgrenzung zu Pflege im Pflegeheim. Neben der Konfrontation mit Pflegebedürftigkeit, die in einem Pflegeheim durch die hohen Grade an Pflegebedürftigkeit abschreckend wirken, ist es auch die Sorge vor Vernachlässigung und sozialer Isolation, die dazu führt, dass häusliche Pflege mit Einbezug Angehöriger präferiert wird. Die komplexen Abwägungsprozesse – die Angst vor Vernachlässigung, das Vertrauen in die Angehörigen bei gleichzeitiger Sorge vor Überlastung dieser und die starke Verbundenheit mit dem Zuhause – werden in folgendem Zitat deutlich:

> „[…] Ich bin auch mehr dafür und meine Frau mit Sicherheit auch, dass man, solange es geht, für den Partner okay ist, dass man das solange wie es geht, daheim macht. Weil wir sind nicht so also, nicht so mit Pflegeheimen, weil im Moment ist es halt auch, Sie

wissen das selber mit Personal und dass man nicht/ oder da wird man halt schon ein bisschen vernachlässigt im Pflegeheim. Das ist halt nicht vergleichbar wie daheim. Sicher, manchmal geht es halt nicht anders. Kommt immer auf den Fall an. Dass man sagt: nein, ich kann nicht mehr. Der Mann oder die Frau muss ins Pflegeheim. Aber solange es geht, würde ich sagen, probieren wir es daheim. Wenn es geht. Kommt immer auf den Fall an. (IP 18, Pos. 47)

Auf Seite der Bedürfnisse, die diese Pflegepräferenz begründen, wird deutlich, dass die Befragten vor allem eine hohe Verbundenheit mit dem Umfeld spüren und individuelle soziale Kontakte erhalten möchten. Argumentiert wird, dass das vertraute Wohnumfeld und bestehende soziale Kontakte Sicherheit geben, sich im Alter zurecht zu finden.

„I: [...] warum ist Ihnen das so wichtig, also zu Hause zu bleiben?
B: Ja gut, weil man es gewöhnt ist und weil man sich da ja eigentlich das, was man jahrzehntelang erlebt hat, vorstellt oder dass man sich noch etwas auskennt und allein sein kann, wenn man mag, oder nicht auf ein kleines Zimmer oder wie auch immer fixiert ist." (IP 13, Pos. 36-37)

Insgesamt bezieht sich diese Subgruppe vermehrt auf das bestehende soziale Umfeld und Gewohntes, welches sie nur zuhause in dieser Form erleben können und in einem anderen Setting vermissen würden.

4.5.2 Einflussfaktoren auf die Präferenz für häusliche Pflege durch professionelle Pflegepersonen

Häusliche Pflege, die vorrangig durch professionell Pflegende geleistet wird, gehört zu den Versorgungssettings, die für den größten Teil der Befragten gut oder eher gut vorstellbar ist (vgl. Tabelle 5). Die durch die Hauptkomponentenanalyse identifizierte Dimension „häusliche Pflege durch professionelle Pflegepersonen" umfasst die jeweiligen Versorgungssettings „häusliche Pflege durch ambulante Pflegedienste", „häusliche Pflege durch eine private Pflegekraft" und „häusliche Pflege in Kombination mit Tagespflege".

Durch die binäre logistische Regression konnte aufgezeigt werden, dass eine Wahrscheinlichkeit für die Präferenz für dieses Versorgungssetting sich signifikant vergrößert, wenn die Person in einem Zweipersonenhaushalt lebt, über Care Giving-Erfahrung verfügt, den Eigenanteil für ein Pflegeheim theoretisch aufbringen könnte und die Erreichbarkeit einer nahestehenden Person als gut eingeschätzt wird. Die Wahrscheinlichkeit für die Präferenz für Pflege durch Professionelle verringert sich dagegen durch einen guten Informationsgrad über pflegerische Versorgung (Selbsteinschätzung).

In der qualitativen Analyse konnten die Befunde hinsichtlich häuslicher Pflege durch Professionelle sowohl zusammengefasst als auch aufgesplittet für die Versorgungssettings „häusliche Pflege durch einen ambulanten Pflegedienst" und „häusliche Pflege durch eine private Pflegekraft" dargestellt werden. Die Übersicht über die zentralen Befunde der beiden Studienteile sowie die Zusammenfassung der integrativen Analyse findet sich in folgender Tabelle 21:

Tabelle 21: Zentrale Ergebnisse mit integrativer Analyse für die Subgruppe "Präferenz für häusliche Pflege durch professionelle Pflegepersonen"

Präferenz für häusliche Pflege durch professionelle Pflegepersonen		
Signifikante Einflussfaktoren aus dem quantitativen Studienteil sowie zentrale Erkenntnisse aus dem qualitativen Studienteil		
Quantitativer Studienteil:	**Qualitativer Studienteil:**	**Integrative Analyse:**
• Haushaltsgröße: Leben im Zweipersonenhaushalt vergrößert die Wahrscheinlichkeit für diese Präferenz stark. • Die gute Erreichbarkeit einer nahestehenden Person vergrößert die Wahrscheinlichkeit für die Präferenz dieses Pflegesettings.	• Personen, die dieses Versorgungssetting präferieren, leben im Vergleich zum Gesamtsample häufiger nicht allein. • Eine gut erreichbare Person, sei es der:die Partner:in oder direkt in der Nähe wohnende (Enkel-) Kinder fördern häusliche Pflegearrangements mit professioneller Pflege. • Ambulante Pflege wird präferiert, wenn auch noch Angehörige zur Verfügung stehen. • Private Pflegekräfte wird präferiert, wenn die Angehörigen nicht zur Verfügung stehen.	• Bestätigt die quantitative Analyse dahingehend, dass ein Zusammenhang zwischen Haushaltsgröße bzw. einer gut erreichbaren Person und der Präferenz für häusliche Pflege durch professionelle Pflegepersonen besteht. Ist eine nahestehenden Bezugsperson in räumlicher Nähe verfügbar, kommt häufig häusliches Pflegearrangement in Betracht, das Professionellen die Körperpflege überträgt und den Angehörigen organisatorische Aufgaben. Diese Aufgaben können auch Kinder, die nicht vor Ort leben übernehmen, weshalb die Wohndistanz zu Kindern eine untergeordnete Rolle spielt.
• Care Giving-Erfahrung vergrößert die Wahrscheinlichkeit für diese Präferenz.	• Mehr als die Hälfte hat z. T. jahrelange Care Giving Erfahrung, teilweise mit professioneller Unterstützung. Grundsätzlich bestehen eher positive Erfahrungen mit professioneller Pflege, jedoch vorwiegend im langzeitstationären Pflegesetting, weniger im ambulanten Setting. Diejenigen, die über Care Giving-Erfahrung verfügen, berichten häufiger über Belastungen im Kontext häuslicher Pflege.	• Aufgrund selbst erfahrener Belastung wird im häuslichen Setting professionelle Pflege bevorzugt, selbst wenn die gemachten Erfahrungen mit ambulanten Diensten nicht ausschließlich positiv waren. Grundsätzlich scheint Vertrauen in professionelle Pflege zu bestehen.

Präferenz für häusliche Pflege durch professionelle Pflegepersonen		
Signifikante Einflussfaktoren aus dem quantitativen Studienteil sowie zentrale Erkenntnisse aus dem qualitativen Studienteil		
Quantitativer Studienteil:	**Quantitativer Studienteil:**	**Quantitativer Studienteil:**
• Ein selbsteingeschätzter guter Informationsgrad über pflegerische Versorgung verringert die Wahrscheinlichkeit für häusliche Pflege durch professionelle Pflegepersonen.	• Schwierigkeiten beim Zugang zu pflegerischer Information und überfordernde Situationen diesbezüglich werden berichtet.	• Schlechter Informationszugang schreckt vor häuslicher Pflege ab. Schlecht Informierte verlassen sich vermehrt auf Angehörige im gewohnten Umfeld zu Hause.
• Personen, die einen Eigenanteil von 2100 € über mehrere Jahre theoretisch aufbringen könnten, haben eine höhere Wahrscheinlichkeit für diese Präferenz.	• Etwas mehr als die Hälfte derjenigen, die dieses Pflegesetting präferieren, gehen davon aus, im Falle einer eigenen Pflegebedürftigkeit Pflege finanzieren zu können.	• Kongruenz bei finanziellen Aspekten: Die Annahme, das Pflegesetting über mehrere Jahre finanzieren zu können, fördert die Präferenz für das Pflegesetting.

Bestätigt wird die quantitative Analyse dahingehend, dass ein Zusammenhang zwischen Haushaltsgröße und der Präferenz für häusliche Pflege durch professionelle Pflegepersonen besteht, denn auch in der qualitativen Studie gibt ein Großteil der Interviewten mit dieser Präferenz an, nicht allein zu leben. Infolgedessen steht häufig auch eine nahestehende Person meist relativ gut zur Verfügung.

Bei Vorhandensein einer Partnerschaft oder Kindern, die in räumlicher Nähe leben, wird des Öfteren ein häusliches Pflegearrangement beschrieben, das der professionellen Pflege die Körperpflege überträgt und den Angehörigen organisatorische Aufgaben. Diese Aufgaben können auch Kinder, die nicht vor Ort leben übernehmen, weshalb die Wohndistanz zu Kindern eine untergeordnete Rolle spielt.

Innerhalb des Versorgungssettings häusliche Pflege durch professionelle Pflegepersonen wird ambulante Pflege vorrangig präferiert, wenn auch noch Angehörige zur Verfügung stehen. Eine private Pflegekraft wird eher präferiert, wenn die Angehörigen nicht zur Verfügung stehen oder nicht in Pflege einbezogen werden sollen oder können, weil z. B. die Kinder nicht vor Ort wohnen. Erklärbar sind diese unterschiedlichen Präferenzen dadurch, dass mit ambulanter Pflege häufig Defizitäres in Verbindung gebracht wird. Vor allem wird auf die Zeitnot und den Arbeitsdruck der ambulanten Dienste hingewiesen, womit weniger Möglichkeiten zu sozialen Beziehungen und einer zugewandten Pflege bestehen würde. Des Weiteren wird ein häufig wechselndes Pflegepersonal negativ wahrgenommen.

Folgendes Zitat illustriert die defizitäre Wahrnehmung:

> „Aber wahrscheinlich ist da eben doch ein gewisser Mangel, wenn es jetzt noch mehr Pflegefälle wären und das, was man eben auch im Bekanntenkreis hört, dass die halt einfach zu wenig Zeit haben und dass das da ein großes Manko da ist, ja." (IP 5, Pos. 105)

Allerdings wird der ambulanten Pflege eine hohe Fachlichkeit zugeschrieben. Aus diesem Grund wird ein ambulanter Dienst erstens präferiert, wenn es um die Aufgabe der direkten Körperpflege geht – und Angehörige lediglich mit sozialen und organisatorischen Aufgaben die Pflegesituation stützen sollen. Zweitens werden ambulante Pflegedienste auch als fachliche Instanz in Live-In-Arrangements gewünscht, auch um dadurch mehr Fachlichkeit im Live-In-Arrangement in der pflegerischen Versorgung zu gewährleisten, denn hier bestehen durchaus Bedenken hinsichtlich der Kompetenzen von Live-Ins.

Dennoch wird das Pflegearrangement mit privater Pflegekraft vor allem dann favorisiert, wenn die Pflegesituation mehr Pflege- und Unterstützungsbedarf erfordert. Positiv wird vor allem die konstantere Verfügbarkeit wahrgenommen, was gerade im Hinblick auf soziale Kontakte, Kommunikation und Sicherheitsaspekte von Vorteil sei.

Ein Befragter beschreibt seine Überlegungen diesbezüglich so:

> „Ich denke, das ist immer vom Grad der Notwendigkeit der Hilfe abhängig, ne. Also wenn einer stark eingeschränkt ist, wird es wahrscheinlich vielleicht mit so einem sozialen Dienst einfach schwierig, wenn die dann so sporadisch kommen, ja. Ständig jemanden im Haushalt zu haben, setzt natürlich voraus, dass man es auch bezahlen kann. Man müsste ja dann diese, zum Beispiel diese polnischen Mitbürger, die da solche Dienstleistungen anbieten, (…) ja. Also ich würde möglichst lange lieber im eigenen Haushalt verbleiben wollen, ja, auch mit Hilfe anderer." (IP 10, Pos. 27)

In dem Zitat wird auch eine gewisse Zwiespältigkeit für dieses Pflegearrangement deutlich, die einige der Interviewten teilen. Einerseits wird die ständige Anwesenheit der Pflegeperson als Vorteil betrachtet, andererseits wirkt diese Nähe auf einige Interviewte auch abschreckend. An der Situation, mit einer fremden Person im eigenen Zuhause zusammenzuleben, werden ablehnende Argumente exemplifiziert, sei es die Sorge vor einer angenommenen Sprachbarriere, vor anderen Essgewohnheiten oder eher grundsätzliches Misstrauen gegenüber Fremdem. Einige der Interviewten haben auch ethische Bedenken oder schlichtweg zu wenig Platz für ein Live-In-Arrangement.

Vor diesem Hintergrund erklärt sich auch, dass diejenigen, die ein Live-In-Arrangement präferieren, fast alle über ein Haus verfügen oder angeben, dass es in ihrer (Eigentums-)Wohnung möglich wäre.

Obwohl die finanzielle Situation der Befragten weder in der quantitativen noch in der qualitativen Studie direkt erhoben wurde, können durch die Aussage „könnte über mehrere Jahre einen Eigenanteil von ca. 2100 € aufbringen" (in der quantitativen Studie) sowie durch die qualitativen Beschreibungen von finanziellen Aspekten durch die Befragten Rückschlüsse zur finanziellen Situation gezogen werden: Die finanziellen Möglichkeiten scheinen einen unmittelbaren Einfluss auf die Präferenz für pflegerische Versorgungssettings zu haben, denn sowohl in der quantitativen Analyse als auch in der qualitativen Analyse wird deutlich, dass der finanzielle Hintergrund die Präferenz für Pflege im häuslichen Setting mit professioneller Unterstützung fördert. Einige Befragte gehen zudem davon aus, dass häusliche Pflege mit professioneller Unterstützung weniger finanzielle Belastung als Pflege im Pflegeheim mit sich bringt.

In Bezug auf den Einfluss bereits bestehender Erfahrungen mit Pflege auf die Präferenz von häuslicher Pflege durch Professionelle hat die quantitative Analyse eindeutig hervorgebracht, dass durch eigene Care Giving-Erfahrung die Wahrscheinlichkeit für die Präferenz für Pflege durch Professionelle steigt. Die qualitative Analyse kann das Bild in mehrfacher Hinsicht erweitern und erklären:

Mehr als die Hälfte dieser Subgruppe hat z. T. jahrelange Care Giving-Erfahrung und berichtet zum Teil von sehr herausfordernden Situationen, insbesondere wenn ihre Angehörigen eine dementielle Erkrankung hatten. Vor diesem Hintergrund kann die Präferenz für professionelle Pflege dahingehend interpretiert werden, dass mit diesen Pflegearrangements vor allem Angehörige entlastet werden sollen.

Obwohl von schwierigen, auch belastenden Situationen berichtet wird, fällt auf, dass keine:r der Befragten die damalige Situation ausschließlich negativ darstellt, vielmehr wird Pflege von Angehörigen als eine selbstverständliche Verantwortung gesehen:

> „Gut, wir haben das zunächst als selbstverständlich empfunden, dass sie im Haus bleiben und dass man tut, was man kann. Wir hatten auch schon einem ambulanten Pflegedienst für Körperpflege." (IP 13, Pos. 9)

Nimmt man deshalb auch weitere Erfahrungen mit Pflegesettings hinzu, z. B. Erfahrungen mit ambulanten Diensten oder stationärer Langzeitpflege, so zeigt sich, dass hier zwar gemischte Erfahrungen vorliegen – tendenziell jedoch die positiven Erfahrungen mit stationärer und ambulanter Pflege überwiegen. Lediglich unter denjenigen, die eine private Pflegekraft präferieren, bestehen kaum positive Erfahrung mit ambulanten Pflegediensten.

Es ist also nicht nur die Sorge vor Belastung der Angehörigen, die die Präferenz für professionelle Pflege fördert, es sind auch grundsätzlich eher positive Erfahrungen mit der Professionellen Pflege, vor allem im fachlichen Bereich, die diese Präferenz fördern.

Die quantitative Analyse zeigt, dass ein selbsteingeschätzter guter Informationsgrad die Wahrscheinlichkeit für die Präferenz für häusliche Pflege mit professioneller Unterstützung verringert. In diesem Kontext zeigen die qualitativen Daten vor allem, dass über negative Erlebnisse berichtet wird, wenn es um ehemalige Situationen geht, die mit Informationseinholung zusammenhängen.

„Das [der ambulante Pflegedienst] hat ausgereicht, ja. Ja. Das ging eigentlich so. Die Schwierigkeiten sind dann eher, wie gesagt, wenn ich, wie soll ich das jetzt sagen, wenn man halt Hilfe braucht, zum Beispiel jetzt ein Rollstuhl und dann diese ganzen Anträge und dann es betrifft dann wieder die Pflegeversicherung, dann die Krankenversicherung, man steckt halt so oft in der Warteschleife und verbringt da sehr viel Zeit, obwohl man eigentlich ja was anderes tun sollte. Und das habe ich also als wirklich störend empfunden, dass man da so hin und her geschickt wird, das hat mich auch sehr oft sehr geärgert." (IP 7, Pos. 7)

Denkbar wäre, dass hier ein Zusammenhang besteht zwischen dem Informationsgrad, dem Informationszugang und der Ablehnung von häuslicher Pflege, denn wenn die Informationen schwierig erreichbar sind, erscheint dadurch eine häusliche pflegerische Versorgungssituation überfordernd. Aufgrund geringer Fallzahl kann hier lediglich von einer Tendenz gesprochen werden. Allerdings stützen diese Aussagen die o. g. Argumentation, dass ein ambulantes Versorgungsarrangements als komplex wahrgenommen wird, weshalb die Notwendigkeit des Einbezugs Angehöriger bestehen würde.

Erweitert werden konnten die Ergebnisse der quantitativen Studie zudem hinsichtlich der Begründungen der Pflegepräferenz durch Professionelle[26]. Da sich ein Großteil der Interviewten eine Pflege durch ambulante Dienste oder Live-Ins vorstellen kann, sind die in Kapitel 4.4.2 dargestellten Begründungen der Pflegepräferenzen größtenteils auch für die subgruppenspezifischen Begründungen gültig. Dennoch lassen sich Abweichungen feststellen, die in die o. g. Analysen passen. So bestehen im Vergleich zum Gesamtsample seltener Sorgen im Kontext der Wahrung der Privatsphäre. Auch die Sorge vor Belastung von Angehörigen wird weniger häufiger geäußert (vgl. oben). Bei all denjenigen, die Sorgen vor schlechter Pflege und Vernachlässigung haben, besteht die Präferenz für häusliche Pflege durch professionelle Pflegepersonen. Dies trifft auch auf die Verbundenheit mit dem sozialen Umfeld zu: Wer dieses Bedürfnis äußert, äußert auch den Wunsch nach häuslicher Pflege durch Professionelle. Insbesondere werden zwei Aspekte innerhalb der Verbundenheit mit dem sozialen Umfeld fokussiert. Erstens sind es die sozialen Kontakte und die sozialräumliche Anbindung, die gewohnt sind und die erhalten bleiben sollen. Eine Interviewte erläutert die Bedeutung ihres sozialen Umfelds auch unter Abgrenzung zu einem neuen sozialen Umfeld:

26 Da diese Subgruppe lediglich vier Interviewte weniger umfasst als das Gesamtsample, stellen diese subgruppenspezifischen Begründungen vor allem Abweichungen vom Gesamtsample dar.

> „Also aber ich habe hier gelebt und wir sind seit 1970 verheiratet und leben hier und da möchte ich, ich lerne dort niemanden mehr kennen. Ich gehe dort bestimmt nicht mehr zum Lauftreff oder zu irgendwas und deshalb, also unser Leben ist hier." (IP 9, Pos. 7)

Zweitens ist es auch eine starke Verbundenheit mit dem Zuhause, die immer wieder beschrieben wird und die Präferenz für häusliche Pflege begründet. Die große Bedeutung, die das Zuhause und die gewohnte Umgebung hat, beschreibt ein weiterer Interviewter:

> „[...] zuhause ist halt zuhause, ja. Und das ist ein ganz anderes Gefühl, ein ganz anderes, selbst wenn ich krank bin und bei aller Bemühung in einer Klinik oder so [...]." (IP 4, Pos. 151)

Insgesamt zeigt sich eine hohe Verbundenheit mit der eigenen Häuslichkeit, die neben der emotionalen Verbundenheit zur Wohnung und Wohnumfeld durch die Erwartung geprägt ist, im eigenen Heim (im Vergleich zu institutionellen Wohnformen) bessere Möglichkeiten zu haben, selbstbestimmt und unabhängige den Alltag gestalten zu können.

4.5.3 Einflussfaktoren auf die Präferenz für Pflege in gemeinschaftlichen Wohnformen

Bereits die bivariaten Analysen zeigen erste Hinweise, wer Pflege in „modernen", gemeinschaftsorientierten Wohnformen präferiert, die häuslichem Wohnen ähneln, jedoch einen Umzug mit sich bringen (vgl. Unterkapitel 4.2.2). Die Präferenzen der Versorgungssettings „Pflege im Mehrgenerationenwohnen", „Pflege im Betreuten Wohnen" und „Pflege in Wohngemeinschaften" konnten durch die Hauptkomponentenanalyse in der Dimension „Präferenz für Pflege in gemeinschaftlichen Wohnformen" auch statistisch fundiert zusammengefasst werden. Mittels der binären logistischen Regression konnte aufgezeigt werden, dass eine Wahrscheinlichkeit für die Präferenz dieses Versorgungssetting sich signifikant vergrößert, wenn die Person weiblich ist, ein Kind hat und die Erreichbarkeit des Freundeskreises als gut eingeschätzt wird. Die Wahrscheinlichkeit für die Präferenz für Pflege in gemeinschaftlichen Wohnformen verringert sich dagegen durch einen guten Informationsgrad über pflegerische Versorgung sowie durch Zugehörigkeit zur höheren Altersgruppe (70-74 Jahre). Die qualitativen Ergebnisse können als ergänzende Interpretationshinweise betrachtet werden, liefern jedoch keine tiefergehenden Erklärungen aufgrund der geringen Anzahl an Personen, die sich in der qualitativen Studie als Befürworter:innen dieser pflegerischen Versorgungssettings zeigen. Tabelle 22 zeigt die komprimierte Ergebniszusammenfassung und die integrative Analyse.

Tabelle 22: Zentrale Ergebnisse mit integrativer Analyse für die Subgruppe "Präferenz für Pflege in gemeinschaftlichen Wohnformen"

Präferenz für Pflege in gemeinschaftlichen Wohnformen		
Signifikante Einflussfaktoren aus dem quantitativen Studienteil sowie zentrale Erkenntnisse aus dem qualitativen Studienteils		
Quantitativer Studienteil:	**Qualitativer Studienteil:**	**Integrative Analyse:**
• Frauen haben im Vergleich zu Männern eine höhere Präferenz für diese Pflegepräferenz.	• Tendenziell zeigen sich Frauen offener gegenüber gemeinschaftlichen Wohnformen.	• Tendenziell werden die Ergebnisse der quantitativen Studie bestätigt.
• Personen aus der höheren Altersgruppe haben eine geringere Wahrscheinlichkeit für diese Pflegepräferenz als Personen aus der jüngeren Altersgruppe.	• Tendenziell zeigen sich Personen aus der jüngeren Altersgruppe offener gegenüber gemeinschaftlichen Wohnformen.	• Tendenziell werden die Ergebnisse der quantitativen Studie bestätigt.
• Ein Kind zu haben, erhöht die Wahrscheinlichkeit für diese Pflegepräferenz (zwei oder mehr Kinder nicht) im Vergleich zu Kinderlosen.	• Tendenziell zeigen sich kinderlose Personen ebenfalls offen gegenüber gemeinschaftlichen Wohnformen. Die Personen, die in dieser Subgruppe Kinder haben, wollen diese auf keinen Fall in Pflege miteinbeziehen.	• Tendenziell besteht hier eine Konvergenz zwischen quantitativen und qualitativen Studienergebnissen.
• Wird der eigene Informationsgrad über pflegerische Versorgung als gut eingeschätzt, verringert sich die Wahrscheinlichkeit für diese Pflegepräferenz.	• Personen mit dieser Pflegepräferenz sind insgesamt wenig über pflegerische Versorgung informiert.	• Es besteht eine Konvergenz zwischen quantitativen und qualitativen Befunden. Diese Wohnformen und die dortigen Rahmenbedingungen sind noch wenig bekannt und bieten deshalb die Chance, die eigenen Vorstellungen zur pflegerischen Versorgung einzubringen.
• Eine gute Erreichbarkeit des Freundeskreises erhöht die Wahrscheinlichkeit für diese Präferenz.	• Personen mit dieser Pflegepräferenz sind soziale Kontakte und das Verbleiben im gewohnten sozialen Umfeld wichtig.	• Es besteht eine Konvergenz zwischen quantitativen und qualitativen Befunden. Die Verbundenheit mit dem Sozialraum fördert die Präferenz für gemeinschaftliche Wohnformen.

Aufgrund geringer Fallzahl von denjenigen, die diese Wohnformen positiv beurteilen, kann in Bezug auf die qualitativen Ergebnisse lediglich von einer Tendenz gesprochen werden.

Grundsätzlich bestehen größtenteils konvergente Resultate der Analysen. Sowohl bei den Faktoren Geschlecht, Altersgruppe, Informationsgrad über Pflege und Erreichbarkeit des Freundeskreises weisen die qualitativen Daten in dieselbe Richtung wie die quantitativen Ergebnisse. Während die quantitative Analyse jedoch einen eindeutigen Zusammenhang zwischen der Kinderzahl und der

Präferenz für dieses Versorgungssetting ausweist, kann dies vor allem aufgrund der geringen Fallzahl, durch die qualitativen Daten nicht eindeutig bestätigt werden. Der Regressionsanalyse zufolge erhöht das Vorhandensein von einem Kind die Wahrscheinlichkeit für diese Präferenz signifikant im Vergleich zu Personen ohne Kinder. Das Vorhandensein von zwei Kindern erhöht die Wahrscheinlichkeit lediglich tendenziell, nicht signifikant. In der qualitativen Auswertung zeigen sich Kinderlose eher offen für Pflege in diesen Wohnformen. Diejenigen, die für Pflege in gemeinschaftlichen Wohnformen eine Präferenz haben und mind. ein Kind haben, wollen ihre Kinder auf keinen Fall in Pflege einbeziehen, wie folgendes Zitat verdeutlicht:

> „Also wir wollen auf keinen Fall, dass die Kinder uns pflegen müssen. Das ist also ganz klar." (IP 21, Pos. 33)

In Bezug auf den Zusammenhang zwischen der guten Erreichbarkeit des Freundeskreises und der Präferenz für Pflege in gemeinschaftlichen Wohnformen schließen die Ergebnisse an die Kategorie „Sozialraum" an. Alle Interviewten, die eine Präferenz für dieses Pflegesetting äußern, beziehen sich in ihren Interviews auf ihre Verbundenheit mit dem Quartier und heben dort bestehenden Kontakten hervor. Folgendes Zitat veranschaulicht exemplarisch den Sozialraumbezug:

> „Gute Pflege wäre für mich eigentlich, dass man irgendwo im Bekanntenfeld verbleiben kann, nicht irgendwo an die Peripherie kommt. Was weiß ich, in einen Ort, der irgendwo abseits liegt, wo man dann im Grunde genommen keine sozialen Kontakte mehr hat. Denn man hat ja im Laufe seines Lebens verschiedene Kontakte aufgebaut und möchte sich auch sich auch in seinem Umfeld bewegen. Das wäre für mich ganz wichtig, dass man, wenn man schon aus dem eigenen Haushalt in betreutes Wohnen, wie auch immer, überwechselt, nicht allzu weit weg kommt und eigentlich dann noch am gewohnten Ort agieren kann." (IP 10, Pos. 11)

Auch in den Bedürfnissen, die die Pflegepräferenz begründen, spiegelt sich die Relevanz von „individuelle soziale Kontakte erhalten" und „Verbundenheit mit dem Umfeld" wider. Daneben fällt auf, dass die Wohnatmosphäre häufig thematisiert wird. Unter anderem werden in dieser Subgruppe auch die Vorteile von einer Wohnraumverkleinerung erwähnt.

Die qualitativen Befunde können zudem das Bild erweitern in Bezug auf die pflegebezogenen Vorstellungen und Erwartungen: Trotz Berücksichtigung der geringen Fallzahl innerhalb dieser Gruppe zeigt sich, dass Aussagen in allen Subcodes (gesicherte Versorgung, Fachlichkeit, Respekt & Individualität, Zeit für Pflegebedürftige) vorhanden sind. Dies spricht dafür, dass Personen, die diese

Pflegesetting präferieren, besonders viel Wert auf eine zugewandte Pflege legen und in gemeinschaftlichen Wohnformen die Chance sehen, nach diesem Konzept gepflegt zu werden.

4.5.4 Einflussfaktoren auf die Präferenz für Pflege in einem Pflegeheim

Bereits in den bivariaten Analysen ist ersichtlich, dass die Präferenz für Pflege in einem Pflegeheim deutlich weniger ausgeprägt ist als die anderen Pflegesettings (vgl. Tabelle 5). Dennoch ist es für mehr als ein Drittel durchaus eher bzw. gut vorstellbar und weniger als ein Fünftel können für sich selbst Pflege im Pflegeheim gar nicht vorstellen. Diese tendenzielle Zurückhaltung spiegelt sich auch in der Einstellung wider, bei Verlust der Fitness einen Umzug in ein Pflegeheim in Erwägung zu ziehen: Dies ist für mehr als 40 % der Befragten (eher) keine Alternative. Im Falle einer Belastung der Angehörigen durch Pflegetätigkeiten könnte sich jedoch der Großteil der Befragten (72.1 %) einen Umzug ins Pflegeheim vorstellen und unter denjenigen, die sich grundsätzlich Pflege in einem Pflegeheim vorstellen können, ist dieser Zusammenhang signifikant.

Im Unterschied zu den vorangegangenen Pflegepräferenzen basiert das Regressionsmodell der „Präferenz für Pflege im Pflegeheim" ausschließlich auf diesem einzelnen Item, welches in der Hauptkomponentenanalyse auf keinen Faktor geladen hat. Die Präferenz für Pflege im Pflegeheim unterscheidet sich also grundlegend von allen anderen Items.

Durch die durchgeführte binäre logistische Regression kann aufgezeigt werden, dass die Wahrscheinlichkeit für die Präferenz für Pflege im Pflegeheim signifikant höher ist, wenn ein Eigenanteil von ca. 2100 Euro monatlich über mehrere Jahre aufgebracht werden kann. Des Weiteren ist die Wahrscheinlichkeit für diese Pflegepräferenz signifikant höher, wenn eine eigene Pflegebedürftigkeit als wahrscheinlich wahrgenommen wird.

Die qualitative Studie bestätigt vor allem zwei Punkte: Erstens ist die Präferenz für Pflege im Pflegeheim selten und zweitens wird es dennoch so gut wie nie völlig ausgeschlossen. So äußerten lediglich zwei der 22 Interviewten eine eindeutige Präferenz für Pflege in einem Pflegeheim. Aus diesem Grund liegen für die o.g. Aspekte des quantitativen Studienteils keine Aussagen vor, die diese Punkte nur für diese Subgruppe ergänzen. Weitere Erläuterungen dazu in der folgenden Tabelle:

Tabelle 23: Zentrale Ergebnisse mit integrativer Analyse für die Subgruppe "Präferenz für Pflege im Pflegeheim"

Präferenz für Pflege im Pflegeheim		
Signifikante Einflussfaktoren aus dem quantitativen Studienteil sowie zentrale Erkenntnisse aus dem qualitativen Studienteils		
Quantitativer Studienteil:	**Qualitativer Studienteil:**	**Integrative Analyse:**
• Personen, die angeben, den Eigenanteil für ein Pflegeheim mehrere Jahre aufbringen zu können, haben eine höhere Wahrscheinlichkeit für diese Pflegepräferenz. • Personen, die eine eigene Pflegebedürftigkeit als wahrscheinlich einschätzen, bevorzugen diese Pflegepräferenz eher.	• Unter den Personen, die eine eindeutige Präferenz für ein Pflegeheim haben, finden sich keine Hinweise auf finanzielle Hintergründe. • Unter den Personen, die eine eindeutige Präferenz für ein Pflegeheim haben, äußern sich nicht zur Wahrscheinlichkeit einer eigenen potenziellen Pflegebedürftigkeit.	• Die qualitativen Studienergebnisse zeigen vor allem, dass außer die zwei Frauen, die Pflege im Pflegeheim präferieren, dieses Setting vor allem im Sinne eines Stufenkonzepts die letzte Option darstellt. Im Falle einer zunehmenden Pflegeabhängigkeit, vor allem bei der Vorstellung einer demenziellen Erkrankung, wird dem Ort der Pflege weniger Bedeutung beigemessen. Ebenso überwiegt Sorge durch starke Pflegebedürftigkeit Angehörige zu belasten. • Aufgrund der sehr geringen Fallzahl von zwei Personen, lassen sich keine ergänzenden Informationen aus der entsprechenden Subgruppe in der qualitativen Studie extrahieren.

Die bereits beschriebene Vorstellung eines Stufenkonzeptes mit möglichst langem Verbleib in der eigenen Häuslichkeit und der letzten Option Pflege in einem Pflegeheim zeigt, dass ein Pflegeheim trotz aller Vorbehalte so gut wie nie völlig ausgeschlossen wird (vgl. Kapitel 4.4.1).

Die zwei Interviewten, die Pflege im Pflegeheim präferieren, sind beide weiblich und in der Altersgruppe 70-74 Jahre. Mit Blick auf die Ergebnisse des Regressionsmodelle können hier dennoch kongruente Ergebnisse erkannt werden, auch wenn jeweils keine signifikanten bzw. eindeutigen Aussagen getroffen werden können. Diesen Tendenzen lassen sich mit den qualitativen Daten weitere Erklärungsansätze hinzufügen:

Beide Pflegeheimbefürworterinnen berichten sehr detailliert über ihre Erfahrungen mit der langzeitstationären Pflege. Eine Interviewte beschreibt ihre Erinnerungen an das Pflegeheim ihrer Eltern:

> „Ich habe dort in diesem Heim in [Stadtname] sehr, sehr gute Erfahrungen gemacht. Wobei meine Eltern geistig wirklich klar waren, bis zum Schluss und auch sagen konnten, was sie wollen oder nicht wollen, dass es eigentlich immer respektiert wurde.

Insofern habe ich überhaupt keine Bedenken, wenn mal der Fall eintreten sollte, in ein Pflegeheim zu kommen." (IP 3, Pos. 5)

Auch die andere Interviewte erzählt von positiven Erlebnissen im Heim eines Verwandten:

„Ich weiß auch nicht, hier in dem kleinen Pflegeheim, die haben (...) im Pflegeheim gekocht. Und wenn jemand abends gesagt hat: ach, ich mag jetzt kein Wurstbrot, ich kann das jetzt nicht essen. Ja, was möchten Sie denn? Wollen Sie Suppe? Wollen Sie einen Grießbrei? Dann haben die das extra noch gemacht. [...]" (IP 14, Pos. 80)

In beiden Zitaten wird deutlich, dass die Interviewten positiv konnotierte Situationen erlebten, die an respektvollen Umgang mit Berücksichtigung der individuellen Wünsche festgemacht werden. Auch mit Blick auf eine eigene potenzielle pflegerische Versorgungsituation werden Aspekte benannt, die sich auf eine respektvolle und individuelle Pflege inkl. selbstbestimmten Umgebung (Privatsphäre, Wohnatmosphäre) und selbstbestimmtem Erhalt von Gewohnheiten (Möglichkeit Natur zu erleben, eigener Rhythmus des Alltags aufrecht zu erhalten) beziehen. Diese Aspekte werden neben ausdrücklicher „Pflegekompetenz" (IP 14, Pos. 86) als Fachlichkeit bewertet und erwartet.

Des Weiteren wird hervorgehoben, dass die Anbindung an den Sozialraum als wichtiger Aspekt in Bezug auf die Wahl eines Pflegeheims darstellt. Allerdings sei dies im Falle einer schweren Pflegebedürftigkeit weniger wichtig:

„Ja, würde ich schon in der Nähe etwas wünschen. Aber wenn ich dement bin, ist es wurscht, wo ich bin." (IP 14, Pos. 146)

5 Diskussion

In dieser Arbeit wurde untersucht, welche Einflussgrößen die Präferenz eines pflegerischen Versorgungssettings mit Blick auf die eigene spätere Versorgungssituation mitbestimmen und mit welchen Vorstellungen und Erwartungen diese Präferenzen begründet werden. Als zentrale Einflussfaktoren wurden dabei neben soziodemografischen Merkmalen soziale und familiale Aspekte sowie bisherige Erfahrungen mit Pflege untersucht.

Die Datenerhebungen erfolgten im Rahmen einer explanativ-sequenziellen Mixed Methods Studie in der Region Bodensee-Oberschwaben. Mittels eines zweistufigen Ziehungsverfahrens wurde eine Stichprobe aus der Einwohnermeldeamtsstatistik generiert, in der die Merkmale Alter, Geschlecht und Raumkategorie repräsentativ für die 65- bis 75-jährige Bevölkerung der Region Bodensee-Oberschwaben verteilt sind. Die Stichprobe umfasste 2500 Adressen, an die ein elfseitiger Fragebogen mit größtenteils geschlossenen Fragen zu den Vorstellungen zur pflegerischen Versorgung und Wohnen im Alter sowie den Erwartungen an Pflege versandt wurde. Der Fragebogen erfasste zudem soziodemografische Angaben, Angaben zu Pflegevorerfahrungen sowie zum sozialen Umfeld und zu gesundheitsbezogenen Aspekten. Teile des damit gewonnen Datensatzes wurden für die hier vorliegende Studie verwendet.

Den schriftlichen Fragebogen sandten 625 Befragte zurück, was einer sehr guten Rücklaufquote von 25 % entspricht. Der bereinigte Datensatz umfasste 614 bzw. ohne Pflegebedürftige 585 Fälle, die in die Analysen einflossen. Eine statistische Überprüfung zeigte keine signifikanten Abweichungen von der amtlichen Statistik der prozentualen Anteile von Männern bzw. Frauen, weder in den beiden Altersgruppen noch in der proportionalen Verteilung in den Raumkategorien, womit die Stichprobe als repräsentativ für diese Merkmale bezeichnet werden kann.

In der realisierten Stichprobe hatte mehr als die Hälfte der Antwortenden eine Einwilligungserklärung zur erneuten Kontaktierung für die qualitative Anschlussstudie gegeben. Aus diesem Sample wurden unter Berücksichtigung soziodemografischer Merkmale potenziell Teilnehmende ausgewählt, die schriftlich für ein Interview angefragt wurden. Es konnten 22 Interviewpartner:innen rekrutiert werden, die zu ihren Pflegevorerfahrungen, ihrem individuellen Verständnis von guter Pflege sowie zu ihren Versorgungspräferenzen mit Blick auf eine eigene potenzielle Pflegeversorgungssituation befragt wurden.

Die Daten des quantitativen Studienteils wurden zuerst uni- und bivariat ausgewertet, um Aufschluss über die Datenverteilung, Datenvariation sowie Existenz und Stärke von Zusammenhängen zu geben. Für die Analysen mittels der binären logistischen Regression, mit der Zusammenhänge zwischen verschiedenen

Einflussfaktoren und den Präferenzen pflegerischer Versorgungssettings untersucht wurden, wurde zunächst eine Hauptkomponentenanalyse durchgeführt, um die einzeln erfassten Pflegepräferenzen zu gruppieren. Die Daten des qualitativen Studienteils wurden mittels der inhaltlich strukturierenden qualitativen Inhaltsanalyse unter Verwendung einer Kombination von formalen, inhaltlichen und bewertenden Kategorien ausgewertet. Die Erstellung der inhaltlichen Kategorien erfolgte gemischt deduktiv-induktiv unter Verwendung der Strategie der Subsumtion.

In einem weiteren Schritt wurden die Ergebnisse beider Studienteile verglichen, neu und vertiefend betrachtet und so auch auf analytischer Ebene zusammengebracht.

5.1 Präferenzen pflegerischer Versorgungssettings in der 65- bis 75-jährigen Bevölkerung in Bodensee-Oberschwaben

Die Präferenzen für pflegerische Versorgungsformen im Falle einer eigenen Pflegebedürftigkeit wurden mit der Frage „Stellen Sie sich bitte vor, Sie wären selbst pflegebedürftig: Welche pflegerische Versorgungsform könnten Sie sich für Ihre eigene Versorgung vorstellen?" erhoben. Zur Auswahl standen zehn Versorgungsformen, die jeweils mit einer vierstufigen Zustimmungsskala („Gut vorstellbar" bis „Gar nicht vorstellbar") beantwortet werden konnten. In der univariaten Auswertung (vgl. Tabelle 5) zeigte sich bei der Betrachtung der Antwortkategorie „Gut vorstellbar", dass (1) „häusliche Pflege durch einen ambulanten Pflegedienst" mit Abstand die pflegerische Versorgungsform ist, die von den meisten Befragten im Falle einer eigenen Pflegebedürftigkeit bevorzugt würde, gefolgt von (2) „häusliche Pflege durch Angehörige und einem ambulanten Pflegedienst". Ebenfalls im Bereich des gut Vorstellbaren ist für knapp ein Drittel der Befragten (3) „häusliche Pflege durch eine Pflegekraft" und (4) „häusliche Pflege in Kombination mit Tagespflege". Rund ein Viertel der Befragten würde (5) „häusliche Pflege durch Angehörige" oder (6) „Pflege im Betreuten Wohnen" bevorzugen. (7) „Pflege im Mehrgenerationenwohnen" und (8) „Pflege in Wohngemeinschaften für ältere Menschen" könnten sich immerhin noch jeweils ein Fünftel der Befragten vorstellen. Nur etwa jeder Zehnte kann sich (9) „Pflege in einem Pflegeheim" vorstellen und kaum jemand (10) „Pflege im Ausland".

Diese deskriptiven Ergebnisse zeigen vor allem eine ausgeprägte Favorisierung von „häuslicher Pflege", während erstmal zweitrangig zu sein scheint, durch wen die pflegerischen Aufgaben übernommen werden. In Bezug auf die starke Präferenz für das häusliche Setting schließen die Ergebnisse an bereits bestehende Studien an (Dittmann, 2008; Hajek et al., 2018b; Haumann, 2018, 2020; Heuchert et al., 2017; Rudel et al., 2017), die ebenfalls feststellen, dass bei potenziellen pflegerischen Versorgungssituationen der Verbleib in der eigenen Häuslichkeit das entscheidende Kriterium darstellt. Allerdings unterscheiden sich die Befunde im Detail: Während in der Studie von Rudel et al. (2017)[27] und Haumann (2020) Pflege durch Partner:in oder andere Angehörige häufiger als Pflege durch einen Pflegedienst gewünscht wird, zeigt sich in der Studie von Hajek et al. (2018b) ein analoges Bild zu den hier vorliegenden Befunden. Doch auch bei Hajek et al. (2018) sind insgesamt im Vergleich zu der hier vorliegenden Studie prozentual höhere Zustimmungswerte für die Involvierung von Angehörigen in Pflege zu finden, jedoch zeigen sich dort geringere Zustimmungswerte für Pflege durch eine private Pflegekraft. Diese Abweichungen lassen sich durch unterschiedliche Altersstrukturen der jeweiligen Stichproben erklären, denn Haumann (2020) befragte bereits Personen ab 16 Jahren und Rudel et al. (2017) Personen ab 50 Jahren. Diese divergenten Befunde zwischen den Studien könnten darauf hindeuten, dass in den Vorstellungen von Jüngeren häufiger Angehörige für die Übernahme von Pflegeaufgaben in Betracht kommen, da größtenteils die Angehörigen (Partner:innen) ebenfalls jünger sind und ihnen die Belastungen durch Pflegeübernahme vermehrt zugetraut wird. Zudem stellt Pflege insgesamt ein sehr fernes Thema für die meisten jüngeren Menschen dar, über das sie sich noch wenig Gedanken gemacht haben und somit eine naheliegende, weil verbreitete Option wählen.

Die in dieser Studie vergleichsweise stark ausgeprägte Präferenz für Pflege durch eine private Pflegekraft, könnte den „Legalisierungstendenzen" in Zusammenhang mit Live-In-Arrangements geschuldet sein (vgl. Kapitel 2.3.4). Die Verschiebung vom Schwarzmarkt hin zum grauen Markt, u. a. aufgrund ausgeweiteter Arbeitnehmerfreizügigkeit (Emunds & Habel, 2020; Satola & Schywalski, 2016), macht diese Art von Pflege legitimer und somit für breite Bevölkerungsschichten attraktiver. Zudem wurde in dieser Studie explizit nach „privater Pflegekraft" gefragt, was auch Beschäftigungsmodelle inkludiert, die arbeitsrechtlich unproblematisch sind. Bei Hajek et al. (2018b) wurde der Begriff „Rund-um-die-Uhr-Betreuung" verwendet, womit möglicherweise arbeitsrechtliche Schwierigkeiten assoziiert werden.

Bei Betrachtung der Ablehnung der jeweiligen Versorgungssettings zeigen sich zudem interessante Aspekte in den Verteilungen innerhalb der jeweiligen Items: So weisen die Items „häusliche Pflege durch Angehörige" und „Pflege in einem Pflegeheim" jeweils ihren Modus in „eher nicht vorstellbar" auf. Dies deutet zwar auf eine Ablehnung des jeweiligen Versorgungssettings hin, zeigt aber, dass es individuelle Überlegungen geben muss, warum dies dennoch in Betracht kommen könnte. In diesem Kontext geben die bivariaten Analysen der

27 In der Studie von Rudel wird zwischen Pflege durch Partner:in und Pflege durch Kinder unterschieden. Pflege durch Kinder wird weniger stark präferiert als Pflege durch einen ambulanten Pflegedienst.

Einstellungsfragen in Tabelle 8 weitere Hinweise. Für diejenigen, die angeben aus Sorge vor einer Belastung der Angehörigen einen Umzug in ein Pflegeheim in Betracht zu ziehen, ist dieses Pflegesetting auch häufiger vorstellbar. Vor dem Hintergrund, dass die Belastung von Angehörigen mit dem Pflegegrad des zu Pflegenden kohäriert (Kuhlmey & Budnick, 2023; Schwinger et al., 2016), deuten diese bivariaten Analysen bereits darauf hin, dass die Präferenzen wenig absolut sind, sondern von weiteren individuellen, sozialen Faktoren abhängen.

5.2 Gruppierung der Pflegepräferenzen

Für die multivariate Auswertung wurde das beschriebene Variablenset der Versorgungspräferenzen einer Hauptkomponentenanalyse unterzogen, um eine statistisch fundierte Zusammenfassung der jeweiligen Einzelitems zu erreichen[28]. Durch die Dimensionsreduktion konnten die Versorgungspräferenzen sinnvoll gebündelt und dargestellt werden. Die durchgeführte Hauptkomponentenanalyse extrahierte vier Komponenten, die als Gruppen von pflegerischer Versorgungspräferenzen interpretiert werden können.

Die Analyse zeigte, dass die beiden Versorgungspräferenzen zusammengefasst werden können, die Angehörige in die Pflege involvieren. Dies ist von daher sinnvoll, weil der Einbezug Angehöriger in Pflegeaufgaben erstens das Spezifikum dieser beiden Variablen darstellt und zweitens unterliegt diese Versorgungspräferenz externen Bedingungen. Der Wunsch, dass Angehörige in eine potenzielle pflegerische Versorgungssituation einbezogen werden sollen, setzt zum einen voraus, dass überhaupt Angehörige vorhanden sind (vgl. Naumann, 2014), und zum anderen muss diesen Angehörigen eine gewisse Bereitschaft unterstellt werden, potenzielle Pflegeaufgaben zu übernehmen (vgl. Kapitel 3.3, Bereitschaft zur Pflegeübernahme). Zudem ist Pflege mit Einbezug Angehöriger von besonderen Herausforderungen flankiert, die Pflegebedürftige stärker betreffen als Pflegebedürftige in anderen Settings. Diesbezügliche Herausforderungen sind bspw. (befürchtete) Spannungen und Konflikte zwischen der pflegebedürftigen Person und dem:der pflegenden Familienangehörigen (vgl. Naumann, 2014) oder eine Überlastung der:des pflegenden Familienangehörigen, z. B. aufgrund Doppelbelastung durch Beruf und Pflege (vgl. Kuhlmey & Budnick, 2023).

Des Weiteren lassen sich Versorgungspräferenzen zusammenfassen, die sich zwar ebenfalls im häuslichen Setting abspielen, jedoch auf professionelle Unterstützung setzen. Sowohl bei der Kombination mit Tagespflege als auch bei ambulanten Pflegediensten übernehmen professionelle, ausgebildete Pflegekräfte die Pflegeaufgaben. Hingegen kann die Kompetenz und Professionalität von privaten

28 „Pflege im Ausland" wurde nicht miteinbezogen, da dies für die wenigsten Befragten vorstellbar ist.

Pflegekräften sehr heterogen sein, denn hinter dieser Bezeichnung kann sich eine gut ausgebildete, professionelle Pflegekraft verbergen oder eine Haushaltshilfe, die auch Pflegeaufgaben übernimmt (Aulenbacher et al., 2021). Beides ist vorstellbar in einem Live-In-Arrangement und die statistische Zuordnung aufgrund der PCA zeigt, dass aus Sicht der Befragten Live-Ins zu professioneller Pflege gezählt werden. Dies lässt Rückschlüsse auf die Erwartungen und das Bild von Pflege zu, denn demnach scheinen Live-Ins die Bedarfe und Erwartungen von zukünftigen Pflegebedürftigen zu decken (vgl. Satola & Schywalski, 2016, S. 129) und pflegefachlicher Kompetenz bei der Verrichtung von Pflegetätigkeiten wird weniger Wert beigemessen (Brandt et al., 2022, S. 186). Unabhängig davon ist allen einzelnen Items jedoch gemein, dass Unterstützung von einem nicht-familialen Personenkreis gewünscht ist, diese Pflege Kosten verursacht und die Pflege dennoch vorrangig in der eigenen Häuslichkeit erbracht werden muss.

Als dritte Gruppe lassen sich Präferenzen pflegerischer Versorgungssettings identifizieren, die einen Umzug erfordern, jedoch noch relativ wenig institutionalisierten Charakter aufweisen. Gemeinsam sind diesen Wohnformen „zwischen Heim und Häuslichkeit" (Kremer-Preiß et al., 2021, S. 121) zum einen die kollektiven Elemente ebenso wie die jeweils abgeschlossenen Wohneinheiten und zum anderen eine viel stärker ausgeprägte Selbstbeteiligung und Selbstorganisation (vgl. Dürr et al., 2021). Auch im Falle einer Pflegebedürftigkeit sind diese „neuen Wohnformen" eine Option und bieten Bleibeperspektive (Lien, 2021, S. 299).

Pflege im Pflegeheim zeigte sich statistisch als eigenständige Komponente. Dies erklärt sich durch den hohen institutionalisierten Charakter von Pflegeheimen und einer völlig anderen Lebenssituation als im häuslichen Versorgungssetting. Aufgrund hochaltriger, häufig multimorbider Pflegeheimbewohner:innen in der Phase ihres Lebensendes, haftet Pflegeheimen u. a. das Image als „Institutionen des Sterbens" (Winter, 2008) an und ein Leben im Heim wird mit einem geringen individuellen Gestaltungsspielraum der eigenen Lebensführung bis hin zu gesellschaftlichem Desinteresse assoziiert (Brandenburg et al., 2021; Winter, 2022).

Insgesamt konnten durch die Hauptkomponentenanalyse schlüssige Gruppierungen hervorgebracht werden. Basierend auf diesen Gruppen konnte durch Einbezug der qualitativen Studienergebnisse die integrative Analyse erfolgen, deren Interpretation im hier anschließenden Kapitel folgt.

5.3 Einflussgrößen und Begründungen der Pflegepräferenzen

Der zentrale Teil der Studie ging den Fragen nach, mit welchen Einflussfaktoren die Präferenz für pflegerische Versorgungssettings verknüpft ist und mit welchen Vorstellungen und Erwartungen diese Präferenzen einhergehen. Zudem wurde erfasst, mit welchen sozialen und familialen Aspekten sowie individuellen

Erfahrungen mit Pflege die damit einhergehenden Abwägungsprozesse assoziiert sind.

Als ein Einflussfaktor wurde in allen Regressionsmodellen die Zugehörigkeit zum ländlichen vs. städtischen Raum untersucht. Es hat sich gezeigt, dass keine nennenswerten Unterschiede innerhalb der Region zwischen städtischen und ländlichen Räumen im Hinblick auf Vorstellungen und Pflegepräferenzen für eine pflegerische Versorgung im Alter feststellbar sind. In einer anderen Studie, durchgeführt in Österreich von Ilinca et al. (2022), konnte zwar ein Stadt-Land-Gefälle bei Erwartungen und Einstellungen zur Langzeitpflege nachgewiesen werden und auch in der Inanspruchnahme pflegerischer Versorgung liegen regionale Unterschiede vor (Neumeier, 2015; Rothgang et al., 2014). Doch Hämel und Wolter (2020, S. 451) stellen fest, dass Versorgungsunterschiede weniger daran liegen, dass die Potenziale für informelle Pflege auf dem Land höher seien als in urbanen Gebieten, sondern diese seien vielmehr als eine Reaktion auf fehlende Angebote zu interpretieren. Der Argumentation von Hämel und Wolter folgend, kann für die hier vorliegende Arbeit festgehalten werden, dass im untersuchten Sample in der Region Bodensee-Oberschwaben bei prospektiv erhobenen *Pflegepräferenzen* keine regionalen Unterschiede vorliegen. Jedoch vor dem Hintergrund der Studienlage zur Inanspruchnahme von Versorgungsangeboten, ist von einer Diskrepanz zwischen Wunsch und Wirklichkeit auszugehen, da dies schon mehrfach im Kontext Pflege nachgewiesen wurde (Haumann, 2020; Rebscher, 2016; Scheerbaum et al., 2024).

Für andere Einflussgrößen konnten Zusammenhänge aufgezeigt werden, die nun im Folgenden im Kontext der jeweiligen Pflegepräferenzen eingeordnet werden.

5.3.1 Wer präferiert mit welcher Begründung häusliche Pflege mit Einbezug Angehöriger?

Für die Präferenz „häusliche Pflege mit Einbezug Angehöriger“ zeigen die Ergebnisse der ersten Teilstudie eine signifikant höhere Wahrscheinlichkeit für diese Wahl bei Personen männlichen Geschlechts, Personen mit niedrigem Schulabschluss, Personen, die mit einer oder mehreren Personen in einem Haushalt leben sowie bei denjenigen, die hohe soziale Unterstützung wahrnehmen. Die hier gefundenen Zusammenhänge zwischen soziodemografischen Faktoren und einer Pflegepräferenz für häusliche Pflege mit Einbezug Angehöriger zeigen sich ähnlich in anderen Studien (Dittmann, 2008; Hajek et al., 2017; Kuhlmey et al., 2010). Die anschließende Interviewstudie bestätigte diese Effekte (siehe Tabelle 20). Darüber hinaus tragen die qualitativen Befunde durch die integrative Analyse mit den quantitativen Befunden jedoch zu weiteren Erkenntnissen bei.

Die höhere Wahrscheinlichkeit einer Präferenz für häusliche Pflege mit Einbezug Angehöriger bei Männern im Vergleich zu Frauen ist vor allem darauf zurückzuführen, dass Männer bei Angehörigenpflege vorrangig an Pflege durch ihre Partnerin denken. Dies wird durch die Interviewstudie deutlich. Auch Kuhlmey et al. (2010, S. 26) konnten geschlechtsspezifische Unterschiede zwischen den *Einstellungen* zum Einbezug Angehöriger nachweisen. Demnach sind Männer grundsätzlich häufiger für den Einbezug Angehöriger in Pflege. In Bezug auf Pflege im Rahmen der Partnerschaft zeigt sich bei diesen Autor:innen eine noch deutlichere geschlechtsspezifische Differenz, wonach Männer ihre Partnerin stärker in der Pflicht sehen als Frauen dies von ihrem Partner fordern. Insgesamt werden durch diese Studie die hier vorliegenden Ergebnisse gestützt. Während Kuhlmey et al. (2010) konstatieren, dass dies mit dem häufigeren Alleinleben von Frauen zusammenhängt, kann für die hier vorliegende Untersuchung festgehalten werden, dass aufgrund des multivariaten Auswertungsverfahrens dieser geschlechtsspezifische Effekt unabhängig von der aktuellen Lebenssituation gilt. Vielmehr ist anzunehmen, dass hier partnerschaftliche Konstellationen in Kombination mit antizipierten Lebenswirklichkeiten eine Rolle spielen: Zum einen sind Männer in partnerschaftlichen Beziehungen bzw. Ehen durchschnittlich älter als Frauen (Destatis, 2024), wodurch Frauen unter Umständen aufgrund ihres jüngeren Alters und einem damit einhergehenden besseren Gesundheitszustand eher zugetraut wird, Pflegeaufgaben zu übernehmen – denn die Übernahme von Pflegeaufgaben kann gesundheitlich sehr belastend sein (z. B. Gräßel & Behrndt, 2016; Kaschowitz, 2021). Zum anderen zeigt die Lebensrealität, dass Männer sehr viel häufiger auch in hohem Alter noch in Partnerschaften zusammenleben, während dies für Frauen viel seltener zutrifft, was u. a. an der höheren Lebenserwartung von Frauen liegt (Lengerer, 2016). Durch diese beiden Aspekte sinkt die Chance für Frauen, vom Partner gepflegt zu werden, während Männer davon ausgehen können, dass auch im hohen Alter eine Partnerin vorhanden ist, die eventuelle Pflegeaufgaben übernimmt. Es ist anzunehmen, dass dies den Befragten durchaus bewusst ist und ihre Präferenz entsprechend beeinflusst. Diese hohe Wahrscheinlichkeit für Pflege durch eine weibliche informelle Pflegeperson illustrieren nicht nur die Interviewdaten, sondern auch die Empirie, nach denen der Frauenanteil unter informell Pflegenden zwischen 60 % und 80 % liegt (Herrmann et al., 2022; Rothgang & Müller, 2018; Schulz & Geyer, 2016; Schwinger et al., 2016).

Des Weiteren kommt hinzu, dass Pflegeaufgaben als weiblich konnotierte Aufgaben wahrgenommen werden (Kreutzer, 2020), wodurch Männer vermutlich vermehrt dazu neigen, ihre Partnerin als potenziell Pflegende zu betrachten. Diese geschlechtsspezifische Aufgabenzuteilung kommt auch im Falle einer potenziellen Pflege durch Kinder zum Vorschein: So werden in der Interviewstudie sowohl von Männern als auch von Frauen fast ausschließlich (Schwieger-) Töchter in Betracht gezogen. Auch hier schließt die Vorstellung an die Realität an (vgl. Kapitel 3.4.2, Pflege ist weiblich), denn insbesondere wenn Pflegetätigkeiten nicht im eigenen Haushalt erbracht werden – was bei Pflege durch Kinder meist der Fall ist – sind die Pflegenden überwiegend weiblich (Ehrlich & Kelle, 2021; Schulz & Geyer, 2016). Diese Befunde sprechen für eine Konsistenz der Geschlechterstereotype in Bezug auf Pflegetätigkeiten.

Für eine Konsistenz der Geschlechterstereotype spricht auch, dass Frauen Angehörige (z. B. männliche Partner) eher in ergänzender Funktion zu professionellen Unterstützungsangeboten in ihre Pflege einbeziehen wollen und so ebenfalls *weiblich* Pflegende fokussieren, denn formelle Pflege wird (viel mehr noch als informelle Pflege) größtenteils von Frauen geleistet (Bundesagentur für Arbeit, 2021; Raiber et al., 2020; Schulz & Geyer, 2016). Denkbar ist allerdings auch, dass Frauen die Hauptverantwortung für Pflege lieber bei professionellen Pflegedienstleistern sehen, weil sie um die Belastung durch Care-Aufgaben (aus eigener Erfahrung) wissen und dies ihren Angehörigen nicht vollumfänglich zumuten wollen. Auch Bertogg und Strauss (2020) konnten geschlechtsspezifische Unterschiede in der Wahl des häuslichen Pflegearrangements darlegen. Zum einen beziehen Männer den Autor:innen zufolge häufiger weitere informell Pflegende mit ein bzw. geben Pflege sogar ganz an Angehörige ab. Zum anderen übernehmen Frauen Pflege im Rahmen der Partnerschaft häufiger alleine. Da in den hier vorliegenden Analysen die *Präferenz* (und nicht die Realität) untersucht wurde, stützen diese Befunde das Argument, dass die geschlechtsspezifischen Unterschiede in der Präferenz durch das Wissen um die Belastung durch (zusätzliche) Care-Aufgaben stark beeinflusst wird.

Ein weiterer Faktor, der mit der Präferenz für häusliche Pflege mit Einbezug Angehöriger assoziiert ist, stellt die Art des Schulabschlusses dar, denn je höher dieser ist, desto niedriger ist die Wahrscheinlichkeit für eine Präferenz für dieses Pflegesetting. Auch wenn der Effekt in dieser Studie nur für einen hohen Schulabschluss im Vergleich zum niedrigen Schulabschluss signifikant ist, wird doch deutlich, dass Angehörige eher in Pflege involviert werden sollen, wenn der schulische Bildungsstand eher niedrig ist. Seit langem wird auf den Zusammenhang von Pflegearrangements und sozialem Status bzw. sozialen Milieus verwiesen und auf die Tendenz, dass häusliche Versorgung eher in unterprivilegierten Haushalten stattfindet (Blinkert & Klie, 2008a, 2008b; Heusinger, 2008; Nikelski & Nauerth, 2017). Speziell für den Zusammenhang zwischen Bildung und Pflegepräferenzen ist die Studienlage weniger eindeutig. So konnte bspw. Hajek et al. (2017) keinen Effekt von Bildung auf den Wunsch, zu Hause gepflegt zu werden aufzeigen, lediglich für die Präferenz für Betreutes Wohnen. Die Studie von Raiber et al. (2023), die einen Teil der hier vorliegenden Datenbasis nutzt, jedoch speziell den Wunsch *ausschließlich* durch Angehörige gepflegt zu werden untersucht, konnte ebenfalls keinen Effekt von Bildung aufzeigen. Insgesamt ist anzunehmen, dass Bildungseffekte bei den Pflege*präferenzen* eher schwach ausgeprägt sind. Vielmehr lässt sich die Annahme begründen, dass der Wunsch zu

Hause gepflegt zu werden, unabhängig vom Bildungsstand ist, jedoch soziale Ungleichheiten mit der *Realisierung* von Pflegesettings bzw. Inanspruchnahme pflegerischer Versorgungsangebote assoziiert sind. Auf den Zusammenhang zwischen Inanspruchnahme von Pflegeleistungen und Bildungsstand wurde bereits mehrfach hingewiesen (bspw. Englert et al., 2023; Grabfelder et al., 2022, S. 86; Nikelski & Nauerth, 2017; Wetzstein et al., 2015), jedoch sind die Befunde insgesamt eher heterogen aufgrund verschiedener einbezogener Pflegeleistungen. Vor dem Hintergrund der vorhandenen Studien und den Hinweisen aus den hier vorliegenden qualitativen Befunde ist die Annahme plausibel, dass die aufgezeigten Bildungseffekte über den Zusammenhang des familialen Bildungsniveaus wirken und insbesondere (ebenfalls gebildete) Kinder nicht durch Pflegeübernahme in ihrer Lebensführung eingeschränkt und belastet werden sollen. In diesem Sinne schließen die Befunde erstens an die zuvor zitierten älteren Milieu-Studien von Blinkert und Klie (2008b) bzw. Heusinger (2008) an und sprechen für eine Persistenz milieuspezifischer Pflegepräferenzen. Zweitens besteht hier eine Verbindung zum Solidaritätsmodell von Szydlik (2000), denn familiale Solidarität ist demnach stark mit kulturell-kontextuellen Strukturen assoziiert, welche milieuspezifisch sind.

Die Wahrscheinlichkeit für die Präferenz für häusliche Pflege mit Einbezug Angehöriger steigt hochsignifikant und deutlich für Personen, die zu zweit oder mit mehreren Personen in einem Haushalt leben. Dies illustriert erstens die Relevanz von Familienstrukturen und damit einhergehende Opportunitäten (Verfügbarkeit eines weiteren Familienmitglieds). Zweitens schließen die Befunde an die bestehenden Pflegerealitäten an, da insgesamt betrachtet der größte Teil der Hauptpflegepersonen mit den Pflegebedürftigen in einem Haushalt lebt, auch wenn häufig noch weitere Personen in Pflegeaufgaben eingebunden sind (Schwinger et al., 2016). Darüber hinaus kann für die hier befragte Altersgruppe der 65- bis 75-Jährigen sogar festgestellt werden, dass Pflege im Rahmen der Partnerschaft in dieser Altersgruppe dominiert (Ehrlich & Kelle, 2021). Davon ausgehend, dass informelle Kontexte als Sozialisationsinstanzen auf die eigene Vorstellung wirken, rückt eine partnerschaftliche Pflegeübernahme im Sinne einer „produktiven Realitätsverarbeitung“ (Hurrelmann & Bauer, 2015) näher. Durch das Miterleben und die kognitive Verarbeitung von Pflegeversorgungssituationen im sozialen Umfeld werden diese in individuellen Abwägungsprozessen für eine eigene prospektive Pflegeversorgungssituation bewertet und als Präferenz formuliert.

Wie Schwinger et al. (2016) aufzeigen konnten, werden 71 % der informell Pflegenden von weiteren Personen bei ihren Pflegetätigkeiten unterstützt. Entsprechend ist der in der hier vorliegenden Studie gezeigte Effekt nachvollziehbar, demzufolge eine hohe wahrgenommene Unterstützung sich positiv auf die Präferenz für häusliche Pflege mit Einbezug Angehöriger auswirkt. Aufgrund einer befürchteten Belastung ihrer potenziell pflegenden Angehörigen (wie sie in der Interviewstudie sehr deutlich erkennbar war), scheint wahrgenommene soziale Unterstützung ein wichtiger Baustein zu sein, der ein Pflegeszenario mit Einbezug Angehöriger ermöglicht. Vor diesem Hintergrund ist auch erklärbar, dass die Wahrscheinlichkeit für die Präferenz für häusliche Pflege mit Einbezug Angehöriger bei Personen, die in Haushaltsgrößen mit mehr als zwei Personen leben, am stärksten ist.

Bemerkenswert in diesem Zusammenhang sind auch die Befunde zum Einfluss der Kinderzahl auf die Präferenz für häusliche Pflege mit Einbezug Angehöriger. So zeigte sich weder im quantitativen Studienteil ein signifikanter Zusammenhang zwischen Kinderanzahl und dieser Präferenz, noch konnte der qualitative Studienteil diesbezügliche Zusammenhänge aufweisen. Dies ist kongruent mit der Studie von Hajek et al. (2017) und ebenso mit der Studie von Haberkern und Szydlik (2008), weshalb letztere schlussfolgern, dass Pflegeübernahme als solidarische Aufgabe unter Geschwistern verstanden wird. Allerdings ist auffallend, dass im qualitativen Studienteil diejenigen, die dieses Pflegesetting präferieren, alle mind. ein Kind haben. Dennoch scheint die Präferenz nicht mit der (physischen) Verfügbarkeit von Kindern assoziiert zu sein, da es keine systematischen Unterschiede gibt zwischen denjenigen mit Kindern vor Ort, und denjenigen, deren Kinder in größerer Wohndistanz leben. Da von einigen Befragten angegeben wurde, dass Kinder aufgrund großer Wohndistanz nicht in Pflegeaufgaben einbezogen werden können, scheint es so zu sein, dass dies nur ein Argument unter mehreren Ablehnungsgründen gegen den Einbezug von Angehörigen bzw. Kindern in Pflegeaufgaben ist. Vielmehr scheinen Vorstellungen Gewicht zu haben, bei denen Kinder als *zusätzlich* Unterstützende für potenzielle pflegerische Versorgungssituationen in Frage kommen. Dementsprechend gibt es auch keine Unterschiede bzgl. der Wohndistanz der Kinder, denn diese sollen ohnehin „nur" mit Aufgaben betraut werden, die größtenteils auch aus der Ferne als Distance Caregiver übernommen werden könnten, wie bspw. emotionale oder instrumentelle Hilfen (vgl. Eggert & Teubner, 2022).

Im Folgenden wird ein Fallbeispiel dargestellt, das viele der zuvor genannten Einflussgrößen illustriert:

Fallbeispiel Herr Mayer * (IP 16)
Herr Mayer* ist 69 Jahre und lebt mit seiner Frau im ländlichen Raum im eigenen Haus. Seine Mutter wurde zuerst vom Pflegedienst gepflegt und ist dann in ein Pflegeheim umgezogen, wo sie *„relativ schnell gestorben ist"*. Zudem lebt sein Schwiegervater im Pflegeheim. Herr Mayer hat im Pflegeheim seines Schwiegervaters beobachtet, dass dessen Zustand sich dort verschlechtert und dessen Mobilitätseinschränkung sich erhöht hat. Herr Mayer führt das auf fehlende Fachlichkeit und zu wenig Zeit für Pflegebedürftige bei den Pflegekräften im Pflegeheim zurück. Des Weiteren fehlt ihm im Pflegeheim die Selbstbestimmung und individuelle Lebensgestaltung, was er z. B. am Rhythmus des Alltags festmacht. Insgesamt berichtet er von vielen negativen Aspekten im Kontext seiner Einblicke

ins Pflegeheim. Er resümiert diesbezüglich: „*Also SO möchte ich nicht gepflegt werden. [...] Ich weiß nicht. Aber welche Alternative habe ich?*"
Unter anderem, weil er das Pflegeheim ablehnt, präferiert er häusliche Pflege.
Den Wunsch nach häuslicher Pflege benennt er eindeutig: „*ich möchte zu Hause gepflegt werden, solange es irgendwie geht und solange ich irgendwie im Kopf klar bin*" und er hofft und erwartet, dass seine Frau seine Pflege übernehmen wird, auch weil er sie als seine „*Vertrauensperson*" beschreibt. Schamgefühle bei der Körperpflege sind ebenfalls ein Aspekt, warum er professionell Pflegende eher ablehnt „*ICH nach dem jetzigen Stand würde das nicht wollen. Da würde ich lieber dreckig ins Bett gehen*".
Zu seinen Kindern hat er nur teilweise Kontakt. Doch auch die Kinder, die vor Ort leben und zu denen guter Kontakt besteht, möchte er nicht in Pflege einbeziehen, jedoch als emotionale Stütze behalten.
Auch wenn er grundsätzlich skeptisch gegenüber professioneller Pflege ist, sieht er doch Situationen, wo er ambulante Pflege in Anspruch nehmen würde: „*Ich würde nicht wollen, dass meine Frau sich wegen mir kaputt macht.*" Und im Falle einer stärkeren Pflegebedürftigkeit „da kommt der Pflegedienst und der soll das machen.".
Herr Mayer betont immer wieder, dass „ein Pflegeheim das Letzte [wäre]", was er will, womit er meint, dass dies die letzte Option im Sinne eines an den Pflegebedarf angepassten Stufenkonzeptes wäre. Dabei sieht er eine demenzielle Erkrankung als schwerste Last für die Angehörigen und den einzigen Fall, wann er Pflege im Pflegeheim in Anspruch nehmen müsste/wollte.
Sofern das Pflegeheim nicht vor Ort wäre, besteht Sorge, dass mit dem Umzug auch die sozialen Kontakte verloren gingen.

*fiktiver Name

An diesem Beispiel werden nicht nur die zuvor diskutierten Themen aufgegriffen, sondern es wird auch der Einfluss von Erfahrung auf die Präferenzbildung deutlich (vgl. auch Kapitel 4.4.5). In diesem Fall und in einem großen Teil der Interviews wurde die Präferenz für häusliche Pflege mit Einbezug Angehöriger mit der Ablehnung von Pflege im Pflegeheim begründet. Als negativ wurde häufig eine schlechte pflegerische Versorgung, insbesondere eine zu geringe soziale Betreuung und ein wenig respektvoller Umgang bei Pflegetätigkeiten wahrgenommen, was dem Zeitdruck und dem Personalmangel geschuldet sei. Dieses defizitäre Image von Pflege im Pflegeheim ist in der Bevölkerung weit verbreitet (Haumann, 2018).

Insgesamt werden bei der Subgruppe, die das häusliche Pflegesetting mit Einbezug Angehöriger präferiert, komplexe Abwägungsprozesse deutlich. Es besteht zwar der Wunsch, dass Angehörige sich in die Pflege einbringen, doch wird dies meist über den Umfang und die Art der Unterstützungsleistung relativiert, um Angehörige vor einer Überlastung durch Pflegeaufgaben zu schützen. Diese Angst, Angehörigen zur Last zu fallen, ist weit verbreitet (Haumann, 2019) und wurde auch in den Interviews häufig geäußert. Spangenberg et al. (2013) zufolge reduzieren negativ akzentuierte Altersbilder, insbesondere wenn sie mit Demenz assoziiert sind, den Wunsch im eigenen Haushalt zu verbleiben. Dementielle Erkrankungen als wahrgenommenes Hindernis für häusliche Pflege konnte auch in den hier vorliegenden Daten erkannt werden.

Des Weiteren gründet die Präferenz für häusliche Versorgung mit Einbezug Angehöriger auf einer starken Abgrenzung zum Setting Pflegeheim, mit dem die Sorge vor Vernachlässigung und sozialer Isolation assoziiert sind. Betont werden im Gegenzug familiale Beziehungen, die von großem Vertrauen zu den Kindern und Ehepartner:innen geprägt sind. In dieser Subgruppe wird explizit auf die Funktion von Familie als Sorgegemeinschaft verwiesen und es zeigt sich ein hoher Stellenwert von Familie. Dies kann als Vertrauen in die von Szydlik (2000) beschriebene familiale Solidarität bezeichnet werden und spiegelt Bedürfnisse im Falle von Pflegebedürftigkeit. Verlässliche Strukturen werden von diesen Befragten vorrangig bei der Familie gesehen, die für ihre Bedürfnisse nach emotionaler Zuwendung und Geborgenheit (auch durch die Ermöglichung im Falle von Pflegebedürftigkeit in der eigenen Häuslichkeit weiterzuleben) zuständig ist. Die Bedeutung der Familie wird in der Interviewstudie auch durch die Verschiebung der relevanten Kontakte von Freunde hin zu Familie beschrieben. Dies Entwicklung ist als „sozioemotionale Selektivität" bekannt und beschreibt die Fokussierung auf emotional wertvolle Kontakte aufgrund einer sich verkürzenden Zukunftsperspektive im Alter (Carstensen & Lang, 2007).

Wenngleich Wohneigentum keinen signifikanten Effekt auf Pflegepräferenzen zu haben scheint, kann aus der qualitativen Studie geschlussfolgert werden, dass das Wohnhaus für die Subgruppe derjenigen, die Pflege mit Einbezug Angehöriger präferieren, eine räumliche Ressource darstellt und als emotionaler Bezugspunkt eine zentrale Rolle als Familientreffpunkt einnimmt. Grundsätzlich scheint es vielmehr auf die vorhandene räumliche Ressource im Sinne von „Platz" anzukommen, als ob es sich beim Haus bzw. der Wohnung um Eigentum handelt, wenngleich naheliegend und evident ist, dass Wohnfläche und Eigentum assoziiert sind (Behrends & Kott, 2009; Krieger et al., 2021; Lebhuhn et al., 2017). Szydlik (2000) zufolge lassen sich Ressourcen für die Erbringung familialer Solidarität als Opportunitätsstrukturen bezeichnen. Am Beispiel der Wohnfläche als begünstigende Rahmenbedingung für die Ermöglichung familialer Solidarität kann dies illustriert werden.

5.3.2 Wer präferiert mit welcher Begründung häusliche Pflege durch professionelle Pflegepersonen?

Die integrative Analyse beider Studienteile legt dar, dass das Leben im Zweipersonenhaushalt, vorhandene Care Giving-Erfahrung, die Erreichbarkeit einer nahestehenden Person sowie finanzielle Unabhängigkeit die Präferenz „häusliche Pflege durch professionelle Pflegepersonen“ fördert. Ein selbsteingeschätzter guter Informationsgrad über Pflege im Allgemeinen führt eher zu einer Ablehnung von häuslicher Pflege durch professionelle Pflegepersonen.

Ähnlich wie für o. g. Personen, die häusliche Pflege mit Einbezug Angehöriger präferieren, ist für Personen, die eine Präferenz für häusliche Pflege durch professionelle Pflegepersonen angeben, die Wahrscheinlichkeit hierfür signifikant höher, wenn diese mit einer weiteren Person in einem Haushalt leben und nicht alleine leben. Während allerdings das Zusammenleben mit mehr als zwei Personen die Wahrscheinlichkeit für eine Präferenz für Pflege *mit Einbezug Angehöriger* stark erhöht (vgl. Tabelle 11), zeigt sich für diejenigen, die häusliche Pflege durch professionelle Pflegepersonen präferieren, hierfür kein signifikanter Effekt. Dies lässt darauf schließen, dass das Zusammenleben mit *einer* weiteren Person im Haushalt bereits die Präferenz für Pflege im häuslichen Setting fördert – unabhängig davon inwieweit der Einbezug Angehöriger in Pflege vorstellbar ist oder ob Pflege durch professionelles Pflegepersonal geleistet werden soll. Beide Studienteile weisen diesbezüglich kongruente Befunde auf. Davon ausgehend, dass es sich bei Zweipersonenhaushalten vorwiegend um Ehe- oder Lebenspartnerschaften handelt, schließen die Befunde auch an andere Studien (Hajek et al., 2017; Spangenberg et al., 2013) an, die zeigen, dass das Zusammenleben in Partnerschaft einen positiven Einfluss auf Pflegearrangements in der eigenen Häuslichkeit hat.

Eine Erklärung dafür, dass Leben in Mehrpersonenhaushalten die Wahrscheinlichkeit für eine Präferenz für Pflege durch Professionelle nicht erhöht, stellt zum einen die (hier und in anderen Studien ersichtliche) hohe Solidaritätsnorm innerhalb von Familien und Partnerschaft dar (vgl. Klie, 2022a) und der daraus folgenden stärkeren Pflegepräferenz für Pflege mit/durch Angehörige. Zum anderen erklärt sich die Zurückhaltung für Pflege durch professionelle Unterstützung bei Personen, die in Mehrpersonenhaushalten leben, durch die Wohnsituation und den damit verbundenen räumlichen Möglichkeiten. Insbesondere Live-In-Arrangements wurden in den Interviews häufig im Zusammenhang mit vorhandenem räumlichem Platzangebot diskutiert. Naheliegend ist daher, dass Personen, die bereits mit mehreren Personen in einem Haushalt leben, sich seltener für ein Live-In-Arrangement entscheiden, weil dort selten zusätzlicher Wohnraum für ein Live-In vorhanden ist. Dabei scheint es keine Rolle zu spielen, ob die Wohnung bzw. das Haus Eigentum darstellt. Dementsprechend kann konstatiert werden, dass ein Live-In-Arrangement vorhandenen Wohnraum, jedoch kein Wohneigentum voraussetzt. Davon ausgehend, dass Wohnraum mit dem (sozio)ökonomischen Hintergrund assoziiert ist (Holm et al., 2021), wird hierdurch indirekt die schichtspezifische Abhängigkeit von Pflegearrangements deutlich. Bekannt ist, dass Pflege in Live-In-Arrangements mit höherem Einkommen bzw. höherer Schichtzugehörigkeit assoziiert ist (Englert et al., 2023; Haumann,

2022; Hielscher et al., 2017), doch die Vermittlung über die Ressource Wohnraum wird bislang kaum diskutiert.

Grundsätzlich ist es nachvollziehbar, dass Wohn*eigentum* in der hier befragten Zielgruppe keinen signifikanten Einfluss auf die Pflegepräferenz für Pflege durch professionell Pflegende hat. Erstens ist anzunehmen, dass die Verbundenheit mit der eigenen Häuslichkeit nicht von den Besitzverhältnissen abhängen muss[29]. Hervorgehoben werden von den Befragten in Bezug auf den Verbleib in der eigenen Wohnung besonders oft die Bedeutung einer heimeligen, gepflegten Wohnatmosphäre, was sich auch in anderen Erhebungen als zentraler Wohnwert darstellt (Höpflinger et al., 2019), und die Anbindung an das bestehende soziale Umfeld. Aspekte der Verbundenheit wirken sich positiv auf die Wohnzufriedenheit aus, was mit dem Verbleib in der eigenen Häuslichkeit assoziiert ist, ganz unabhängig von einer objektiven Wohnbedingungen wie Barrierefreiheit der Wohnung (Hoffmann et al., 2021; Nowossadeck & Mahne, 2017; Teti & Höpflinger, 2020). Die mit dem Alter zunehmende emotionale Bindung zum Wohnumfeld wird als „place attachement" diskutiert (Teti & Höpflinger, 2020) und scheint ein starker Einflussfaktor für den Wunsch nach Pflege in der eigenen Häuslichkeit zu sein.

Für eine untergeordnete Rolle des Einflusses von Wohneigentum auf Pflegepräferenzen spricht zweitens auch, dass in Deutschland der Anteil an Mieter:innen bei über 50 % liegt (Krieger et al., 2021, S. 262) und dennoch die meisten Personen zu Hause (zu einem bedeutenden Teil von ambulanten Pflegediensten und Live-Ins) gepflegt werden. Dadurch kann zwar nicht geschlussfolgert werden, dass das Vorhandensein von Wohneigentum nicht mit Pflegerealitäten assoziiert ist, jedoch zeigen diese Befunde, dass Wohneigentum nicht unmittelbar mit dem häuslichen Pflegesetting zusammenhängt.

Eine weitere, dritte Erklärung für das Ausbleiben dieses erwarteten Effekts liegt in den Daten. In der hier befragten Zielgruppe liegt ein überdurchschnittlich hoher Anteil an Wohneigentum vor (vgl. Tabelle 4: 78,2 %; vgl. Kapitel 3.5), was vor dem Hintergrund der guten sozioökonomischen Lage der Region Bodensee-Oberschwaben (vgl. Anhang G) darauf hindeutet, dass sich möglicherweise auch die in dieser Studie befragten Mieter:innen in einer guten sozioökonomischen Lage befinden und somit weniger Unterschiede zwischen Mieter:innen und Wohneigentümer:innen aufgedeckt werden können als in Studien, die bspw. mit europäischen Datensätzen arbeiten und entsprechende Effekte aufzeigen konnten (z. B. Bertogg & Strauss, 2020).

29 Es liegen meines Wissens keine Untersuchungen vor, die die emotionale Verbundenheit zur Wohnung mit Wohneigentum in Verbindung bringen. Hoffmann et al. (2021) zeigen einen deutlichen positiven Zusammenhang von Wohneigentum auf die Bewertung der Wohnsituation, ebenso wie einen positiven Zusammenhang zwischen der emotionalen Verbundenheit auf die Bewertung der Wohnsituation. Daraus lässt sich jedoch kein direkter Zusammenhang zwischen emotionaler Verbundenheit und Wohneigentum ableiten.

Dieser Einfluss ökonomischer Faktoren auf die Wahl von Pflegearrangements wird in beiden Teilstudien durch Angaben zur Finanzierbarkeit von Pflegeleistungen dargelegt. Sofern Personen nach eigener Einschätzung einen Eigenanteil für eine Unterbringung im Pflegeheim von 2100 € über mehrere Jahre hinweg aufbringen könnten, ist die Wahrscheinlichkeit einer Pflegepräferenz für Pflege durch professionelle Pflegepersonen über acht Prozentpunkte höher als im Vergleich zu Personen, die dies verneinen. Auch die Mehrzahl der Interviewten geht von einer Finanzierbarkeit ihrer Pflegepräferenz aus. Im Umkehrschluss bedeutet dies jedoch auch, wer sich keine professionelle Pflege leisten kann, neigt eher dazu Angehörige in Pflege miteinzubeziehen (s. o.; Klie, 2022b). Haumann (2022, S. 40–41) weist deshalb auf bessere Unterstützungsmöglichkeiten und diesbezügliche Informationen für finanziell weniger gut gestellte Pflegehaushalte hin.

Insgesamt deuten die zuvor diskutierten Befunde zum Einfluss von Haushaltsgröße, Wohneigentum und dem Aufbringen des Eigenanteils auf komplexe sozioökonomische Zusammenhänge hin[30] und es zeigt sich, dass (finanzielle) Ressourcen, sei es durch eingesparte Mietkosten oder einem höheren verfügbaren Alterseinkommen (welches bspw. die Einstellung einer Pflegekraft ermöglicht oder das Aufbringen von Miete für eine große Wohnung, in der auch ein Live-In leben kann), den Schlüssel zur Realisierung von Pflegearrangements darstellen. Von daher ist davon auszugehen, dass sich soziale Ungleichheit im hohen Alter eher verfestigt als auflöst.

In der hier vorliegenden Studie verringert ein selbsteingeschätzter guter Informationsgrad über Pflege die Wahrscheinlichkeit einer Pflegepräferenz für häusliche Pflege durch professionelle Pflegepersonen. Erkenntnisse aus dem qualitativen Studienteil weisen vor allem auf erlebte Schwierigkeiten beim Zugang zu pflegerischen Informationen und diesbezüglich überfordernder Situationen in der Vergangenheit hin. Informationsdefizite im Kontext pflegerischer Leistungsansprüche sind bekannt (Eggert et al., 2018). Ein häusliches Pflegesetting erscheint, vor allem ohne sich kümmernde Angehörige, leicht überfordernd. Grund für den negativen Zusammenhang zwischen einem als gut wahrgenommenen Informationsgrad über pflegerische Versorgung und der Präferenz für häusliche Pflege durch professionelle Pflegepersonen (ohne Einbezug Angehöriger) könnte daher vor allem die Sorge vor Überforderung aufgrund erlebter Komplexität bei der Informationsgewinnung sein. Zudem geben die heterogenen Qualitätszuschreibungen der Interviewten sowohl für private Pflegekräfte als auch für ambulante Pflegedienste weitere Hinweise, warum ein guter Informationsgrad über Pflege eher zur Ablehnung häuslicher Pflege durch professionelle Pflegepersonen führt. Analog zu Haumann (2022, S. 66) kann konstatiert

30 Siehe hierzu auch Lampert und Hoebel (2019), die in einer Übersichtsarbeit sozioökonomische Zusammenhänge im Kontext von Gesundheit und Pflegebedürftigkeit darlegen.

werden, dass ambulante Dienste einerseits häufig mit einer hohen Fachlichkeit in Verbindung gebracht werden. Andererseits besteht die Sorge, aufgrund des vorherrschenden Zeit- und Arbeitsdruck in diesem Bereich, zu wenig Zuwendung und sogar mangelhafte Pflegeleistungen zu erhalten. Konträr dazu wird Zeit, Zuwendung und Präsenz als großer Vorteil von privaten Pflegekräften respektive Live-Ins gesehen. Problematisch wird jedoch deren Fachlichkeit beurteilt. Die große Nähe aufgrund des Zusammenlebens verbunden mit unterschiedlichen Gewohnheiten bereitet Sorge vor Einschränkungen der Privatsphäre und Selbstbestimmtheit. Aufgrund dessen, dass Informationen über Pflege hauptsächlich aus dem Bekanntenkreis gewonnen werden und nur zu einem geringen Teil von professionellen Beratungsstellen (Boscher, Steinle et al., 2021), könnte es sein, dass scheinbar gut Informierte möglicherweise häufiger auch aufgrund Erfahrungen aus dem Bekanntenkreis eine defizitgeprägtes Bild von professionellen Pflegediensten respektive Live-Ins haben und deshalb Pflege durch professionelle Pflegepersonen eher ablehnen.

Immer wieder scheint durch, dass Angehörige auch im Falle von Pflegearrangements durch professionelle Pflegepersonen nicht nur organisatorische Aufgaben übernehmen sollten, sondern diesen auch die Funktion einer Kontrollinstanz zugeschrieben wird. Es scheint von großer Bedeutung zu sein, dass Angehörige auch im Falle einer Pflege durch Professionelle als verlässliche Ansprechpartner:innen gelten.

Vor dem Hintergrund der Komplexität an Herausforderungen im Rahmen häuslicher Pflegearrangements ist auch der Einfluss von Care Giving-Erfahrung einzuordnen. Wer über Care Giving-Erfahrung verfügt, präferiert wahrscheinlicher häusliche Pflegearrangements mit professioneller Unterstützung als Personen ohne Care Giving-Erfahrung. Gerade weil die Erfahrung einer Belastung durch Übernahme von Pflegeaufgaben gemacht wurde, wird von diesen Personen die Hauptverantwortung an professionell Pflegende abgegeben. Auch wenn die Erfahrungen mit ambulanten Diensten nicht ausschließlich positiv sind, scheint Vertrauen in professionelle Pflege zu bestehen. Professioneller Pflege im häuslichen Setting wird vor allem aus Gründen der Sorge vor Belastung Angehöriger favorisiert. Dieses Motiv für Pflege durch einen Pflegedienst weist auch Haumann (2022, S. 65) nach. Hinzu kommt der Wunsch nach dem Verbleib in der eigenen Häuslichkeit und dem sozialen Umfeld.

Eng verknüpft mit den bereits genannten Aspekten zum Einfluss der Haushaltsgröße legen die Analysen dar, dass die Wahrscheinlichkeit einer Präferenz für Pflege durch Professionelle auch mit der Erreichbarkeit einer nahestehenden Person assoziiert ist. Die qualitativen Ergebnisse liefern differenzierte Erklärungen, warum die gute Erreichbarkeit einer nahestehenden Person die Wahrscheinlichkeit für diese Pflegepräferenz erhöht. Zuvorderst liegt es nahe, dass dies mit dadurch vorhandenem Unterstützungspotenzial abseits direkter Pflegeaufgaben zusammenhängt. So wird häufig ein Pflegesetting beschrieben, das der professionellen Pflegeperson die Körperpflege zuschreibt und Angehörigen ausschließlich organisatorische Aufgaben. In Abgrenzung zur o. g. Gruppe derjenigen, die Angehörige in Pflegeaufgaben miteinbeziehen wollen, finden sich in der Subgruppe derjenigen, die professionelle Pflege präferieren, vermehrt Hinweise über Sorge vor Belastung Angehöriger durch Pflegeaufgaben. In den Interviews scheint auch immer wieder eine große Verbundenheit mit dem:der Ehe- bzw. Lebenspartner:in durch. Für diejenigen, die Pflege durch Professionelle präferieren, scheint der Schutz vor Belastung der Partner:in bzw. der Angehörigen jedoch der ausschlaggebende Punkt zu sein, warum sie möglichst ausschließlich professionelle Pflege in Anspruch nehmen wollen.

Im Folgenden wird ein Fallbeispiel dargestellt, das viele der zuvor genannten Einflussgrößen illustriert:

Fallbeispiel Frau Müller * (IP 13)
Frau Müller* ist 74 Jahre alt und lebt mit ihrem Mann in einem Haus im städtischen Raum. Über das Finanzielle müsse sie sich keine Sorgen machen. Sie hat zwei Töchter, die jedoch nicht vor Ort leben, sie berichtet über guten Kontakt übers Telefon. Einen möglichen Einbezug der Töchter in Pflege lehnt sie ab, denn *„deren Leben wollen wir ja auch nicht verplanen"*. Frau Müller hat ihre Schwiegermutter zu Hause mit Unterstützung eines ambulanten Pflegedienstes und *„eine[r] Dame zu ihrer Unterhaltung"* gepflegt. In diesem Kontext berichtet sie von großen Herausforderungen und Belastungen, die Pflege für Angehörige darstellt. Ihr ist bewusst, dass sich ihr aktuell guter Gesundheitszustand schnell ändern kann. Falls sie (oder ihr Mann) pflegerischen Unterstützungsbedarf benötigen würde(n), würde(n) sie Pflege durch ambulante Dienste bevorzugen. Ihre Töchter sieht sie als organisatorische Unterstützung, *„dann wissen wir auch, dass unsere Töchter dann sich schon auch einschalten würden, um das Beste für uns zu arrangieren, weil keiner weiß, wann es kommt…"*. Eine private Pflegekraft könnte sie sich auch vorstellen. Der Verbleib im eigenen Haus hat für sie eine große Bedeutung, *„weil man es gewöhnt ist und weil man sich da ja eigentlich das, was man jahrzehntelang erlebt hat, vorstellt oder dass man sich noch etwas auskennt und allein sein kann, wenn man mag, oder nicht auf ein kleines Zimmer oder wie auch immer fixiert ist. (…)"*. Für Frau Müller ist vorstellbar, im Falle einer schweren Pflegebedürftigkeit ein Umzug in ein Pflegeheim in den Ort, wo eines ihrer Kinder lebt, weil sie einerseits großes Vertrauen zu ihren Kindern hat und andererseits geht sie davon aus, dass sich ihr aktueller Bekanntenkreis auflöst. Grundsätzlich lehnt sie aber Pflege im Heim vehement ab *„solange sie sich noch wehren kann"*.

*fiktiver Name

5.3.3 Wer präferiert mit welcher Begründung gemeinschaftliche Wohnformen?

Pflege in gemeinschaftlichen Wohnformen, zu denen hier Pflege im Betreuten Wohnen, Pflege im Mehrgenerationenwohnen und Pflege in Wohngemeinschaften zählt, wird den hier vorliegenden Analysen zufolge eher von Frauen, Personen mit einem Kind und einem gut erreichbaren Freundeskreis präferiert. Negativ auf die Präferenz für gemeinschaftliche Wohnformen wirkt sich ein guter Informationsgrad und die Zugehörigkeit zur älteren Gruppe der 70- bis 74-Jährigen aus. Grundsätzlich besteht in den Analysen zu dieser Pflegepräferenz eine hohe Kongruenz zwischen den zwei Studienteilen. Jedoch sind im qualitativen Studienteil sehr geringe Fallzahlen dieser Präferenz zuordenbar, was an der relativ geringen Zustimmungsquote zu den gemeinschaftlichen Wohnformen insgesamt liegt. Diese verhaltene Zustimmung zu neuen Wohnformen ist aus ähnlichen Studien ebenfalls bekannt (Höpflinger et al., 2019).

Die Ergebnisse der integrativen Analyse zeigen, dass Frauen und Personen aus der jüngeren Altersgruppe gegenüber gemeinschaftlichen Wohnformen offener zu sein scheinen. Dies ist kongruent mit Studien zur Wohnmobilität im Kontext Pflegebedürftigkeit (Teti et al., 2013; Teti et al., 2012), in denen ebenfalls nachgewiesen werden konnte, dass die Merkmale „männlich" und „höheres Alter (>70)" die Umzugsbereitschaft verringern. Demnach steigt die Wohnzufriedenheit mit dem Alter, was sich negativ auf die Umzugsbereitschaft auswirkt und zwar unabhängig von objektiven Wohnbedingungen. Auch Nowossadeck und Engstler (2017) weisen darauf hin, dass die Bewertung der Wohnsituation unabhängig von objektiven Bedingungen wie bspw. Barrierefreiheit ist, was paradox erscheint (Zufriedenheits- bzw. Altersinvarianzparadox vgl. Kapitel 2.1 und 3.5). Höpflinger et al. (2019) argumentieren in ihrer Studie, welche analoge Befunde zu der hier vorliegenden Studie zeigt, dass dies weniger dem Alter geschuldet sei, sondern dass die jungen Alten mit diesen Wohnformen vertrauter seien. Vor dem Hintergrund der beiden Argumentationsstränge scheint wahrscheinlich, dass hier ein Kohorten- und ein Alterseffekt zusammenwirken.

Übereinstimmend sind die hier vorliegenden Befunde auch zur Studie von Philippsen (2014). Die Autorin konnte in einer Analyse zu gemeinschaftlichen Wohnprojekten (nicht nur fürs Leben im Alter) ebenfalls eine deutliche Präferenz von Frauen gegenüber Männern für gemeinschaftliche Wohnprojekte aufzeigen. Eine Erklärung für die vorhandenen Geschlechterunterschiede könnte eine grundsätzlich größere Offenheit von Frauen für gemeinschaftliche Wohnformen sein aufgrund einer höheren Relevanz von Gemeinschaft (vgl. Philippsen, 2014, S. 256). Viel wahrscheinlicher sind jedoch sozioökonomische Faktoren für die Unterschiede verantwortlich, die zu geschlechtsspezifischen Pflegepräferenzen in Bezug auf „moderne Wohnformen" führen. Lehner et al. (2023) stellen fest, dass

Frauen bei vorhandener Umzugsbereitschaft häufiger ihren Wohnraum verkleinern wollen („Downsizing“) und mehrheitlich der Wunsch nach altersgerechtem Wohnen und Reduktion von Wohnkostenbelastung besteht. Davon ausgehend, dass mit dem Umzug in eine dieser gemeinschaftlichen Wohnformen auch eine Wohnraumverkleinerung einhergeht, kann damit eine Reduzierung der Wohnkostenbelastung ebenso wie eine Reduzierung der Belastung durch Zeit- und Arbeitsaufwand für Unterhaltsarbeiten erreicht werden. Vor dem Hintergrund des Gender Pension Gap, der sich gerade in der hier befragten Kohorte in deutlich geringeren Renten für Frauen äußert (Grabka et al., 2017), sind diese geschlechtsspezifischen Effekte nachvollziehbar.

Im quantitativen Studienteil zeigte sich die Variable „gute Erreichbarkeit des Freundeskreises“ als förderlich für die Präferenz für gemeinschaftliche Wohnformen. Im qualitativen Studienteil wurde dies nicht explizit erhoben, jedoch bieten Aussagen zur Relevanz des Freundeskreises und des sozialen Umfelds Interpretationsmaterial. Während in anderen, älteren Studien (Teti et al., 2012) darauf verwiesen wird, dass eine Verbundenheit mit dem Sozialraum eher die Umzugsbereitschaft senkt, zeigt sich in der hier vorliegenden Studie, dass Personen, denen der Kontakterhalt zum bestehenden sozialen Umfeld wichtig ist, eher in ein gemeinschaftliches Wohnen umziehen würden. Darüber hinaus ist bekannt, dass Personen, die in gemeinschaftsorientierte Wohnformen umziehen würden, häufiger soziale Motive angeben als Nicht-Umzugswillige (Müller, 2021). In Summe spricht das für einen positiven Einfluss des Vorhandenseins guter sozialen Kontakte auch außerhalb der Familie auf die Präferenz für gemeinschaftlichen Wohnformen.

Als weiterer Faktor, der mit der Präferenz für gemeinschaftliche Wohnformen positiv assoziiert ist, konnte im quantitativen Studienteil das Vorhandensein von einem Kind identifiziert werden. Aus den qualitativen Daten konnten zwar keine direkten Schlussfolgerungen zum Einfluss der Kinderzahl auf diese Pflegepräferenz gezogen werden, jedoch tragen die im Datenmaterial gefunden sozialen und familialen Aspekte im Gesamten zu Erklärungshinweisen bei, die sich an die zuvor genannte Argumentation zum Einfluss der Erreichbarkeit des Freundeskreises anschließen. Den Auswertungen zufolge gibt es keinen signifikanten Unterschied zu Personen mit zwei oder mehr Kindern im Vergleich zu kinderlosen Befragten. Davon ausgehend, dass bei der Präferenz für Pflege in gemeinschaftlichen Wohnformen der Wunsch nach Gemeinschaft und sozialen Kontakten eine Rolle spielt, bedeutet dies, dass insbesondere Personen mit einem Kind verstärkt den Wunsch nach Gemeinschaft und sozialen Kontakten haben und deshalb Pflege in gemeinschaftsorientierten Wohnformen bevorzugen.

So ist es naheliegend, dass Personen mit zwei oder mehr Kindern, ihr Bedürfnis nach Gemeinschaft und emotionaler und instrumenteller Unterstützung durch eine höhere Anzahl an Familienmitgliedern möglicherweise einfacher befriedigen können. Dies schließt im Hinblick auf intergenerationale Solidarität an die familialen Strukturen ebenso wie an die Bedürfnis- und Opportunitätsstrukturen an (Szydlik, 2000). Bei entsprechenden familialen Strukturen (wie mehrere Kinder und Enkelkinder) verteilen sich zeitliche und emotionale Ansprüche auf mehrere Schultern. Vor dem Hintergrund der Fokussierung auf emotional wertvolle Kontakte im Alter (Carstensen & Lang, 2007) bedeutet dies, dass Personen mit mehreren Kindern ihre sozialen Kontakte auf die Familie konzentrieren und damit ihr Bedürfnis nach Gemeinschaft decken können. Anzunehmen ist, dass diese Fokussierung auf wertvolle Kontakte auch bei Personen mit einem Kind stattfindet. Allerdings zeigen die Interviewdaten insgesamt erhebliche Sorgen der Befragten vor einer Überbeanspruchung der Angehörigen im Kontext ihrer eigenen potenziellen Pflege und einer damit einhergehenden Sorge vor der Verschlechterung des Kontakts. Demnach würden sie Wohnformen für das hohe Alter bevorzugen, die ihnen leichter Zugang zu Gemeinschaft und sozialen Kontakten ermöglichen, um einer Belastung des Kontakts zum einzigen Kind vorzubeugen.

Den quantitativen Analysen zufolge verringert ein selbsteingeschätzter guter Informationsgrad über Pflege im Allgemeinen die Wahrscheinlichkeit einer Präferenz für gemeinschaftliche Wohnformen. In den qualitativen Analysen war auffallend, dass Personen insgesamt recht wenig über diese „neuen Wohnformen" informiert sind, was selbst diejenigen betrifft, die sich diese vorstellen können. Durch diese Wissenslücken sind auch die konkreten Rahmen- und Lebensbedingungen dort noch unbekannt. Einerseits erklärt dies die grundsätzliche Zurückhaltung in Bezug auf Pflege in gemeinschaftlichen Wohnformen (vgl. Höpflinger et al., 2019, S. 130). Andererseits bieten diese Wissenslücken (die bei Personen mit einem schlechten Informationsgrad vermutlich noch größer sind) die Möglichkeit, die eigenen Vorstellungen zur pflegerischen Versorgung abstrakt zu formulieren, was sich durchaus in den Interviews wiederfindet. Dies bietet die Möglichkeit, Wunschvorstellungen der pflegerischen Versorgung mit den „modernen Wohnformen" zu assoziieren, wodurch neue, unbekannte Wohnkonzepte möglicherweise eher von Personen mit einem geringen Informationsgrad bevorzugt werden.

Exemplarisch illustriert der Fall „Frau Schmidt" die zuvor diskutierten Aspekte:

Fallbeispiel Frau Schmidt * (IP 8)
Frau Schmidt* ist 68 Jahre alt und lebt alleine in einer Mietwohnung im ländlichen Raum. Sie hat keine Kinder. Frau Schmidt ist ihr soziales Umfeld sehr wichtig, dieses bezeichnet sie als sehr gut. Sie hat sich bisher wenig konkret mit Pflege beschäftigt, hat jedoch einen Traum für das Leben im Alter: „Aber so ich für meinen Teil, ich denke immer, also ich habe ein sehr gutes Sozialumfeld, wir haben eine solidarische Landwirtschaft, ich bin da tätig. Wir haben ein

kommunales Kino, ich habe einen großen Freundeskreis und ich habe, da hat man jetzt vor Jahren immer mal drüber geredet, zwei Ehepaare, die haben jeder Häuser und irgendwann haben sie gesagt, du wir kaufen uns mal ein Haus, wo wir alle einziehen. Das wäre natürlich fantastisch."

Frau Schmidt zeigt sich offen gegenüber Pflege in neuen Wohnformen, wie Pflege in einer Senioren-Wohngemeinschaft. Dabei ist ihr nicht nur der gute Kontakt zu ihren potenziellen Mitbewohner:innen und das Leben in Gemeinschaft wichtig, sondern auch Rückzugsmöglichkeiten und Raum für Privates.

In ein Pflegeheim will sie „nicht unbedingt" und für eine private Pflegekraft wäre ihre Wohnung zu klein. Ihre Mutter ist im Pflegeheim, früher war sie teilweise in die Pflege ihrer Mutter eingebunden. Sie berichtet überwiegend über positive Erfahrung in Bezug auf das Pflegeheim ihrer Mutter, besonders die warme Atmosphäre gefällt ihr und sie hat den Eindruck, dass man sich dort sehr gut um ihre Mutter kümmert. Eine empathische Pflege wäre ihr auch bei ihrer eigenen Pflege wichtig: „Es geht um Menschlichkeit. Um Mitfühlen.".

Sie war erstaunt, dass die Kosten für das Pflegeheim ihrer Mutter nicht von ihr (mit)getragen werden müssen. Frau Schmidt gibt an eine kleine Rente zu haben, weshalb sie nicht weiß, ob sie sich im Falle einer eigenen Pflegebedürftigkeit eine Pflege durch den ambulanten Pflegedienst leisten kann, da sie gleichzeitig Miete für ihre Wohnung bezahlen muss.

Grundsätzlich betrachtet Frau Schmidt das Thema Pflege lieber von der Metaebene (politisch und gesellschaftlich) und schiebt konkrete Überlegungen in die Zukunft.

*fiktiver Name

5.3.4 Wer präferiert mit welcher Begründung Pflege im Pflegeheim?

Die Analysen mit Fokus auf die Präferenz für Pflege im Pflegeheim zeigen zuvorderst, dass diese Präferenz eher selten ist (vgl. Tabelle 5; Tabelle 23), diese dennoch in den allerwenigsten Fällen völlig ausgeschlossen wird. Die generell ablehnende Haltung in der Bevölkerung gegenüber Pflege im Pflegeheim, wie sie auch in dieser Studie festgestellt wurde, ist seit langem bekannt und belegt (Hajek et al., 2018b; Haumann, 2020; Kuhlmey et al., 2010). Allerdings kann durch den qualitativen Studienteil aufgezeigt werden, dass dieses Pflegesetting vor allem im Sinne eines Stufenkonzepts als letzte Option in Betracht kommt und deshalb selten kategorisch abgelehnt wird. Im Falle einer zunehmenden Pflegeabhängigkeit, vor allem beim Gedanken an eine demenzielle Erkrankung, wird dem Ort der Pflege weniger Bedeutung beigemessen. Des Weiteren – dies zeigen sowohl die bivariaten Analysen als auch die Interviewdaten eindeutig – kommt diese Option vor allem dann in Betracht, wenn durch eine eigene starke Pflegebedürftigkeit Angehörige belastet würden. Dieses „wenn es denn sein muss" konnten auch Höpflinger et al. (2019, S. 132) bei den Einstellungen zu pflegerischen Wohnformen feststellen, was die Autoren mit „das schicksalshafte [sic] Akzeptieren des Unvermeidlichen" beschreiben.

Vor diesem Hintergrund ist es naheliegend, dass Personen, die eine eigene Pflegebedürftigkeit als wahrscheinlich einschätzen, eine höhere Wahrscheinlichkeit für diese Pflegepräferenz zeigen. Zudem könnte dies mit bereits bestehenden funktionalen Einschränkungen bzw. einem schlechteren Gesundheitsstatus zusammenhängen, da bekannt ist, dass dies die Präferenz für Pflege im Pflegeheim positiv beeinflusst (Hajek et al., 2017; Höpflinger et al., 2019).

Des Weiteren besteht ein signifikanter, positiver Zusammenhang zwischen der Präferenz für Pflege im Pflegeheim und der Annahme, dass ein Eigenanteil von ca. 2100 Euro monatlich über mehrere Jahre aufgebracht werden könnte. Pflege im Pflegeheim gilt als kostenintensiv und die Kostenentwicklung als kaum vorhersehbar. So ist der durchschnittliche Anteil an Pflegeheimkosten, die selbst zu tragen sind, in den letzten fünf Jahren bereits auf durchschnittlich 2504.- € in Baden-Württemberg angestiegen (Wissenschaftliches Institut der AOK [WIdO], 2024). Diese hohen Zuzahlungskosten werden im Kontext sozialer Ungleichheit kritisch beurteilt, weshalb entsprechende Reformen gefordert werden (Rothgang, 2023). Auch Haumann (2022, S. 37) weist auf die schichtspezifische Inanspruchnahme dieses Pflegesettings hin und die damit begründete Ablehnung in der unteren Schichtzugehörigkeit. Feichtinger et al. (2002) konnten aufzeigen, dass eine Verschlechterung der finanziellen Lage zu den größten Sorgen im Kontext Pflegeheimumzug steht. Zusammenfassend kann konstatiert werden, dass der Zusammenhang zwischen der Präferenz für Pflege im Pflegeheim und finanzieller Lage bestehende Pflegerealitäten widerspiegelt und dies im Einklang mit weiteren Studienergebnissen steht.

Einer der wenigen Fälle, die sich ausdrücklich positiv zu Pflege im Pflegeheim äußern, wird im Folgenden beschrieben:

Fallbeispiel Frau Heinz * (IP 14)
Frau Heinz* ist 73 Jahre alt und lebt im eigenen Haus im ländlichen Raum. Sie und ihr Mann wohnen im Erdgeschoss, ihr Sohn mit Familie oben. Frau Heinz hat vor ihrem Renteneintritt in der ambulanten Pflege gearbeitet. Auch infomell hat sie Care Giving-Erfahrung, da sie ihren Schwager gepflegt hatte. Aufgrund ihrer Erfahrung im ambulanten Pflegedienst, weiß sie, wie stark informelle Pflege pflegende Angehörige und deren Familien belasten kann. Deshalb findet sie Pflege im Pflegeheim ebenfalls eine Option, auch wenn sie einschränkend formuliert, dass im *„Pflegeheim […] sicher auch vieles im Argen [ist]“*. Dennoch beschreibt sie Erfahrungen aus Besuchen im Pflegeheim positiv. Dort sei auf die individuellen Wünsche der Klient:innen eingegangen worden und die Pflegepersonen seien freundlich und kompetent gewesen. Sorgen macht sie sich über Vereinsamung und fehlende Gesprächsmöglichkeiten (vor allem aufgrund dementiell erkrankter Mitbewohner:innen) im Pflegeheim. Ein Live-In-Arrangement lehnt sie ab, da sie Zweifel hat, sich mit einer Live-In aufgrund Sprachbarrieren zu verstehen und unterschiedlicher Essgewohnheiten schrecken sie ab.

Neue Wohnformen, insbesondere eine Alters-WG mit Freund:innen/Bekannten, lehnt sie ab, da sie sich zum einen Sorgen macht, dass die Freundschaften zerbrechen könnten und zum anderen, dass diese vor ihr sterben könnten und sie dann bei Fremden wohnt.
Ihre Familie will sie nicht in Pflege miteinbeziehen aus Sorge, diese emotional zu belasten.

*fiktiver Name

Auch wenn nur sehr wenige Interviewte sich Pflege im Pflegeheim gut vorstellen können und eine klare Präferenz äußern, so fällt auf, dass diese über äußerst positive Erfahrungen im Kontext ihrer Angehörigen im Pflegeheim berichten. Als positiv wurde jeweils ein respektvoller Umgang und die Berücksichtigung individueller Wünsche im Alltag und bei pflegerischen Situationen erlebt. Auch Brandt et al. (2022, S. 186) stellen fest, dass unter „gute Pflege", sowohl von Pflegebedürftigen als auch von deren Angehörigen, eher beziehungsorientierte, empathische Aushandlungsprozesse zwischen Pflegekraft und Pflegebedürftigem verstanden werden als fachliche Pflegekompetenz bei der Verrichtung von Pflege. Diese im Vergleich zur korrekten Durchführung von pflegerischen Interventionen stärkere Wahrnehmung der „unsichtbaren" Pflegetätigkeiten bei Pflegenden ist bekannt (vgl. Luderer & Meyer, 2018).

Darüber hinaus können die zuvor genannten Erfahrungen im Kontext der professionellen Pflege mit den die Aussagen *aller* Befragten in der Kategorie „Pflegebezogene Vorstellungen und Erwartungen" verknüpft werden. Pflegebezogene Vorstellungen und Erwartungen konnten dem Konzept des Caring-Konzept zugeordnet werden, wie es Wu et al. (2006) mit den Dimensionen gesicherte Versorgung, Fachlichkeit, Respekt/Individualität und Zeit für Pflegebedürftige operationalisieren. Dadurch wird deutlich, dass eine zugewandte Pflege (Caring) dem grundsätzlichen Wunsch aller Befragten entspricht und „zugewandte Pflege" als Referenz für die Bildung von Pflegepräferenzen hergenommen wird. Sofern zugewandte Pflege im Setting Pflegeheim erlebt wurde, wird dieses Pflegesetting auch nicht mehr so abschreckend wahrgenommen. Insgesamt bedeutet dies nicht nur, dass positive Erfahrungen mit Pflege im Pflegeheim förderlich für die Präferenz sind, sondern auch, dass das Erleben von Caring das Bild der Pflege positiv beeinflusst. Und Caring gilt durchaus als Kern professioneller Pflegetätigkeit (Baum, 2017).

5.4 Limitationen

Zunächst ist nochmal darauf hinzuweisen, dass die Studie in der Region Bodensee-Oberschwaben in der Altersgruppe der 65- bis 75-jährigen Bevölkerung durchgeführt wurde und die Befunde somit bedingt übertragbar auf andere Regionen und andere Altersgruppen sind. Die Region Bodensee-Oberschwaben ist einerseits stark ländlich geprägt und ist dennoch wirtschaftsstark. Allen drei Landkreisen der Region (RV, SIG, BSK) wird eine gute sozioökonomische Lage bestätigt (Küpper, 2016). Dennoch ist die Region in sich heterogen. So unterscheiden sich die Landkreise teilweise erstens deutlich von anderen Regionen in Deutschland und zweitens auch stark innerhalb der Region hinsichtlich sozioökonomischer Indikatoren. Der Bodenseekreis weist dabei weit überdurchschnittliche Werte auf, z. B. hinsichtlich des Pro-Kopf-Vermögens, des verfügbaren Einkommens oder der Lebenserwartung (vgl. Anhang G). Zusammenhänge zwischen Ressourcenverteilung und gesundheitlicher und pflegerischer Versorgung sind bekannt (Bauer & Büscher, 2008; Schmitz, 2019), siehe auch Kapitel 2.3.2 und 3.5. Konkret könnte es in diesem Zusammenhang bspw. möglich sein, dass die in dieser Untersuchung vorliegende ausgeprägte Präferenz für eine private Pflegekraft (welche positiv assoziiert ist mit der Inanspruchnahme einer (pflegerischen) Haushaltshilfe (z. B. Englert et al., 2023)) durch die insgesamt gute sozioökonomische Lage der Region geprägt ist und somit stärker auftrat, als dies in vergleichbaren deutschlandweiten Studien nachgewiesen wird. Grundsätzlich ist jedoch davon auszugehen, dass die bereits in Kapitel 5.3.1 genannten Aspekte wie die spezifische Altersgruppe dieser Studie (ältere aber nicht hochaltrige Zielgruppe) oder die Legitimation dieser Versorgungsart durch veränderte gesetzliche Rahmenbedingungen zu dieser positiven Bewertung beitragen.

Des Weiteren ist im Hinblick auf die Stichprobe und Zusammenhänge zwischen sozioökonomischen Einflussfaktoren und der Ausgestaltung von Pflegearrangements der hohe Anteil an Akademikern zu erwähnen. In der hier vorliegenden realisierten Stichprobe verfügen 43,5 % der Männer über den höchsten schulischen Bildungsabschluss. Das Statistisches Landesamt Baden-Württemberg (2020) gibt an, dass in der Altersgruppe 60 bis 70 Jahre 32,4 % der in Baden-Württemberg lebenden Männer über eine Hochschul-/ Fachhochschulreife verfügen. Noch deutlicher unterscheiden sich die Anteile beim höchsten beruflichen Abschluss: Im Sample verfügen 42,0 %der Männer über einen akademischen Abschluss, das Statistische Landesamt gibt einen Anteil von 23,5 % für Männer in der Altersgruppe 60-70 Jahre an. Bei den Frauen sind die Abweichungen marginal und z. T. auf den geringeren Anteil an Teilnehmenden ohne schulische bzw. beruflichen Abschluss zurückzuführen, was jedoch auch auf die Gruppe der Männer im Sample zutrifft. Dies sind typische Verzerrungen, wie sie in sozialwissenschaftlichen Umfragen häufig auftreten und als Bildungs- bzw. Mittelschichtsbias bekannt sind (Hartmann & Schimpl-Neimanns, 1992). Daher wurde das multivariate Modell für die Variable Bildungsabschluss statistisch adjustiert. Allerdings ist möglich, dass sich dies auf die Stichprobenziehung der qualitativen Studie ausgewirkt hat und in der Interviewstudie überproportional viele Interviewte über einen akademischen Abschluss verfügen.

Bei der Konzeption der Studie „Zukunft der Pflege in der Region Bodensee-Oberschwaben“ wurde auf die Erhebung des Alterseinkommens zugunsten eines höheren Rücklaufs verzichtet. Einkommensfragen gelten als sensible Fragen (Baur & Blasius, 2014a) und können zu einem Abbruch der Befragung führen. Vor dem Hintergrund der kleinräumigen Befragung durch eine Hochschule vor Ort schien dies die Sensibilität für Einkommensfragen eher zu erhöhen, während für andere Themen die Regionalität der Hochschule als Durchführende der Befragung eher förderlich vermutet wurde. Auch wenn in der hier vorliegenden Studie nicht für Einkommen adjustiert werden konnte, konnte als Proxy für die finanzielle Lage jedoch „Wohneigentum“ in die Untersuchung einbezogen werden. Des Weiteren empfiehlt es sich in zukünftigen Studien, das Merkmal Migrationshintergrund mit zu erfassen, da aufgrund zunehmender Diversität unter potenziell Pflegebedürftigen hierzu erst vereinzelt Befunde vorliegen.

Im Hinblick auf die Gesamtkonzeption der hier vorliegenden Dissertation ist zu erläutern, dass mit Daten aus der Studie „Zukunft der Pflege in der Region Bodensee-Oberschwaben“ gearbeitet wurde und diese Studie über eine weitgefasste Fragestellung verfügte und auf breite Themenfelder abzielte. Infolgedessen war auch der Leitfaden für die Interviews thematisch sehr offen gestaltet, wodurch sich für die hier vorliegende Fragestellung einige spezifische Themen (bspw. nach familialen Hintergründen oder finanziellen Aspekten) nicht in den Daten wiederfanden. Vor diesem Hintergrund ist auch der Einbezug des Modells der intergenerationellen Solidarität von Szydlik zum einen auf die Aspekte beschränkt, die in den Daten enthalten sind. Zum anderen unterliegt der Einbezug des Modells der Einschränkung, dass hier lediglich die Perspektive der Befragten erhoben wurde und Nachfolgegenerationen nicht befragt wurden. Dennoch hat sich das Modell als hilfreich für die Einordnung der Ergebnisse erwiesen und es konnten Voraussetzungen und Rahmenbedingungen von familialer Solidarität aufgezeigt werden.

Fazit & Ausblick

Zunächst lässt sich festhalten, dass mit dieser Studie die ausgeprägte Favorisierung von häuslicher Pflege in der Bevölkerung erneut belegt wird. Allerdings, und das zeigt die hier vorliegende Studie erstmals eindeutig, gibt es keine absolut determinierte Präferenz für ein spezifisches Versorgungssetting, sondern die jeweilige Pflegepräferenz ist Folge von komplexen Abwägungsprozessen vor dem Hintergrund familialer und kulturell-kontextueller Strukturen sowie vorhandener Ressourcen. Deutlich werden diese Abwägungsprozesse an der von den Befragten implizit vorgenommenen Gegenüberstellung häuslicher Pflegearrangements und einer Pflege im Pflegeheim. Für das jeweilige Pflegesetting werden Bedürfnisse der Lebensgestaltung gegenüber Ängsten und Sorgen abgewogen und dementsprechend wird die Präferenz für ein Pflegesetting begründet. Bei einem Großteil der hier Befragten liegt die Vorstellung eines Stufenkonzepts vor, das bei geringem Unterstützungs- und Pflegebedarf den Einbezug Angehöriger präferiert und bei zunehmendem Unterstützungs- und Pflegebedarf auf die Unterstützung ambulanter Dienste und/oder einer privaten Pflegekraft setzt. Pflege im Pflegeheim gilt bei vielen als die letzte Option. Grundsätzlich entsprechen die Pflegepräferenzen daher der politischen Maxime „ambulant vor stationär". Mit der vorliegenden Arbeit konnte deutlich hervorgebracht werden, dass die Präferenz für ein Pflegesetting und die damit einhergehende Abstufung ressourcenbedingten Notwendigkeiten und familialen Bedürfnis- und Opportunitätsstrukturen geschuldet ist, und nicht eine Präferenz im Sinne eines Ideals darstellt.

In mehrfacher Weise konnte mit dieser Arbeit die Zentralität des Faktors Geschlecht für die Vorstellungen über eine eigene pflegerische Versorgungssituation aufgezeigt werden. Durch das explanativ-sequenzielle Mixed Methods Design der Studie konnten geschlechtsspezifische Zusammenhänge aufgedeckt und erklärt werden. So konnte hervorgebracht werden, dass Männer vor allem Pflege im Rahmen der Partnerschaft fokussieren und weniger andere Angehörige. In diesem Zusammenhang konnte gezeigt werden, dass Pflegepräferenzen aus dem Bewusstsein über partnerschaftliche Konstellationen und damit einhergehenden Restriktionen resultieren. Konkretisiert bedeutet dies für Männer höhere Chancen durch ihre Partnerin gepflegt zu werden aufgrund eines häufig jüngeren Lebensalters der Partnerin in Kombination mit deren höherer Lebenserwartung. Für Frauen bedeutet dies eine höhere Wahrscheinlichkeit, die letzten Lebensjahre allein zu verbringen und somit weniger Chancen auf Pflege durch ihren Partner. In Verbindung mit genderspezifischen ökonomischen Aspekten, wie bspw. die Gender Pension Gap, führt dies u.a. dazu, dass Frauen eine stärkere Präferenz für Pflege in gemeinschaftlichen Wohnformen herausbilden als Männer.

Die Befunde zeigen zudem, dass Frauen bei pflegerischer Unterstützung ebenfalls vorwiegend an weibliche (formelle oder informelle) Unterstützung denken. Insgesamt spiegelt dies derzeitige Lebens- und Pflegerealitäten sowie konsistente Geschlechterstereotype wider. Diese Arbeit zeigt damit zum ersten Mal den Einfluss dieser Geschlechtsstereotype auf die Herausbildung von Pflegepräferenzen auf und trägt dadurch zur Sensibilisierung für geschlechtsspezifische Wirkmechanismen und Versorgungsvorstellungen bei.

Des Weiteren konnte mit der Studie gezeigt werden, dass die Vorstellung von Familie und Partnerschaft als Sorgegemeinschaft eine zentrale Rolle bei der Entstehung von Pflegepräferenzen einnimmt und Abwägungsprozesse um die potenzielle pflegerische Versorgung von einem hohen Maß an Vertrauen in familiale, intergenerationale Solidarität geprägt sind. Gleichwohl ist auch die Sorge vor Belastung der Angehörigen durch Einbindung in Pflegeaufgaben ein relevanter Aspekt, der das Ausmaß der Einbindung in Pflege relativiert und die Pflegepräferenz beeinflusst. Kinder sollen vor allem mit organisatorischen Aufgaben betraut werden und emotional unterstützen, weshalb bspw. die Wohnentfernung zu den Kindern kaum eine Rolle zu spielen scheint, ebenso wie die Kinderanzahl eine untergeordnete Rolle für die Präferenz spielt. Bei prospektiven Überlegungen, wie die eigene zukünftige Pflegeversorgungssituation aussehen soll, werden Kinder viel seltener und geringfügiger für Pflegeübernahme in Betracht gezogen, als es aktuell Realität ist. Diese Diskrepanz zwischen Pflegepräferenz und Realisierung eines pflegerischen Versorgungssettings wird sich auch nach aktuell vorliegenden Prognosen in Zukunft nicht auflösen, da aktuelle Versorgungsrealitäten diese Bedarfe (v. a. wegen des Fachpersonalmangels aufgrund des demografischen Wandels) nicht decken werden können (vgl. Klie, 2024). Da die befürchtete Belastung pflegender Angehöriger durchaus Realität bei der Pflegeübernahme durch Angehörige ist, sind hier Ansatzpunkte für eine bedarfs- und bedürfnisorientierte pflegerische Versorgung hervorgebracht.

Die Ergebnisse der vorliegenden Arbeit betonen zudem die hohe Relevanz von Aspekten des Wohnens für pflegerische Versorgungsvorstellungen. Es konnte dargelegt werden, dass eine emotionale Verbundenheit mit der Wohnung nicht unbedingt an Eigentum gekoppelt ist. Allerdings wurde die Größe des Wohnraums sowohl als Ressource als auch als belastender Faktor für das Wohnen im hohen Alter bei Pflegebedarf identifiziert. Zum Beispiel gibt vorhandener Wohnraum die Möglichkeit ein Live-In-Arrangement zu verwirklichen, andererseits werden Belastungen aufgrund hoher Wohnkosten und Unterhaltsaufgaben wahrgenommen. Diese Belastungen konnten bei Frauen u. a. mit einer höheren Umzugsbereitschaft in gemeinschaftliche Wohnformen und Pflegeheime in Verbindung gebracht werden. Zudem betonen die Ergebnisse die hohe Bedeutung der eigenen Wohnumgebung u. a. aufgrund Privatheit und Wohnatmosphäre für Vorstellungen vom Leben im hohen Alter, auch bei Pflegebedarf. Somit zeigen sich im Kontext des Wohnens in mehrfacher Weise Ansatzpunkte, um die verschiedenen Pflegesettings weiterzuentwickeln, damit ein gelingendes Altern mit hoher Lebensqualität und Zufriedenheit ermöglicht werden kann.

Zusammenfassend lässt sich festhalten, dass der *Wunsch*, zu Hause gepflegt zu werden, in der hier befragten Stichprobe überwiegt und sozioökonomischen Faktoren in den Hintergrund treten. Dennoch lässt sich die Annahme begründen, dass insbesondere ökonomische Ressourcen die entscheidenden Faktoren sind, die eine *Realisierung* der Pflegepräferenzen wahrscheinlicher machen. Unterschiedliche Pflegepräferenzen bilden sich durch antizipiertes Ressourcenpotenzial heraus, indem abgewogen wird, welche immateriellen und materiellen Ressourcen vorhandenen sind und welche Restriktionen diese möglichen Szenarien mit sich bringen. Vor dem Hintergrund familialer und partnerschaftlicher Strukturen werden Bedürfnisse und Opportunitäten eruiert und infolgedessen Vor- und Nachteile des spezifischen Versorgungssettings abgewogen. Grundsätzlich zeigt sich der Wunsch nach einer zugewandten Pflege und ein hohes Vertrauen zu Angehörigen, bei der Verwirklichung dieses Wunsches mitzuwirken. In Kombination mit der starken emotionalen Verbundenheit mit der Wohnung führt dies zum Ideal der häuslichen Pflege, vorrangig mit professioneller Unterstützung, um Angehörige nicht zu stark zu belasten. Die hier vorliegende Arbeit verweist deshalb mit Blick auf die Weiterentwicklung der zukünftigen pflegerischen Versorgung auf zwei sich ergänzende Stoßrichtungen.

Die erste Stoßrichtung ist die Realisierbarkeit häuslicher Pflegearrangements zu fördern. Dies heißt, häusliche Pflegesettings sind neu zu denken und diesbezügliche Weiterentwicklungen voranzutreiben. Gemeint sind zum einen sämtliche technische Innovationen, von digitalen Unterstützungstools über Robotik bis hin zu smarten Wohnumgebungen (Ambient Assisted Living, AAL), zum anderen jedoch auch (damit verbundene) soziale Innovationen. Zu denken ist hierbei z. B. an die Weiterentwicklung von Konzepten wie Caring Communities unter Berücksichtigung der damit einhergehenden Herausforderungen der drohenden Persistenz, wenn nicht sogar Expansion, geschlechtsspezifischer Sorge-Imbalance.

Die zweite Stoßrichtung zielt darauf, die in dieser Arbeit aufgedeckten Gründe für eine häusliche Pflege, auch in institutionalisierte Kontexte zu tragen bzw. dort bereits bestehende Potenziale sichtbar zu machen. Gemeint ist erstens, einen stärkeren Fokus auf Aspekte des Wohnens zu legen, insbesondere Aspekte der Wohnatmosphäre. Die hohe Bedeutung des eigenen, privaten Wohnraums abgekoppelt von Besitzfragen gibt auch Hinweise wie Pflegeheime ihr Image verbessern können. Zweitens sind damit soziale Aspekte gemeint wie der Erhalt sozialer Kontakte oder hybride Versorgungsformen, die Angehörige vermehrt in Pflege in institutionelle Settings einbeziehen. Hierfür bieten gemeinschaftliche Wohnformen Anknüpfungspunkte, was mit der Notwendigkeit einhergeht, diese in der noch nicht pflegebedürftigen Bevölkerung bekannter zu machen. Anknüpfend an die Erkenntnis, dass pflegefachliche Fertigkeiten in der professionellen Pflege wenig wahrgenommen werden und Live-In-Arrangements trotz gering wahrgenommener pflegefachlicher Kompetenzen die Bedarfe und Bedürfnisse der Befragten zu decken scheinen, lässt dies Fragen nach der Weiterentwicklung der Pflegeprofession zu.

Neben Aufgaben zur Weiterentwicklung der pflegerischen Versorgung hin zu mehr Bedarfs- und Bedürfnisorientierung haben sich jedoch auch neue Fragen an die Wissenschaft ergeben. Zuvorderst ist auf die wenig aktuelle und heterogene Studienlage zum Zusammenhang sozialer Ungleichheit und Pflegebedürftigkeit hinzuweisen. Einerseits sind Ungleichheitsaspekte offensichtlich, andererseits besteht wenig konstante Evidenz zum Einfluss sozioökonomischer Faktoren im Kontext Pflegebedürftigkeit. Dies liegt vermutlich u. a. daran, dass sich die Datengrundlagen insbesondere im Bereich von Routinedaten aufgrund schnelllebiger Gesetzgebung häufig verändert. Umso wichtiger sind Analysen basierend auf qualitativ hochwertigen Umfragen, die diesbezüglich Wissenszuwachs generieren.

Zudem könnten Analysen, die Individualdaten mit weiteren versorgungs- und sozialstrukturellen regionalen Daten kombinieren, Kontext- und Kompositionseffekte hervorbringen. So wäre es denkbar, dass die pflegerische Versorgungsdichte einen Einfluss auf Pflegepräferenzen hat, ebenso wie real bestehende Pflegesettings im Nachbarschafts- bzw. Freundeskreis einen eigenständigen Einfluss auf die Herausbildung von Pflegepräferenzen aufweisen. Gegebenenfalls ließen sich mit solchen Daten auch weitere Erkenntnisse dazu gewinnen, warum Personen, die gut über Pflege informiert sind, professionelle Pflege eher ablehnen.

Abschließend lässt sich im Hinblick auf intergenerationale Solidarität feststellen, dass es kaum Studien gibt, die sowohl die Perspektiven von zukünftig Pflegebedürftigen als auch die Perspektiven von deren Angehörigen erfassen. Dies könnte weitere Einblicke in die familiale Solidarität im Kontext Pflege schaffen, zumal prospektive Pflegeerfordernisse häufig stark verdrängt werden und nur vage Vorstellungen von allen Beteiligten geäußert werden. Hier würden bspw. Gruppeninterviews mit Familien eine Möglichkeit bieten, multiperspektivisch das Thema Pflege vor dem Hintergrund von Bedürfnis- und Opportunitätsstrukturen, familialer und kulturell-kontextueller Strukturen zu erörtern.

Abbildungsverzeichnis

Digitaler Anhang:

Tabellenverzeichnis

Digitaler Anhang:

Abkürzungsverzeichnis

AME	average marginal effects/ durchschnittliche marginale Effekte
BFW	Bundesverband Freier Immobilien- und Wohnungsunternehmen
BSK	Bodenseekreis
BW	Baden-Württemberg
BeWo	Betreutes Wohnen
F	Frauen
GKV	Gesetzliche Krankenversicherung
k. A.	keine Angabe
LR	Ländlicher Raum
M	Männer
m	männlich
MGW	Mehrgenerationenwohnen
MMD	Mixed Methods Design
RV	Landkreis Ravensburg
RZ	Randzone um den Verdichtungsraum
SE	standard error / Standardfehler
SD	standard deviation / Standardabweichung
SIG	Landkreis Sigmaringen
SGB	Sozialgesetzbuch
SOEP-IS	Sozio-oekonomisches Panel: Innovationsstichprobe
StaLa BW	Statistisches Landesamt Baden-Württemberg
VR	Verdichtungsraum
w	weiblich
WG	Wohngemeinschaft

Literaturverzeichnis

Adam, U. & Mühling, T. (2014). *Familiale Pflege: Hilfe- und Unterstützungsleistungen von Erwachsenen für ihre Eltern in quantitativen Datenquellen* (ifb-Materialien Nr. 3).

Alburez-Gutierrez, D., Williams, I. & Caswell, H. (2023). Projections of human kinship for all countries. *Proceedings of the National Academy of Sciences of the United States of America, 120*(52), e2315722120. https://doi.org/10.1073/pnas.2315722120

Aulenbacher, B., Leiblfinger, M. & Prieler, V. (2021). Anforderungen und Ansprüche in der Live-in-Betreuung.: Oder: „… ab und zu denken wir uns, das ist eigentlich unmöglich". In B. Aulenbacher, H. Lutz & K. Schwiter (Hrsg.), *Arbeitsgesellschaft im Wandel. Gute Sorge ohne gute Arbeit? Live-in-Care in Deutschland, Österreich und der Schweiz* (S. 147–171). Beltz Juventa.

Auspurg, K. & Hinz, T. (2011). Gruppenvergleiche bei Regressionen mit binären abhängigen Variablen – Probleme und Fehleinschätzungen am Beispiel von Bildungschancen im Kohortenverlauf. *Zeitschrift für Soziologie, 40*(1), 62–73.

Auth, D. (2019). Politikfeld „Pflege". *Aus Politik und Zeitgeschichte (APuZ), 69*(33-34), 4–11.

Backes, G. (1998). Individualisierung und Pluralisierung der Lebensverhältnisse: Familie und Alter im Kontext der Modernisierung. *Zeitschrift für Familienforschung, 10*(2), 5–29.

Backhaus, K., Erichson, B., Plinke, W. & Weiber, R. (2016). *Multivariate Analysemethoden: Eine anwendungsorientierte Einführung* (14., überarbeitete und aktualisierte Auflage). Springer Gabler. https://doi.org/10.1007/978-3-662-46076-4

Baltes, M. M. & Carstensen, L. L. (1996). The Process of Successful Ageing. *Ageing and Society, 4*(16), 397–422. https://doi.org/10.1017/S0144686X00003603

Bartholomeyczik, S. (2022). Das Konzept Lebensqualität in der Pflege und der Pflegewissenschaft. In M. Staats (Hrsg.), *Lebensqualität: Ein Metathema* (1. Auflage, S. 263–280). Beltz Juventa.

Bauer, U. & Büscher, A. (Hrsg.). (2008). *Gesundheit und Gesellschaft. Soziale Ungleichheit und Pflege: Beiträge sozialwissenschaftlich orientierter Pflegeforschung* (1. Aufl.). VS Verlag für Sozialwissenschaften.

Baum, U. (2017). Caring: Kernelement der professionellen Pflege. *Pflegewissenschaft, 70*, 53–56. https://doi.org/10.1007/s41906-017-0102-4

Baur, N. & Blasius, J. (2014a). Methoden der empirischen Sozialforschung – Ein Überblick. In N. Baur & J. Blasius (Hrsg.), *Handbuch Methoden der empirischen Sozialforschung* (41–62). Springer VS.

Baur, N. & Blasius, J. (2014b). Multivariate Datenanalyse. In N. Baur & J. Blasius (Hrsg.), *Handbuch Methoden der empirischen Sozialforschung* (997-1016). Springer VS.

Beckert, J. (2018). Woher kommen Erwartungen? *Jahrbuch für Wirtschaftsgeschichte / Economic History Yearbook, 59*(2), 507–523. https://doi.org/10.1515/jbwg-2018-0017

Behrends, S. & Kott, K. (2009). *Zuhause in Deutschland – Ausstattung und Wohnsituation privater Haushalte, 2009.*

Behrens, J. (2008). Ökonomisches, soziales und kulturelles „Kapital" und die soziale Ungleichheit in der Pflege. In U. Bauer & A. Büscher (Hrsg.), *Gesundheit und Gesellschaft. Soziale Ungleichheit und Pflege: Beiträge sozialwissenschaftlich orientierter Pflegeforschung* (1. Aufl., S. 180–211). VS Verlag für Sozialwissenschaften.

Bengtson, V. L. & Roberts, R. E. L. (1991). Intergenerational Solidarity in Aging Families: An Example of Formal Theory Construction. *Journal of Marriage and Family, 53*(4), 856–870.

Bengtson, V. L., Rosenthal, C. & Burton, L. (1990). Families and aging: Diversity and heterogeneity. In Binstock, Robert, H. & L. K. George (Hrsg.), *Handbook of aging and the social sciences* (3. Aufl., S. 263–287). Academic Press.

Bertelsmann Stiftung. (2022). *Alterung der Gesellschaft führt zu hohen Wohlstandseinbußen in Deutschland.* https://www.bertelsmann-stiftung.de/de/themen/aktuelle-meldungen/2019/dezember/alterung-der-gesellschaft-fuehrt-zu-hohen-wohlstandseinbussen-in-deutschland

Bertogg, A., Nazio, T. & Strauss, S. (2021). Work–family balance in the second half of life: Caregivers' decisions regarding retirement and working time reduction in Europe. *Social Policy & Administration, 55*(3), 485–500. https://doi.org/10.1111/spol.12662

Bertogg, A. & Strauss, S. (2020). Spousal care-giving arrangements in Europe. The role of gender, socio-economic status and the welfare state. *Ageing and Society, 40*(4), 735–758. https://doi.org/10.1017/S0144686X18001320

Bertram, H. (2002). Die multilokale Mehrgenerationenfamilie: Von der neolokalen Gattenfamilie zur multilokalen Mehrgenerationenfamilie. *Berliner Journal für Soziologie*(4), 517-529;

Bestmann, B., Wüstholz, E. & Verheyen, F. (2014). *Pflegen: Belastung und sozialer Zusammenhalt: Eine Befragung zur Situation von pflegenden Angehörigen.* (WINEG Wissen Nr. 4). Techniker Krankenkasse (TK).

Beyer, A.-K., Wurm, S. & Wolff, J. K [Julia K.]. (2017). Älter werden – Gewinn oder Verlust? Individuelle Altersbilder und Altersdiskriminierung. In K. Mahne, J. K. Wolff, J. Simonson & C. Tesch-Römer (Hrsg.), *Altern im Wandel: Zwei Jahrzehnte Deutscher Alterssurvey (DEAS)* (S. 329–343). Springer VS.

Blinkert, B. & Klie, T. (2008a). Soziale Ungleichheit und Pflege. *Aus Politik und Zeitgeschichte*(12-13), 25–33.

Blinkert, B. & Klie, T. (2008b). Die Versorgungssituation pflegebedürftiger Menschen vor dem Hintergrund von Bedarf und Chancen Die Versorgungssituation pflegebedürftiger Menschen. In U. Bauer & A. Büscher (Hrsg.), *Gesundheit und Gesellschaft. Soziale Ungleichheit und Pflege: Beiträge sozialwissenschaftlich orientierter Pflegeforschung* (1. Aufl., S. 238–258). VS Verlag für Sozialwissenschaften.

Blinkert, B. & Klie, T. (2011). Gesellschaftlicher Wandel und demographische Veränderungen als Herausforderungen für die Sicherstellung der Versorgung von pflegebedürftigen Menschen. *Sozialer Fortschritt, 53*(11-12), 319–325.

Blumer, H. (1954). What is Wrong with Social Theory? *American Sociological Society, 19*(1), 3–10.

Bonin, H. (2020). Fachkräftemangel in der Gesamtperspektive. In K. Jacobs, A. Kuhlmey, S. Greß, J. Klauber & A. Schwinger (Hrsg.), *Pflege-Report 2019: Mehr Personal in der Langzeitpflege – aber woher?* (S. 61–69). Springer.

Böning, M., Brors, C. & Steffen, M. (2014). *Migrantinnen aus Osteuropa in Privathaushalten: Problemstellungen und politische Herausforderungen.*

Bortz, J. & Schuster, C. (2010). *Statistik für Human- und Sozialwissenschaftler* (7., vollständig überarbeitete und erweiterte Auflage). Springer.

Boscher, C., Raiber, L., Fischer, F. & Winter, M. H.-J. (2021). Einsatz und Erfolg gesundheitsbezogener Maßnahmen zur Personalbindung in der Pflege: Ergebnisse einer schriftlichen Befragung von Führungskräften aus der Region Bodensee-Oberschwaben. *Gesundheitswesen, 83*(8-09), 611–618. https://doi.org/10.1055/a-1173-9555

Boscher, C., Steinle, J., Fischer, F. & Winter, M. H.-J. (2021, 17. September). *Informationen zu Pflegethemen: Informationsverhalten und Informationsgrad im Kontext eigener Pflegeerfahrung: Posterpräsentation auf dem Pflegekongress21, 16.-17.09.2021.*

Box, G. E. & Tidwell, P. W. (1962). Transformation of Independent Variables. *TEchnometrics, 4*, 531–550.

Brandenburg, H., Bossle, M. & Winter, M. H.-J. (2021). Die (Alten-)Pflege braucht eine Zukunft – Ein dringender Appell an die deutsche Politik. *Zeitschrift für Medizinische Ethik, 67*(1), 77–85. https://doi.org/10.14623/zfme.2021.1.77-85

Brandt, L. A., Schön, I. & Klie, T. (2022). „Das gehört wahrscheinlich im Leben dazu" – Interviews zum Leben mit häuslicher Pflege. In A. Storm (Hrsg.), *Pflegereport 2022: Häusliche Pflege – das Rückgrat der Pflege in Deutschland. Analysen, Befunde, Perspektiven* (Beiträge zur Gesundheitsökonomie und Versorgungsforschung Nr. 41, S. 111–190): medhochzwei Verlag GmbH.

Brettschneider, A. (2019). Die Rolle der Kommunen: Ziele, Handlungsfelder und Gestaltungsmöglichkeiten kommunaler Pflegepolitik. In K. Jacobs, A. Kuhlmey, S. Greß, J. Klauber & A. Schwinger (Hrsg.), *Pflege-Report 2019: Mehr Personal in der Langzeitpflege – aber woher?* (S. 219–239). Springer.

Bude, H. (2024). *Abschied von den Boomern.* Hanser.

Bundesagentur für Arbeit, S. (Hrsg.). (2021). *Arbeitsmarktsituation im Pflegebereich* (Berichte: Blickpunkt Arbeitsmarkt).

Bundesinstitut für Bau-, Stadt- und Raumforschung (Hrsg.). (2014). *Neues Wohnen – Gemeinschaftliche Wohnformen bei Genossenschaften.*

Bundeszentrale für politische Bildung. (2021, 23. März). *Alleinlebende nach Geschlecht und Familienstand* (Soziale Situation in Deutschland). https://www.bpb.de/kurz-knapp/zahlen-und-fakten/soziale-situation-in-deutschland/61572/alleinlebende-nach-geschlecht-und-familienstand/

Büscher, A. (2020). Bedarfslagen in der häuslichen Pflege. In K. Jacobs, A. Kuhlmey, S. Greß, J. Klauber & A. Schwinger (Hrsg.), *Pflege-Report 2020: Neuausrichtung von Versorgung und Finanzierung* (S. 55–64). Springer.

Büscher, A. & Krebs, M. (2018). Qualität in der ambulanten Pflege. In K. Jacobs, A. Kuhlmey, S. Greß, J. Klauber & A. Schwinger (Hrsg.), *Pflege-Report 2018. Qualität in der Pflege* (S. 127–134). Springer Open. https://doi.org/10.1007/978-3-662-56822-4_11

Carstensen, L. L. & Lang, F. R. (2007). Sozioemotionale Selektivität über die Lebensspanne: Grundlagen und empirische Befunde. In J. Brandstädter & U. Lindenberger (Hrsg.), *Entwicklungspsychologie der Lebensspanne* (S. 389–412). Kohlhammer Verlag.

Cohen, J. (1988). *Statistical Power Analysis for the Behavioral Sciences.* (2. Aufl.). Lawrence Erlbaum Associates.

Creswell, J. W. & Clark, V. L. P. (2017). *Designing and conducting mixed methods research* (3. Aufl.). SAGE.

Danielzyk, R., Köhler, S. & Friedsmann, P. (2017). Bodensee-Oberschwaben. Eine erfolgreiche Region fernab der Großstädte. *Standort, 41*(3), 186–194.

Dehne, P. & Neubauer, A. (2014). Ländliches Wohnen im Alter, aber wie? Facetten sorgender Gemeinschaften in Mecklenburg-Vorpommern und anderswo. In Deutsches Zentrum für Altersfragen (Hrsg.), *Informationsdienst Altersfragen: Altern im ländlichen Raum* (Informationsdienst Altersfragen Nr. 6, S. 3–12).

Deindl, C. (2017). Generationenbeziehungen und materielle und soziale Deprivation. *Zeitschrift für Soziologie, 46*(6), 420–436. https://doi.org/10.1515/zfsoz-2017-1023

Demografieportal. (2024). *Altersspezifische Pflegequoten: Mit zunehmendem Alter steigt der Anteil pflegebedürftiger Menschen. Die Pflegequote ist für hochbetagte Frauen deutlich höher als für gleichaltrige Männer.* https://www.demografie-portal.de/DE/Fakten/pflegequote-alter.html

Deutsche Gesellschaft für Pflegewissenschaft e. V. (2021). *Antragstellung.* https://dg-pflegewissenschaft.de/ethikkommission/antragstellung/

Deutscher Bundestag (Hrsg.). (2010). *Sechster Bericht zur Lage der älteren Generation in der Bundesrepublik Deutschland: Altersbilder in der Gesellschaft* (Drucksache 17/3815).

Deutscher Bundestag. (2016). *Siebter Bericht zur Lage der älteren Generation in der Bundesrepublik Deutschland: Sorge und Mitverantwortung in der Kommune – Aufbau und Sicherung zukunftsfähiger Gemeinschaften* (Drucksache 18/10210).

Diabaté, S. & Lück, D. (2014). Familienleitbilder – Identifikation und Wirkungsweise auf generatives Verhalten. *Journal of Family Research, 26*(1), 49–69. https://doi.org/10.3224/zff.v26i1.15915

Dittmann, J. (2008). Deutsche zweifeln an der Qualität und Erschwinglichkeit stationärer Pflege: Einstellungen zur Pflege in Deutschland und Europa. *Informationsdienst Soziale Indikatoren, 40,* 1–6. https://doi.org/10.15464/isi.40.2008.1-6

Döhner, H. & Rothgang, H. (2006). Pflegebedürftigkeit. Zur Bedeutung der familialen Pflege für die Sicherung der Langzeitpflege. *Bundesgesundheitsblatt, Gesundheitsforschung, Gesundheitsschutz, 49*(6), 583–594.

Döring, N. & Bortz, J. (2016). *Forschungsmethoden und Evaluation in den Sozial- und Humanwissenschaften* (5. vollständig überarbeitete, aktualisierte und erweiterte Auflage). Springer.

Druyen, T. (2022, 5. Juli). *Babyboomer-Generation läuft blind in die Pflege-Katastrophe: Studie identifiziert Jahrhundertproblematik.* https://www.optadata-zukunfts-stiftung.de/forschung/babyboomer-studie-doi

Dudel, C. (2015). Vorausberechnung des Pflegepotentials von erwachsenen Kindern für ihre pflegebedürftigen Eltern. *Sozialer Fortschritt, 64*(1/2), 14–26.

Dürr, S., Heitkötter, M., Kuhn, G., Lien, S. & Abraham, N. (2021). *Familien in gemeinschaftlichen Wohnformen* (BBSR-Online-Publikation Nr. 5).

Eggert, S., Storch, L. & Sulmann, D. (2018). *Perspektive informell Pflegender auf ihre Pflegesituation* (ZQP-Analyse).

Eggert, S., Sulmann, D. & Teubner, C. (2020). *Sicherheitskultur in der ambulanten Pflege* (ZQP-Analyse).

Eggert, S., Sulmann, D. & Väthjunker, D. (2016). *Qualität professioneller Pflegeangebote* (ZQP-Analyse).
Eggert, S. & Teubner, C. (2022). *Distance Caregiving – Unterstützung und Pflege auf räumliche Distanz* (ZQP-Analyse).
Ehrentraut, O., Huschik, G., Moog, S. & Sulzer, L. (2019). *Langzeitpflege im Wandel – Pflegebedarfe, Pflegeberufe, Pflegefinanzierung.* Bertelsmann Stiftung.
Ehrlich, U. (2020). Familiäre Pflege und Erwerbsarbeit: Auf dem Weg zu einer geschlechtergerechten Aufteilung? In Bundeszentrale für politische Bildung (Hrsg.), *APuZ Aus Politik und Zeitgeschichte: Bd. 10497. Pflege: Praxis, Geschichte, Politik* (S. 168–179). Bundeszentrale für politische Bildung.
Ehrlich, U. & Kelle, N. (2021). *Stille Helden bei der Pflege daheim.* G+G-digital. https://archiv.gg-digital.de/2021/02/stille-helden-bei-der-pflege-daheim/index.html
Ehrlich, U. & Vogel, C. (2018). *Erwerbsverhalten, ehrenamtliches Engagement, Fürsorgetätigkeiten und materielle Lage von Babyboomern in Deutschland.* (DZA Aktuell Nr. 1).
Eichner, K. (2014). *Pflege ist weiblich: Fakten zur Pflegesituation.* https://www.ruv.de/newsroom/pressemitteilungen/20141017-frauen-pflege-fakten
Elsässer, V., Gabrian, M. & Wahl, H.-W. (2017). Psychologische Aspekte des Alterns. In B. Altenberg (Hrsg.), *Ethik in den Biowissenschaften-Sachstandsberichte des DRZE: Band 16. Altern: Biologische, psychologische und ethische Aspekte* (Originalausgabe, S. 59–105). Verlag Karl Alber.
Elwert, F. & Winship, C. (2014). Endogenous Selection Bias: The Problem of Conditioning on a Collider Variable. *Annual Review of Sociology, 40,* 31–53. https://doi.org/10.1146/annurev-soc-071913-043455
Emunds, B. & Habel, S. (2020). Von der Schwarzarbeit zum „grauen Markt" – und darüber hinaus? Neuere und künftig notwendige Entwicklungen der sog. 24-Stunden-Pflege. In K. Jacobs, A. Kuhlmey, S. Greß, J. Klauber & A. Schwinger (Hrsg.), *Pflege-Report 2020: Neuausrichtung von Versorgung und Finanzierung* (S. 111–134). Springer.
Emunds, B., Kocher, E., Habel, S., Pflug, R., Tschenker, T. & Deetzen, V. von. (2021). *Gute Arbeit für Live-In-Care: Gestaltungsoptionen für Praxis und Politik.* Policy Paper 2. Oswald von Nell-Breuning-Institut für Wirtschafts- und Gesellschaftsethik.
Engel, U. & Schmidt, B. O. (2019). Unit- und Item-Nonresponse. In N. Baur & J. Blasius (Hrsg.), *Handbuch Methoden der empirischen Sozialforschung* (2. Aufl., S. 385–404). Springer Fachmedien Wiesbaden.
Englert, N., Peters, L., Przysucha, M., Noelle, M., Hülsken-Giesler, M. & Büscher, A. (2023). Häusliche Pflegearrangements: Untersuchung der Inanspruchnahme von Unterstützungsleistungen im Zusammenhang mit dem sozioökonomischen Status. *Bundesgesundheitsblatt – Gesundheitsforschung – Gesundheitsschutz, 66*(5), 540–549. https://doi.org/10.1007/s00103-023-03684-6
Engstler, H., Klaus, D., Lejeune, C., Mahne, K., Spuling, S., Wetzel, M., Wolff, J. K [Julia K.] & Tesch-Römer, C. (2015). *Deutscher Alterssurvey 2014: Instrumente der DEAS-Erhebung 2014.*
Esch, T. (2022). The ABC Model of Happiness-Neurobiological Aspects of Motivation and Positive Mood, and Their Dynamic Changes through Practice, the Course of Life. *Biology, 11*(6), 843. https://doi.org/10.3390/biology11060843
Faulbaum, F., Prüfer, P. & Rexroth, M. (2009). *Was ist eine gute Frage? Die systematische Evaluation der Fragenqualität* (1. Aufl.). VS Verlag für Sozialwissenschaften.
Feichtinger, L., Thiele, C., Baumann, U., Mitmansgruber, H. & Somweber, M. (2002). Der Umzug ins Seniorenheim aus der Sicht von nicht institutionalisierten Senioren. *Zeitschrift für Gerontopsychologie & -psychiatrie, 15*(3), 125–137. https://doi.org/10.1024//1011-6877.15.3.125
Franke, A., Kramer, B., Jann, P. M., van Holten, K., Zentgraf, A., Otto, U. & Bischofberger, I. (2019). Aktuelle Befunde zu „distance caregiving": Was wissen wir und was (noch) nicht? *Zeitschrift für Gerontologie und Geriatrie, 52*(6), 521–528. https://doi.org/10.1007/s00391-019-01596-2
Generali Zukunftsfonds & Institut für Demoskopie Allensbach (Hrsg.). (2013). *Generali Altersstudie 2013: Wie ältere Menschen leben, denken und sich engagieren.*
Gesundheitsberichterstattung des Bundes (Hrsg.). (2021). *Personal in Pflegeheimen (Anzahl). Gliederungsmerkmale: Jahre, Deutschland, Geschlecht, Berufsabschluss, Tätigkeitsbereich, Beschäftigungsverhältnis: (Primärquelle: Pflegestatistik, Statistisches Bundesamt).* www.gbe-bund.de (Startseite > Gesundheitsversorgung > Beschäftigte und Einrichtungen der Gesundheitsversorgung > Pflege (teilstationär/stationär) > Pflegeheime, Personal, u. a. nach Geschlecht)

Geyer, J., Haan, P. & Teschner, M. (2024). Ausbau der Pflegeversicherung könnte Gender Care Gap in Deutschland reduzieren. *DIW Wochenbericht, 91*(7), 96–103. https://doi.org/10.18723/DIW_WB:2024-7-1

Geyer, J. & Schulz, E. (2014). Who cares? Die Bedeutung der informellen Pflege durch Erwerbstätige in Deutschland. *DIW Wochenbericht, 81*(14), 294–301.

GKV-Spitzenverband (Hrsg.). (2019). *Ergebnisse des Modellprogramms zur Weiterentwicklung neuer Wohnformen für pflegebedürftige Menschen nach § 45f: Abschlussbericht der wissenschaftlichen Begleitung.*

Gölz, U. & Weber, M. (2019). Wie werden wir gepflegt? – Ergebnisse der Pflegestatistik 2017. *Statistisches Monatsheft Baden-Württemberg*(5), 3–11.

Gordo, L. R., Grabka, M., Alcántara, A. L., Engstler, H. & Vogel, C. (2019). Immer mehr ältere Haushalte sind von steigenden Wohnkosten schwer belastet. *DIW Wochenbericht*(27), 468–476. https://doi.org/10.5684/SOEP.V33.1

Grabfelder, M., Lewin, P., Zeptner, M. & Hildebrandt, H. (2022). Häusliche Pflegesettings und Pflegekarrieren im Lichte der Routinedaten. Analyse von GKV- und SPV-Routinedaten der DAK-Gesundheit für den Pflegereport 2022. In A. Storm (Hrsg.), *Pflegereport 2022: Häusliche Pflege – das Rückgrat der Pflege in Deutschland. Analysen, Befunde, Perspektiven* (Beiträge zur Gesundheitsökonomie und Versorgungsforschung Nr. 41, S. 75–110): medhochzwei Verlag GmbH.

Grabka, M, M., Jotzo, Björn, Rasner, Anika, Westermeier & Christian (2017). Der Gender Pension Gap verstärkt die Einkommensungleichheit von Männern und Frauen im Rentenalter. *DIW Wochenbericht, 84*(5), 87–96.

Gräßel, E. & Behrndt, E.-M. (2016). Belastungen und Entlastungsangebote für pflegende Angehörige. In K. Jacobs, A. Kuhlmey, S. Greß, J. Klauber & A. Schwinger (Hrsg.), *Pflegereport 2016: Schwerpunkt: Die Pflegenden im Fokus* (S. 169–187). Schattauer Verlag.

Greß, S. & Stegmüller, K. (2018). Personalausstattung, Personalbemessung und Qualität in der stationären Langzeitpflege. In K. Jacobs, A. Kuhlmey, S. Greß, J. Klauber & A. Schwinger (Hrsg.), *Pflege-Report 2018: Qualität in der Pflege* (S. 155–162). Springer Open. https://doi.org/10.1007/978-3-662-56822-4 14

Grundy, E. & Henretta, J. C. (2006). Between elderly parents and adult children: a new look at the intergenerational care provided by the 'sandwich generation'. *Ageing and Society, 26*(5), 707–722.

Haberkern, K. & Szydlik, M. (2008). Pflege der Eltern – Ein europäischer Vergleich *KZfSS Kölner Zeitschrift für Soziologie und Sozialpsychologie, 60*(1), 82–105.

Hackmann, T., Klein, R., Schneidenbach, T., Anders, M. & Vollmer, J. (2016). *Pflegeinfrastruktur: Die pflegerische Versorgung im Regionalvergleich.*

Häder, M. (2015). *Empirische Sozialforschung: Eine Einführung* (3. Aufl.). Springer VS.

Häder, M. & Häder, S. (2019). Stichprobenziehung in der quantitativen Sozialforschung. In N. Baur & J. Blasius (Hrsg.), *Handbuch Methoden der empirischen Sozialforschung* (2. Aufl., S. 333–348). Springer Fachmedien Wiesbaden.

Hajek, A. & König, H.-H. (2016a). The Effect of Intra- and Intergenerational Caregiving on Subjective Well-Being—Evidence of a Population Based Longitudinal Study among Older Adults in Germany. *PloS one, 11*(2), e0148916. https://doi.org/10.1371/journal.pone.0148916

Hajek, A. & König, H.-H. (2016b). Informal Caregiving and Subjective Well-Being: Evidence of a Population-Based Longitudinal Study of Older Adults in Germany. *Journal of the American Medical Directors Association, 17*(4), 300–305. https://doi.org/10.1016/j.jamda.2015.10.015

Hajek, A., Lehnert, T., Wegener, A., Riedel-Heller, S. G. & König, H.-H. (2017). Factors associated with preferences for long-term care settings in old age: Evidence from a population-based survey in Germany. *BMC health services research, 17*(1), 156. https://doi.org/10.1186/s12913-017-2101-y

Hajek, A., Lehnert, T., Wegener, A., Riedel-Heller, S. G. & König, H.-H. (2018a). Informelles Pflegepotenzial bei Älteren in Deutschland: Ergebnisse einer bevölkerungsrepräsentativen Befragung. *Zeitschrift für Gerontologie und Geriatrie, 51*(6), 612–619.

Hajek, A., Lehnert, T., Wegener, A., Riedel-Heller, S. G. & König, H.-H. (2018b). Langzeitpflegepräferenzen der Älteren in Deutschland – Ergebnisse einer bevölkerungsrepräsentativen Umfrage. *Das Gesundheitswesen, 80*(08/09), 685–692. https://doi.org/10.1055/s-0042-124663

Hämel, K. & Wolter, B. (2020). Alter(n) im ländlichen Raum. In K. Aner & U. Karl (Hrsg.), *Springer VS Handbuch. Handbuch soziale Arbeit und Alter* (2., überarbeitete und aktualisierte Auflage, S. 443–453). Springer VS. https://doi.org/10.1007/978-3-658-26624-0_38

Hanke, L. (2023). *Kinder, Küche, Pflege – Sorgearbeit ist weiblich.* https://www.vdk.de/berlin-brandenburg/pages/aktuelles/86322/kinder_kueche_pflege_sorgearbeit_ist_weiblich?dscc=ok

Hans-Böckler-Stiftung (Hrsg.). (2021). *Branchenmonitor Gesundheitswirtschaft: Gesundheitswirtschaft bestehend aus den Branchensegmenten: Gesundheitswesen ohne Arzt- und Zahnarztpraxen (WZ08-86.1/-86.9), Heime ohne Erholungs- und Ferienheime (WZ08-87.1/-87.3/-87.9), Sonstiges Sozialwesen ohne Heime (WZ08-88.9).*

Hartmann, P. H. & Schimpl-Neimanns, B. (1992). Sind Sozialstrukturanalysen mit Umfragedaten möglich? Analysen zur Repräsentativität einer Sozialforschungsumfrage. *KZfSS Kölner Zeitschrift für Soziologie und Sozialpsychologie, 44*(2), 315–340.

Haumann, W. (2018). Bilder und Erfahrungen der Pflege in Deutschland und in den Bundesländern. In A. Storm (Hrsg.), *Pflegereport 2018: Pflege vor Ort – gelingendes Leben mit Pflegebedürftigkeit* (Beiträge zur Gesundheitsökonomie und Versorgungsforschung Nr. 26, S. 31–108).

Haumann, W. (2019). Finanzielle Belastungen durch die Pflege – Wie die Bevölkerung die Kosten der Pflege wahrnimmt. In A. Storm (Hrsg.), *Pflegereport 2019: 25 Jahre Pflegeversicherung: Kosten der Pflege – Bilanz und Reformbedarf* (Beiträge zur Gesundheitsökonomie und Versorgungsforschung Nr. 30, S. 43–92).

Haumann, W. (2020). Versorgungspräferenzen der deutschen Bevölkerung: die Option der betreuten Wohngruppe. *Z Gerontol Geriatr, 53*(6), 522–530. https://doi.org/10.1007/s00391-019-01656-7

Haumann, W. (2022). Häusliche Pflege: Erfahrungen, Einstellungen, Forderungen – Befragung des Instituts für Demoskopie Allensbach. In A. Storm (Hrsg.), *Pflegereport 2022: Häusliche Pflege – das Rückgrat der Pflege in Deutschland. Analysen, Befunde, Perspektiven* (Beiträge zur Gesundheitsökonomie und Versorgungsforschung Nr. 41, S. 31–74): medhochzwei Verlag GmbH.

Heger, D. (2021). Wachstumsmarkt Pflege. In K. Jacobs, A. Kuhlmey, S. Greß, J. Klauber & A. Schwinger (Hrsg.), *Pflege-Report 2021: Sicherstellung der Pflege: Bedarfslagen und Angebotsstrukturen* (S. 145–156). Springer Berlin Heidelberg.

Helfferich, C. (2011). *Die Qualität qualitativer Daten: Manual für die Durchführung qualitativer Interviews* (4. Aufl.). *Lehrbuch.* VS Verlag für Sozialwissenschaften. https://doi.org/10.1007/978-3-531-92076-4

Henderson, V. (1963). *Grundregeln der Krankenpflege.* Deutsche Schwesterngemeinschaft.

Hennig, M. (2014). Familienbeziehungen über Haushaltsgrenzen hinweg – Familie als Netzwerk. In A. Steinbach (Hrsg.), *Familienforschung. Familie im Fokus der Wissenschaft* (S. 141–172). Springer VS. https://doi.org/10.1007/978-3-658-02895-4_7

Herdman, M., Gudex, C., Lloyd, A., Janssen, M [M. F.], Kind, P., Parkin, D., Bonsel, G. & Badia, X. (2011). Development and preliminary testing of the new five-level version of EQ-5 D (EQ-5 D-5 L). *Quality of life research, 20*(10), 1727–1736. https://doi.org/10.1007/s11136-011-9903-x

Herrmann, J., Rebaudo, M. & Calahorrano, L. (2022). *Daten zur Informellen Pflege: Pflegebedürftige und Pflegende.*

Heuchert, M., König, H.-H. & Lehnert, T. (2017). Die Rolle von Präferenzen für Langzeitpflege in der sozialen Pflegeversicherung - Ergebnisse von Experteninterviews. *Das Gesundheitswesen, 79*(12), 1052–1057. https://doi.org/10.1055/s-0041-111839

Heusinger, J. (2008). Der Zusammenhang von Milieuzugehörigkeit, Selbstbestimmungschancen und Pflegeorganisation in häuslichen Pflegearrangements älterer Menschen. In U. Bauer & A. Büscher (Hrsg.), *Gesundheit und Gesellschaft. Soziale Ungleichheit und Pflege: Beiträge sozialwissenschaftlich orientierter Pflegeforschung* (1. Aufl., S. 301–314). VS Verlag für Sozialwissenschaften.

Heusinger, J., Hämel, K. & Kümpers, S. (2017). Hilfe, Pflege und Partizipation im Alter: Zukunft der häuslichen Versorgung bei Pflegebedürftigkeit. *Zeitschrift für Gerontologie und Geriatrie, 50*(5), 439–445. https://doi.org/10.1007/s00391-017-1253-z

Hielscher, V., Kirchen-Peters, S. & Nock, L. (2017). *Pflege in den eigenen vier Wänden: Zeitaufwand und Kosten: Pflegebedürftige und ihre Angehörigen geben Auskunft* (Study der Hans Böckler-Stiftung Nr. 363).

Hochgürtel, T. (2021). Haushalte mit drei Generationen. *WISTA Wirtschaft und Statistik*(5), 114–129.

Hochgürtel, T. & Sommer, B. (2021). Familie, Lebensformen und Kinder: 2.1 Lebensformen in der Bevölkerung und Kinder. In Statistisches Bundesamt, Wissenschaftszentrum Berlin für Sozialforschung & Bundesinstitut für Bevölkerungsforschung (Hrsg.), *Datenreport 2021: Ein Sozialbericht für die Bundesrepublik Deutschland* (51-64).

Hochstetter, B. (2017). Wohnsituation in Baden-Württemberg: Ergebnisse der Mikrozensus-Zusatzerhebung 2014. *Statistisches Monatsheft Baden-Württemberg*(7), 37–43.
Hoffer, H. (2017). Der neue Pflegebedürftigkeitsbegriff im Recht der Pflegeversicherung – Paradigmenwechsel (auch) für die pflegerische Versorgung. In K. Jacobs, A. Kuhlmey, S. Greß, J. Klauber & A. Schwinger (Hrsg.). *Pflege-Report 2017: Schwerpunkt: Die Versorgung der Pflegebedürftigen* (1. Auflage, S. 13–23). Schattauer Verlag.
Hoffmann, E., Lozano Alcántra, A. & Romeu Gordo, L. (2021). Familie, Lebensformen und Kinder: 2.6 „My home is my castle": Verbundenheit mit der eigenen Wohnung im Alter. In Statistisches Bundesamt, Wissenschaftszentrum Berlin für Sozialforschung & Bundesinstitut für Bevölkerungsforschung (Hrsg.), *Datenreport 2021: Ein Sozialbericht für die Bundesrepublik Deutschland* (87-92).
Holm, A., Regnault, V., Sprengholz, M. & Stephan, M. (2021). *Muster sozialer Ungleichheit der Wohnversorgung in deutschen Großstädten* (Working Paper Forschungsförderung Nr. 222).
Hommel, T. (27. Juli 2021). Neue Ausbildungszahlen Pflege bleibt überwiegend weiblich. *Springer Medizin Verlag GmbH, Ärzte Zeitung.* https://www.aerztezeitung.de/Wirtschaft/Pflege-bleibt-ueberwiegend-weiblich-421616.html
Höpflinger, F., Hugentobler, V. & Spini, D. (2019). Wohnbedürfnisse, Wünsche und Perspektiven im und für das Alter. In F. Höpflinger, V. Hugentobler & D. Spini (Hrsg.), *Wohnen in den späten Lebensjahren. Grundlagen und regionale Unterschiede: Grundlagen und regionale Unterschiede. Age Report IV* (121-137). Seismo Verlag.
Hradil, S. (2006). Soziale Milieus – eine praxisorientierte Forschungsperspektive. In Bundeszentrale für politische Bildung (Hrsg.), *Aus Politik und Zeitgeschichte: 44-45. Soziale Mileus* (S. 3–10). Frankfurter Societäts-Druckerei GmbH.
Huber, P. J. (1981). *Robust statistics. Wiley series in probability and mathematical statistics.* Wiley. https://doi.org/10.1002/0471725250
Hurrelmann, K. & Bauer, U. (2015). Das Modell der produktiven Realitätsverarbeitung in der aktuellen Diskussion. *ZSE, 35*(2), 155–170.
Ilinca, S., Simmons, C., Kadi, S. & Leichsenring, K. (2022). *Erfahrungen, Einstellungen und Erwartungen zur Langzeitpflege in Österreich.*
Isfort, M., Gessenich, H. & Deutsches Institut für angewandte Pflegeforschung e. V. (2019). *Analysen zur Pflegeentwicklung ausgewählter Regionen in Baden-Württemberg.*
Isfort, M. & Malsburg, A. von der. (2017). *Gutachten: Privat organisierte Pflege in NRW: Ausländische Haushalts- und Betreuungskräfte in Familien mit Pflegebedarf.*
Isfort, M., Rottländer, R., Weidner, F., Tucman, D., Gehlen, D. & Hylla, j. (2016). *Pflege-Thermometer 2016: Eine bundesweite Befragung von Leitungskräften zur Situation der Pflege und Patientenversorgung in der ambulanten Pflege.*
Isfort, M., Weidner, F., Rottländer, R., Gehlen, D., Hylla, j. & Tucman, D. (2018). *Pflege-Thermometer 2018: Eine bundesweite Befragung von Leitungskräften zur Situation der Pflege und Patientenversorgung in der teil-/vollstationären Pflege.* Deutsches Institut für angewandte Pflegeforschung. www.dip.de
Jacobs, K., Kuhlmey, A., Greß, S., Klauber, J. & Schwinger, A. (Hrsg.). (2019). *Pflege-Report 2019: Mehr Personal in der Langzeitpflege – aber woher?* Springer.
Jacobs, K., Kuhlmey, A., Greß, S., Klauber, J. & Schwinger, A. (Hrsg.). (2020). *Pflege-Report 2020: Neuausrichtung von Versorgung und Finanzierung.* Springer. https://doi.org/10.1007/978-3-662-61362-7
Jacobs, K., Kuhlmey, A., Greß, S., Klauber, J. & Schwinger, A. (Hrsg.). (2021). *Pflege-Report 2021: Sicherstellung der Pflege: Bedarfslagen und Angebotsstrukturen.* Springer Berlin Heidelberg. https://doi.org/10.1007/978-3-662-63107-2
Jacobs, K., Kuhlmey, A., Greß, S. & Schwinger, A. (2015). *Pflege-Report 2015: Schwerpunkt: Pflege zwischen Heim und Häuslichkeit* (K. Jacobs, A. Kuhlmey, S. Greß & A. Schwinger, Hg.). Schattauer.
Jakli, R., Simon, S. & Eichner, K. (o. J.). *Weil Zukunft Pflege braucht: Die R+V-Studie zu Frauen und Pflege.*
Jurczyk, K., Lange, A. & Thiessen, B. (2014). Doing Family als neue Perspektive auf Familie. In K. Jurczyk, A. Lange & B. Thiessen (Hrsg.), *Doing Family: Warum Familienleben heute nicht mehr selbstverständlich ist* (S. 7–49). Beltz.

Kaschowitz, J. (2021). *Angehörigenpflege als Gesundheitsrisiko.* Springer Fachmedien Wiesbaden. https://doi.org/10.1007/978-3-658-34095-7

Kauermann, G. & Küchenhoff, H. (2011). Einfache Stichprobenverfahren. In G. Kauermann & H. Küchenhoff (Hrsg.), *Springer-Lehrbuch. Stichproben: Methoden und praktische Umsetzung mit R* (S. 5–59). Springer-Verlag Berlin Heidelberg. https://doi.org/10.1007/978-3-642-12318-4_2

Kelle, U. (2019). Mixed Methods. In N. Baur & J. Blasius (Hrsg.), *Handbuch Methoden der empirischen Sozialforschung* (2. Aufl., S. 159–172). Springer Fachmedien Wiesbaden.

Kemper, C. J., Beierlein, C., Kovaleva, A. & Rammstedt, B. (2013). Entwicklung und Validierung einer ultrakurzen Operationalisierung des Konstrukts Optimismus-Pessimismus. *Diagnostica, 59*(3), 119–129.

King, I. M. (1981). *A theory for nursing: Systems, concepts, process.* Wiley.

Klie, T. (2021). *Pflegereport 2021: Junge Menschen und Pflege. Einstellungen und Erfahrungen nachkommender Generationen* (Beiträge zur Gesundheitsökonomie und Versorgungsforschung). medhochzwei Verlag GmbH.

Klie, T. (2022a). *Pflegereport 2022: Häusliche Pflege – das Rückgrat der Pflege in Deutschland. Analysen, Befunde, Perspektiven* (Beiträge zur Gesundheitsökonomie und Versorgungsforschung Nr. 41). medhochzwei Verlag GmbH.

Klie, T. (2022b). Das Rückgrat der Langzeitpflege ist die häusliche Pflege. Befunde, Analysen und Handlungsbedarf. Der DAK-Pflegereport 2022 – Zusammenfassung. In A. Storm (Hrsg.), *Pflegereport 2022: Häusliche Pflege – das Rückgrat der Pflege in Deutschland. Analysen, Befunde, Perspektiven* (Beiträge zur Gesundheitsökonomie und Versorgungsforschung Nr. 41, S. 1–30): medhochzwei Verlag GmbH.

Klie, T. (2024). *Pflegereport 2024: Die Baby-Boomer und die Zukunft der Pflege – Beruflich Pflegende im Fokus* (Beiträge zur Gesundheitsökonomie und Versorgungsforschung Nr. 47). medhochzwei Verlag GmbH.

Kliem, S., Mößle, T., Rehbein, F., Hellmann, D. F., Zenger, M. & Brähler, E. (2015). A brief form of the Perceived Social Support Questionnaire (F-SozU) was developed, validated, and standardized. *Journal of clinical epidemiology, 68*(5), 551–562. https://doi.org/10.1016/j.jclinepi.2014.11.003

Kohli, M. (2009). Familiale Generationenbeziehungen im Wohlfahrtsstaat. *Nova Acta Leopoldina. Altern in Deutschland. Band 8, 106*(370), 91–113.

Kremer-Preiß, U., Maetzel, J. & Huschik, G. (2021). Neue Wohnformen für Pflegebedürftige – Mehrwert oder bloß Mehraufwand? In K. Jacobs, A. Kuhlmey, S. Greß, J. Klauber & A. Schwinger (Hrsg.), *Pflege-Report 2021: Sicherstellung der Pflege: Bedarfslagen und Angebotsstrukturen* (S. 117–129). Springer Berlin Heidelberg.

Kremer-Preiß, U., Mehnert, T., Stolarz, H. & Staubermann, V. (2011). *Wohnen im Alter: Marktprozesse und wohnungspolitischer Handlungsbedarf* (Forschungen Nr. 147). Deutschland.

Kreutzer, S. (2020). Der Pflegenotstand der 1960er Jahre: Arbeitsalltag, Krisenwahrnehmung und Reformen. In Bundeszentrale für politische Bildung (Hrsg.), *APuZ Aus Politik und Zeitgeschichte: Bd. 10497. Pflege: Praxis, Geschichte, Politik* (S. 144–155). Bundeszentrale für politische Bildung.

Krieger, S., Kortmann, K., Kott, K. & Schöneich, C. (2021). Wohnen: 7.1 Wohnen. In Statistisches Bundesamt, Wissenschaftszentrum Berlin für Sozialforschung & Bundesinstitut für Bevölkerungsforschung (Hrsg.), *Datenreport 2021: Ein Sozialbericht für die Bundesrepublik Deutschland* (S. 259–269).

Krupp, E. & Hielscher, V. (2019, 30. Dezember). *Wissenschaftliche Evaluation der Umstellung des Verfahrens zur Feststellung der Pflegebedürftigkeit (§ 18c Abs. 2 SGB XI): Zusammenfassung der Untersuchungsergebnisse.*

Kruse, A. (2017). *Lebensphase hohes Alter: Verletzlichkeit und Reife.* Springer.

Kruse, A. & Schmitt, E. (2006). A multidimensional scale for the measurement of agreement with age stereotypes and the salience of age in social interaction. *Ageing and Society, 26*(3), 393–411.

Kruse, A. & Schmitt, E. (2016). Soziale Ungleichheit, Gesundheit und Pflege im höheren Lebensalter. *Bundesgesundheitsblatt, Gesundheitsforschung, Gesundheitsschutz, 59*(2), 252–258.

Kruse, J. (2015). *Qualitative Interviewforschung: Ein integrativer Ansatz* (2., überarbeitete und ergänzte Aufl.). Beltz Juventa.

Kuckartz, U. (2007). *Einführung in die computergestützte Analyse qualitativer Daten: Lehrbuch* (2., aktualisierte und erw. Aufl.). VS Verlag für Sozialwissenschaften.

Kuckartz, U. (2014). *Mixed Methods: Methodologie, Forschungsdesigns und Analyseverfahren*. Springer VS.

Kuckartz, U. (2017). Datenanalyse in der Mixed-Methods-Forschung: Strategien der Integration von qualitativen und quantitativen Daten und Ergebnissen, *69*(S2), 157–183.

Kuckartz, U. (2018). *Qualitative Inhaltsanalyse: Methoden, Praxis, Computerunterstützung* (4. Auflage). Beltz Juventa.

Kuhlmey, A. & Budnick, A. (2023). Pflegende Angehörige in Deutschland: Vereinbarkeit von Pflege und Erwerbstätigkeit [Informal caregivers in Germany: achieving work-life balance]. *Bundesgesundheitsblatt – Gesundheitsforschung – Gesundheitsschutz, 66*(5), 550–556. https://doi.org/10.1007/s00103-023-03687-3

Kuhlmey, A., Dräger, D., Winter, M. H.-J. & Beikirch, E. (2010). COMPASS – Versichertenbefragung zu Erwartungen und Wünschen an eine qualitativ gute Pflege. *Informationsdienst Altersfragen, 37*(4), 4–11.

Küpper, P. (2016). *Abgrenzung und Typisierung ländlicher Räume* (Working Paper Nr. 68). Johann Heinrich von Thünen-Institut. DOI:10.3220/WP1481532921000

Lampert, T. & Hoebel, J. (2019). Sozioökonomische Unterschiede in der Gesundheit und Pflegebedürftigkeit älterer Menschen. *Bundesgesundheitsblatt – Gesundheitsforschung – Gesundheitsschutz, 62*(3), 238–246. https://doi.org/10.1007/s00103-019-02917-x

Lange, A. & Heitkötter, M. (2007). Familiale Lebensführung und Arbeitszeiten – Spannungsfelder und familienpolitische Gestaltungsaufgaben. *WSI Mitteilungen*(4), 188–194.

Lange, A. & Lauterbach, W. (1997). Multilokale Mehrgenerationenfamilien als Kontexte kindlichen Aufwachsens. In K. S. Rehberg (Hrsg.), *Differenz und Integration: die Zukunft moderner Gesellschaften: Verhandlungen des 28. Kongresses der Deutschen Gesellschaft für Soziologie im Oktober 1996 in Dresden* (Sektionen, Arbeitsgruppen, Foren, Fedor-Stepun-Tagung Nr. 2, S. 756–760): Westdt. Verlag.

Lebhuhn, H., Holm, A., Junker, S. & Neitzel, K. (2017). *Wohnverhältnisse in Deutschland: eine Analyse der sozialen Lage in 77 Großstädten*. Bericht aus dem Forschungsprojekt „Sozialer Wohnversorgungsbedarf".

Lehner, S., Hohgardt, H. & Umbricht, B. (2023). *Ein Zuhause fürs Leben? Erkenntnisse zum Umzugsverhalten der Schweizer Bevölkerung.*

Lengerer, A. (2016). Partnerschaftliches Zusammenleben im Alter. In J. Stauder, I. Rapp & J. Eckhard (Hrsg.), *Soziale Bedingungen privater Lebensführung: Festschrift zum 60. Geburtstag von Thomas Klein* (1. Auflage, S. 15–40). Springer VS. https://doi.org/10.1007/978-3-658-10986-8_2

Lenzner, T. & Menold, N. (2015). *Frageformulierung* (GESIS Survey Guidelines). https://doi.org/10.15465/gesis-sg

Lenzner, T., Neuert, C. & Otto, W. (2015). *Kognitives Pretesting* (GESIS Survey Guidelines). https://doi.org/10.15465/gesis-sg_010

Lien, S. (2021). Wohnangebote und Wohnraumanpassung. In Bundesinstitut für Bau-, Stadt- und Raumforschung im Bundesamt für Bauwesen und Raumordnung (Hrsg.), *Familien in gemeinschaftlichen Wohnformen* (BBSR-Online-Publikation Nr. 5, S. 294–304).

Lübbers, A. (2022). Pflegen ist weiblich! Warum eigentlich? *Heilberufe, 74*(2), 54–56. https://doi.org/10.1007/s00058-021-2199-5

Lück, D. & Ruckdeschel, K. (2018). Was ist Familie? Familienleitbilder und ihre Vielfalt. In N. F. Schneider, S. Diabaté & K. Ruckdeschel (Hrsg.), *Beiträge zur Bevölkerungswissenschaft: Bd. 48. Familienleitbilder in Deutschland: Kulturelle Vorstellungen zu Partnerschaft, Elternschaft und Familienleben* (1. Aufl., S. 60–76). Verlag Barbara Budrich.

Luderer, C. & Meyer, G. (2018). Qualität und Qualitätsmessung in der Pflege aus ethischer Perspektive. In K. Jacobs, A. Kuhlmey, S. Greß, J. Klauber & A. Schwinger (Hrsg.), *Pflege-Report 2018. Qualität in der Pflege* (S. 15–22). Springer Open.

Lüscher, K. (2000). Die Ambivalenz von Generationenbeziehungen — eine allgemeine heuristische Hypothese. In M. Kohli & M. Szydlik (Hrsg.), *Lebenslauf – Alter – Generation 3: Bd. 3. Generationen in Familie und Gesellschaft* (Bd. 3, S. 138–161). Leske + Budrich Verlag. https://doi.org/10.1007/978-3-663-01318-1_8

Lüscher, K. & Liegle, L. (2003). *Generationenbeziehungen in Familie und Gesellschaft* (1. Aufl.). UVK Verl.-Ges.

Mager, H.-C. (1999). Pflegebedürftigkeit im Alter: Dimensionen und Determinanten. In R. Eisen & H.-C. Mager (Hrsg.), *Pflegebedürftigkeit und Pflegesicherung in ausgewählten Ländern* (S. 29–77). VS Verlag für Sozialwissenschaften. https://doi.org/10.1007/978-3-663-11035-4_2

Mahne, K. & Motel-Klingebiel, A. (2010). Familiale Generationenbeziehungen. In A. Motel-Klingebiel, S. Wurm & C. Tesch-Römer (Hrsg.), *Altern im Wandel: Befunde des Deutschen Alterssurveys (DEAS)* (S. 188–214). Kohlhammer.

Matzk, S., Tsiasioti, C., Behrendt, S., Jürchott, K. & Schwinger, A. (2021). Daten und Analysen: Pflegebedürftigkeit in Deutschland. In K. Jacobs, A. Kuhlmey, S. Greß, J. Klauber & A. Schwinger (Hrsg.), *Pflege-Report 2021: Sicherstellung der Pflege: Bedarfslagen und Angebotsstrukturen* (S. 233–270). Springer Berlin Heidelberg.

Mayring, P. (2019). Qualitative Inhaltsanalyse – Abgrenzungen, Spielarten, Weiterentwicklungen. *Forum: Qualitative Sozialfoschung, 20*(3). https://doi.org/10.17169/fqs-20.3.3343

Mischler, F., Schüßler, K., Schymura, S. & Touil, S. (2021). Arbeitsmarkt und Verdienste: 5.2 Verdienste. In Statistisches Bundesamt, Wissenschaftszentrum Berlin für Sozialforschung & Bundesinstitut für Bevölkerungsforschung (Hrsg.), *Datenreport 2021: Ein Sozialbericht für die Bundesrepublik Deutschland* (S. 165–175).

Misoch, S. (2019). *Qualitative Interviews* (2., erweiterte und aktualisierte Auflage). De Gruyter Oldenbourg.

Mohr, J., Fischer, G., Lämmel, N., Höß, T. & Reiber, K. (2020). Pflege im Spannungsfeld von Professionalisierung und Ökonomisierung: Oder: Kann der Pflegeberuf wirklich attraktiver werden? In Bundeszentrale für politische Bildung (Hrsg.), *APuZ Aus Politik und Zeitgeschichte: Bd. 10497. Pflege: Praxis, Geschichte, Politik* (S. 203–213). Bundeszentrale für politische Bildung.

Moll, C. (2024, 22. Mai). *Bilanz – Sachstand zum Thema Pflege in der 20. Legislaturperiode, 22. Mai 2024.*

Möller, A., Osterfeld, A. & Büscher, A. (2013). Soziale Ungleichheit in der ambulanten Pflege. *Zeitschrift für Gerontologie und Geriatrie, 46*(4), 312–316. https://doi.org/10.1007/s00391-013-0500-1

Mood, C. (2010). Logistic Regression: Why We Cannot Do What We Think We Can Do, and What We Can Do About It. *European Sociological Review, 26*(1), 67–82. https://doi.org/10.1093/esr/jcp006

Müller, H. (2021). *Umzüge älterer Menschen in Mehrgenerationen-Wohnprojekte: Eine umweltpsychologische Studie. Reflexive Übergangsforschung – Doing Transitions: Bd. 8.* Verlag Barbara Budrich. https://doi.org/10.3224/84742522

Naumann, D. (2014). *Einflussfaktoren auf Pflegearrangements in Privathaushalten* (ZQP-Analyse).

Nave-Herz, R. (2013). *Ehe- und Familiensoziologie: Eine Einführung in Geschichte, theoretische Ansätze und empirische Befunde* (3., überarbeitete Aufl.). Beltz Juventa.

Neumeier, S. (2015). Lokale Verteilung Ambulanter Pflegedienste nach SGB XI in Deutschland auf Basis eines rasterbasierten GIS-Erreichbarkeitsmodells: Thünen Working Paper 47.

Nikelski, A. & Nauerth, A. (2017). Soziale Ungleichheiten in der pflegerischen Versorgung?! Eine Annäherung an ein vernachlässigtes Thema. *Pflege & Gesellschaft*(2), 146–164.

Nowossadeck, S. (2013). Demografischer Wandel, Pflegebedürftige und der künftige Bedarf an Pflegekräften. Eine Übersicht. *Bundesgesundheitsblatt – Gesundheitsforschung – Gesundheitsschutz, 56*(8), 1040–1047. https://doi.org/10.1007/s00103-013-1742-1

Nowossadeck, S. & Engstler, H. (2017). Wohnung und Wohnkosten im Alter. In K. Mahne, J. K. Wolff, J. Simonson & C. Tesch-Römer (Hrsg.), *Altern im Wandel: Zwei Jahrzehnte Deutscher Alterssurvey (DEAS)* (S. 287–300). Springer VS.

Nowossadeck, S. & Mahne, K. (2017). Bewertung des Wohnumfeldes in der zweiten Lebenshälfte. In K. Mahne, J. K. Wolff, J. Simonson & C. Tesch-Römer (Hrsg.), *Altern im Wandel: Zwei Jahrzehnte Deutscher Alterssurvey (DEAS)* (S. 301–314). Springer VS.

Oppikofer, S. & Mayorova, E. (2016). Lebensqualität im hohen Alter – theoretische Ansätze, Messmethoden und empirische Befunde. *Pflege & Gesellschaft, 21*(2), 101–113.

Perrig-Chiello, P. & Höpflinger, F. (2009). *Die Babyboomer: Eine Generation revolutioniert das Alter. NZZ Libro.* Verlag Neue Zürcher Zeitung.

Peuckert, R. (2019). *Familienformen im sozialen Wandel* (9., vollständig überarbeitete Auflage). *Lehrbuch.* Springer VS.

Philippsen, C. (2014). *Soziale Netzwerke in gemeinschaftlichen Wohnprojekten: Eine empirische Analyse von Freundschaften und sozialer Unterstützung.* Verlag Barbara Budrich. https://doi.org/10.2307/j.ctvbj7jzb

Pötzsch, O. (2021). Kinderlosigkeit. In Statistisches Bundesamt, Wissenschaftszentrum Berlin für Sozialforschung & Bundesinstitut für Bevölkerungsforschung (Hrsg.), *Datenreport 2021: Ein Sozialbericht für die Bundesrepublik Deutschland* (S. 75–79).

Prüfer, P. & Rexroth, M. *Verfahren zur Evaluation von Survey – Fragen: Ein Überblick*. ZUMA-Arbeitsbericht Nr. 96/05.

Raab, M., Ruland, M. & Schmidt, C. (2009). Intergenerationale Austauschbeziehungen und ihre Determinanten. Ein europäischer Vergleich. In H. Engelhardt (Hrsg.), *Altern in Europa: Empirische Analysen mit dem Survey of Health, Ageing and Retirement in Europe* (Bamberger Beiträge zur Soziologie Nr. 1, S. 1–56).

Raiber, L., Boscher, C., Fischer, F. & Winter, M. H.-J. (2020). Vereinbarkeit von Beruf und Privatleben als Präventions- und Personalbindungsstrategie: Ergebnisse einer schriftlichen Befragung von Personalverantwortlichen in der Pflegebranche. *Prävention und Gesundheitsförderung*. Vorab-Onlinepublikation. https://doi.org/10.1007/s11553-020-00816-7

Raiber, L., Fischer, F., Boscher, C., Steinle, J. & Winter, M. H.-J. (2023). Wer kann sich vorstellen, von Angehörigen gepflegt zu werden? Ergebnisse einer repräsentativen Befragung 65- bis 75-Jähriger in der Region Bodensee-Oberschwaben. *Zeitschrift für Gerontologie und Geriatrie*, *56*, 309–316. https://doi.org/10.1007/s00391-022-02073-z

Rebscher, H. (Hrsg.). (2016). *Beiträge zur Gesundheitsökonomie und Versorgungsforschung: Bd. 14. Pflegereport 2016: Palliativversorgung: Wunsch, Wirklichkeit und Perspektiven*. medhochzwei Verlag.

Reckwitz, A. (2019). *Die Gesellschaft der Singularitäten: Zum Strukturwandel der Moderne* (1. Aufl.). Suhrkamp Verlag AG.

Regionalverband Bodensee-Oberschwaben. (2022). *Region Bodensee-Oberschwaben*. https://www.rvbo.de/Region

Robert Koch-Institut (2017). Fragebogen zur Studie „Gesundheit in Deutschland aktuell“: GEDA 2014/2015-EHIS, *2*(1), 105–135. https://doi.org/10.17886/RKI-GBE-2017-014

Roper, N., Logan, W. W. & Tierney, A. J. (1983). *Die Elemente der Krankenpflege: Ein Pflegemodell, das auf einem Lebensmodell beruht*. Recom.

Rosenmayr, L. (1987). Altsein im 21. Jahrhundert. In Deutsches Zentrum für Altersfragen (Hrsg.), *Die ergraute Gesellschaft* (S. 460–485). Deutsches Zentrum für Altersfragen.

Rossow, V. & Leiber, S. (2020). Kein Schattendasein mehr: Entwicklungen auf dem Markt für »24-Stunden-Pflege«. In Bundeszentrale für politische Bildung (Hrsg.), *APuZ Aus Politik und Zeitgeschichte: Bd. 10497. Pflege: Praxis, Geschichte, Politik* (S. 180–191). Bundeszentrale für politische Bildung.

Rothgang, H. (2023). Zur Notwendigkeit einer Finanz- und Strukturreform der Pflegeversicherung. *Bundesgesundheitsblatt – Gesundheitsforschung – Gesundheitsschutz*, *66*(5), 498–507. https://doi.org/10.1007/s00103-023-03695-3

Rothgang, H. & Müller, R. (2018). *Pflegereport 2018: Schriftenreihe zur Gesundheitsanalyse* (Schriftenreihe zur Gesundheitsanalyse Nr. 12).

Rothgang, H. & Müller, R. (2021). *BARMER Pflegereport 2021: Wirkungen der Pflegereformen und Zukunftstrends* (Schriftenreihe zur Gesundheitsanalyse Nr. 32).

Rothgang, H., Müller, R. & Unger, R. (2012). *Themenreport „Pflege 2030“. Was ist zu erwarten – was ist zu tun?*

Rothgang, H., Müller, R. & Unger, R. (2014). Regionale Unterschiede in der Langzeitpflege. In F. Knieps & P. Aurich-Beerheide (Hrsg.), *BKK Gesundheitsreport 2014. Gesundheit in Regionen: Zahlen, Daten, Fakten; mit Gastbeiträgen aus Wissenschaft, Politik und Praxis* (1. Aufl., S. 72–80). MWV Med. Wiss. Verl.-Ges.

Rothgang, H., Wolf-Ostermann, K., Schmid, A., Domhoff, D., Müller, R. & Schmidt, A. (2017). *Ambulantisierung stationärer Einrichtungen und innovative ambulante Wohnformen: Endbericht*. Studie im Auftrag des Bundesministeriums für Gesundheit.

Rudel, M., Abraham, M. & Görtler, E. (2017). Pflegepräferenzen und regionale Mobilität. *Zeitschrift für Gerontologie und Geriatrie*, *50*(3), 200–209. https://doi.org/10.1007/s00391-015-0991-z

Rüffer, A. (18. September 2015). Wenn Pflegekräfte aus Osteuropa sich um Demenzkranke kümmern. *Badische Zeitung*. https://www.badische-zeitung.de/wenn-pflegekraefte-aus-osteuropa-sich-um-demenzkranke-kuemmern--111625773.html

Satola, A. & Schywalski, B. (2016). „Live-in-Arrangements" in deutschen Haushalten: Zwischen arbeitsrechtlichen/-vertraglichen (Un-)Sicherheiten und Handlungsmöglichkeiten. In K. Jacobs, A. Kuhlmey, S. Greß, J. Klauber & A. Schwinger (Hrsg.), *Pflegereport 2016: Schwerpunkt: Die Pflegenden im Fokus* (S. 127–138). Schattauer Verlag.

Schaeffer, D., Moers, M., Steppe, H. & Meleis, A. (Hrsg.). (2008). *Pflegetheorien: Beispiele aus den USA* (2., überarb. u. erweiterte Aufl.). Huber.

Schäper, C., Schrenker, A. & Wrohlich, K. (2023). Gender Pay Gap und Gender Care Gap steigen bis zur Mitte des Lebens stark an. *DIW Wochenbericht, 90*(9), 100–105. https://doi.org/10.18723/DIW_WB:2023-9-1

Scheerbaum, P., Gräßel, E., Wasic, C. & Pendergrass, A. (2024). Wunsch und Wirklichkeit: Diskrepanz zwischen tatsächlicher und beabsichtigter Nutzung von ambulanten Entlastungsangeboten. *Gesundheitswesen, 86*(S 01), S13-S20. https://doi.org/10.1055/a-2003-9184

Schendera, C. F. G. (2014). *Regressionsanalyse mit SPSS* (2., korrigierte und aktualisierte Auflage). De Gruyter Oldenbourg.

Schilling, O. (2006). Development of Life Satisfaction in Old Age: Another View on the "Paradox". *Social Indicators Research, 75*(2), 241–271. https://doi.org/10.1007/s11205-004-5297-2

Schmid, T. (2014). *Generation, Geschlecht und Wohlfahrtsstaat: Intergenerationelle Unterstützung in Europa* (1 st ed.). Springer Fachmedien Wiesbaden GmbH.

Schmitz, A. (2019). Gesundheitliche Ungleichheiten im Alter: Theoretische Perspektiven und methodische Herausforderungen. *Zeitschrift für Gerontologie und Geriatrie, 52*(2), 116–121.

Schmucker, R. (2020). Arbeitsbedingungen in Pflegeberufen: Ergebnisse einer Sonderauswertung der Beschäftigtenbefragung zum DGB-Index Gute Arbeit. In K. Jacobs, A. Kuhlmey, S. Greß, J. Klauber & A. Schwinger (Hrsg.), *Pflege-Report 2020: Neuausrichtung von Versorgung und Finanzierung* (S. 49–60). Springer.

Schneekloth, U. (2006). Entwicklungstrends und Perspektiven in der häuslichen Pflege. Zentrale Ergebnisse der Studie Möglichkeiten und Grenzen selbständiger Lebensführung (MuG III). *Zeitschrift für Gerontologie und Geriatrie, 39*(6), 405–412. https://doi.org/10.1007/s00391-006-0413-3

Schnell, R., Hill, P. B. & Esser, E. (2011). *Methoden der empirischen Sozialforschung* (9., aktualisierte Aufl.). Oldenbourg.

Schreier, M (2014). Varianten qualitativer Inhaltsanalyse: Ein Wegweiser im Dickicht der Begrifflichkeiten. *Forum Qualitative Sozialforschung, 15*(1). https://doi.org/10.17169/fqs-15.1.2043

Schroeter, K. R. (2016). Soziologie der Pflege. Ein Vorschlag zur Konturierung. In M. Richter & K. Hurrelmann (Hrsg.), *Soziologie von Gesundheit und Krankheit* (S. 403–415). Springer Fachmedien Wiesbaden.

Schulz, E. & Geyer, J. (2016). Wer pflegt? Personen- und Professionen-Mix in ausgewählten europäischen Ländern. In K. Jacobs, A. Kuhlmey, S. Greß, J. Klauber & A. Schwinger (Hrsg.), *Pflegereport 2016: Schwerpunkt: Die Pflegenden im Fokus* (S. 19–35). Schattauer Verlag.

Schwarzer, R. (2008). *Wahrgenommene Autonomie im Alter (WAA).* http://userpage.fu-berlin.de/~health/autonomie.htm

Schwinger, A., Tsiasioti, C. & Klauber, J. (2016). Unterstützungsbedarf in der informellen Pflege – eine Befragung pflegender Angehöriger. In K. Jacobs, A. Kuhlmey, S. Greß, J. Klauber & A. Schwinger (Hrsg.), *Pflegereport 2016: Schwerpunkt: Die Pflegenden im Fokus* (S. 189–216). Schattauer Verlag.

Shoemaker, P. J., Eichholz, M. & Skewes, E. A. (2001). Item Nonresponse: Distinguishing Between Don't Know and Refuse. *International Journal of Public Opinion Research, 14*(2), 193–201.

Sonntag, P.-T., Baer, N.-R., Kuhlmann, A., Suhr, R. & Schenk, L. (2018). Qualität und Qualitätsmessung in der Langzeitpflege aus Sicht der Nutzerinnen und Nutzer. In K. Jacobs, A. Kuhlmey, S. Greß, J. Klauber & A. Schwinger (Hrsg.), *Pflege-Report 2018. Qualität in der Pflege* (S. 85–96). Springer Open.

Spangenberg, L., Glaesmer, H., Brähler, E., Kersting, A. & Strauß, B. (2013). Nachdenken über das Wohnen im Alter. *Z Gerontol Geriatr, 46*(3), 251–259. https://doi.org/10.1007/s00391-012-0363-x

Spichiger, E., Kesselring, A., Spirig, R., De Geest, S. de & Gruppe «Zukunft Medizin Schweiz» (2006). Professionelle Pflege-Entwicklung und Inhalte einer Definition. *Pflege, 19*(1), 45–51. https://doi.org/10.1024/1012-5302.19.1.45

Stamann, C., Janssen, M [Markus] & Schreier, M. (2016). Qualitative Inhaltsanalyse – Versuch einer Begriffsbestimmung und Systematisierung. *Forum: Qualitative Sozialforschung, 17*, 1–16. https://doi.org/10.17169/FQS-17.3.2581

Statistische Ämter des Bundes und der Länder (2011). Haushaltebefragung auf Stichprobenbasis zum Zensus 2011: Stichtag: 9. Mai 2011.
Statistisches Bundesamt (Hrsg.). (2012). *Alleinlebende in Deutschland: Ergebnisse des Mikrozensus 2011.*
Statistisches Bundesamt (Hrsg.). (2019). *Bevölkerung im Wandel: Annahmen und Ergebnisse der 14. koordinierten Bevölkerungsvorausberechnung.*
Statistisches Bundesamt (Hrsg.). (2020a). *Entwicklung der Privathaushalte bis 2040: Ergebnisse der Haushaltsvorausberechnung 2020.*
Statistisches Bundesamt (Hrsg.). (2020b). *Pflegestatistik: Pflege im Rahmen der Pflegeversicherung Ländervergleich – Pflegebedürftige.* 2019.
Statistisches Bundesamt (Hrsg.). (2020c). *Pflegestatistik: Pflege im Rahmen der Pflegeversicherung. Deutschlandergebnisse.* 2019.
Statistisches Bundesamt (Hrsg.). (2022a). *Pflegequote: Bundesländer, Stichtag, Geschlecht, Altersgruppen.* https://www-genesis.destatis.de (Startseite>Suche„Pflegequote">Tabelle 22421-0012 Pflegequote: Bundesländer, Stichtag, Geschlecht, Altersgruppen)
Statistisches Bundesamt (Hrsg.). (2022b). *Pflegestatistik: Pflege im Rahmen der Pflegeversicherung. Deutschlandergebnisse.* 2021 (Nr. 5224001219005). https://www.destatis.de/DE/Themen/Gesellschaft-Umwelt/Gesundheit/Pflege/Publikationen/_publikationen-innen-pflegestatistik-deutschland-ergebnisse.html
Statistisches Bundesamt (Hrsg.). (2022c). *Pflegestatistik: Pflege im Rahmen der Pflegeversicherung. Ländervergleich – Pflegebedürftige.* 2021. https://www.destatis.de/DE/Themen/Gesellschaft-Umwelt/Gesundheit/Pflege/Publikationen/_publikationen-innen-pflegestatistik-laender-pflegebeduerftige.html
Statistisches Bundesamt (Hrsg.). (2022d). *Statistischer Bericht – 15. koordinierte Bevölkerungsvorausberechnung – Deutschland – 2021 bis 2070* [EVAS-Nummer 12421]. https://www.destatis.de/DE/Themen/Gesellschaft-Umwelt/Bevoelkerung/Bevoelkerungsvorausberechnung/Publikationen/Downloads-Vorausberechnung/statistischer-bericht-bvb-deutschland-2070-5124202219005.html?nn=208696
Statistisches Bundesamt (Hrsg.). (2023, 30. März). *Statistischer Bericht – Pflegevorausberechnung – Deutschland und Bundesländer: Berichtszeitraum 2022-2070.* EVAS-Nummer: 12421, 22421.
Statistisches Bundesamt (Hrsg.). (2024). *Daten zu den Eheschließungen und dem durchschnittlichen Heiratsalter Lediger: Eheschließungen und durchschnittliches Heiratsalter Lediger.* https://www.destatis.de/DE/Themen/Gesellschaft-Umwelt/Bevoelkerung/Eheschliessungen-Ehescheidungen-Lebenspartnerschaften/Tabellen/eheschliessungen-heiratsalter.html?view=main[Print]
Statistisches Bundesamt (Hrsg.). (2024). *Gender Care Gap 2022: Frauen leisten 43,8 % mehr unbezahlte Arbeit als Männer: Pressemitteilung Nr. 073 vom 28. Februar 2024.* https://www.destatis.de/DE/Presse/Pressemitteilungen/2024/02/PD24_073_63991.html
Statistisches Landesamt Baden-Württemberg. (2019). *Bevölkerungsvorausrechnung im Kreisvergleich nach Altersgruppen.* https://www.statistik-bw.de/BevoelkGebiet/Vorausrechnung/KreisAltersgruppen.jsp
Statistisches Landesamt Baden-Württemberg. (2020). *Bildungsstruktur und -ausgaben. Bildungsabschlüsse im Generationenvergleich. Schulische Qualifikation der Bevölkerung in Baden-Württemberg 2019 nach Geschlecht und ausgewählten Altersgruppen.* https://www.statistik-bw.de/Bildung-Kultur/BilStrukturAusgaben/BildungsQuali.jsp
Statistisches Landesamt Baden-Württemberg. (2022). *Bevölkerung nach Altersgruppen und Geschlecht.* https://www.statistik-bw.de/BevoelkGebiet/Alter/01035310.tab?R=RV43
Statistisches Landesamt Baden-Württemberg. (2022, 25. August). *Baden-Württemberg: Weiterhin höchste Lebenserwartung in Deutschland: Innerhalb des Landes leben Frauen in Heidelberg und Männer im Landkreis Tübingen am längsten* [Pressemitteilung]. https://www.statistik-bw.de/Presse/Pressemitteilungen/2022227
Staudinger, U. M. (2000). Viele Gründe sprechen dagegen, und trotzdem geht es vielen Menschen gut: Das Paradox des subjektiven Wohlbefindens. *Psychologische Rundschau, 51*(4), 185–197.
Steinbach, A. & Kopp, J. (2008). Intergenerationale Beziehungen. Theoretische Diskussionen, empirische Befunde und offene Fragen. In M. Feldhaus (Hrsg.), *Familie und Gesellschaft: Bd. 23. Neuere Entwicklungen in der Beziehungs- und Familienforschung: Vorstudien zum Beziehungs- und Familienentwicklungspanel (PAIRFAM)* (Bd. 23, S. 403–430). Ergon-Verlag.

Strotbek, J. & Etgeton, S. (2017). *Reformkonzept. Verbraucherorientierte Qualitätsberichterstattung in der Pflege.* Umfrageergebnisse. Bertelsmann Stiftung.

Suhr, R. & Naumann, D. (2016). Vereinbarkeit von Beruf und Pflege – Rahmenbedingungen und Bedarfslagen. In K. Jacobs, A. Kuhlmey, S. Greß, J. Klauber & A. Schwinger (Hrsg.), *Pflegereport 2016: Schwerpunkt: Die Pflegenden im Fokus* (S. 217–228). Schattauer Verlag.

Szydlik, M. (2000). *Lebenslange Solidarität? Generationenbeziehungen zwischen erwachsenen Kindern und Eltern. Lebenslauf, Alter, Generation: Bd. 2.* Leske + Budrich.

Teti, A., Grittner, U., Kuhlmey, A. & Blüher, S. (2013). Wohnmobilität im Alter. *Zeitschrift für Gerontologie und Geriatrie, 47*(4), 320. https://doi.org/10.1007/s00391-013-0538-0

Teti, A. & Höpflinger, F. (2020). Wohnen im höheren Lebensalter. In F. Eckardt & S. Meier (Hrsg.), *Handbuch Wohnsoziologie* (S. 1–26). Springer. https://doi.org/10.1007/978-3-658-24862-8_23-1

Teti, A., Kuhlmey, A., Dräger, D. & Blüher, S. (2012). Prädiktoren individueller Wohnmobilität älterer Frauen und Männer. *Prävention und Gesundheitsförderung, 7*(4), 278–285. https://doi.org/10.1007/s11553-012-0353-2

Tezcan-Güntekin, H. (2020). Diversität und Pflege: Zur Notwendigkeit einer intersektionalen Perspektive in der Pflege. In Bundeszentrale für politische Bildung (Hrsg.), *APuZ Aus Politik und Zeitgeschichte: Bd. 10497. Pflege: Praxis, Geschichte, Politik* (S. 250–265). Bundeszentrale für politische Bildung.

Tezcan-Güntekin, H., Breckenkamp, J. & Razum, O. (2015). *Pflege und Pflegeerwartungen in der Einwanderungsgesellschaft: Expertise im Auftrag der Beauftragten der Bundesregierung für Migration, Flüchtlinge und Integration.*

Vittinghoff, E. & McCulloch, C. E. (2007). Relaxing the rule of ten events per variable in logistic and Cox regression. *American journal of epidemiology, 165*(6), 710–718. https://doi.org/10.1093/aje/kwk052

Wahl, H.-W., Drewelies, J., Duezel, S., Lachman, M. E., Smith, J., Eibich, P., Steinhagen-Thiessen, E., Demuth, I., Lindenberger, U., Wagner, G. G., Ram, N. & Gerstorf, D. (2022). Subjective age and attitudes toward own aging across two decades of historical time. *Psychology and aging, 37*(3), 413–429. https://doi.org/10.1037/pag0000649

Weidekamp-Maicher, M. (2022). Gerontologie und Lebensqualität. In M. Staats (Hrsg.), *Lebensqualität: Ein Metathema* (1. Auflage, S. 167–186). Beltz Juventa.

Wetzstein, M., Rommel, A. & Lange, C. (2015). *Pflegende Angehörige – Deutschlands größter Pflegedienst* (GBE kompakt Nr. 3). https://doi.org/10.17886/RKI-GBE-2016-018

Wilbers, J. (1989). Singularisierung – Eine Entwicklung in der Zukunft? In C. Rott & F. Oswald (Hrsg.), *Bayrischer Monatsspiegel. Kompetenz im Alter* (S. 331–342).

Wingerter, C. (2021). Arbeitsmarkt und Verdienste: 5.1 Arbeitsmarkt. In Statistisches Bundesamt, Wissenschaftszentrum Berlin für Sozialforschung & Bundesinstitut für Bevölkerungsforschung (Hrsg.), *Datenreport 2021: Ein Sozialbericht für die Bundesrepublik Deutschland* (S. 149–164).

Winkler, R. (2020). *Lebensqualität pflegebedürftiger älterer Menschen: Eine Längsschnittstudie unter Berücksichtigung des Pflegeheimeinzugs. Research (Wiesbaden, Germany).* Springer VS.

Winter, M. H.-J. (2008). Pflegeheime auf dem Weg zu Institutionen des Sterbens? *G+G Wissenschaft, 8*(4), 15–22.

Winter, M. H.-J. (2022). Corona und die Lebenswelt Pflegeheim. In V. Breitbach & H. Brandenburg (Hrsg.), *Vallendarer Schriften der Pflegewissenschaft: Bd. 10. Corona und die Pflege: Denkanstöße – die Corona-Krise und danach* (S. 203–224). Springer Fachmedien Wiesbaden.

Wirtschaftsministerium Baden-Württemberg (Hrsg.). (2002). *Landesentwicklungsplan 2002 Baden-Württemberg: LEP 2002.*

Wissenschaftliches Institut der AOK. (2024). *Entwicklung Eigenanteile in der vollstationären Pflege.* https://www.wido.de/forschung-projekte/pflege/finanzierung-der-pflege/entwicklung-eigenanteile/

Wonneberger, A., Weidtmann, K. & Stelzig-Willutzki, S. (2018). *Familienwissenschaft.* Springer Fachmedien Wiesbaden. https://doi.org/10.1007/978-3-658-17003-5

Wu, Y., Larrabee, J. H. & Putman, H. P. (2006). Caring Behaviors Inventory: A Reduction of the 42-Item Instrument. *Nursing Research, 55*(1), 18–25.

Wurm, S. & Huxhold, O. (2010). Individuelle Altersbilder. In A. Motel-Klingebiel, S. Wurm & C. Tesch-Römer (Hrsg.), *Altern im Wandel: Befunde des Deutschen Alterssurveys (DEAS)* (S. 246–262). Kohlhammer.

Zander, M. (2018). Selbstbestimmung und Pflegebedürftigkeit aus sozialpsychologischer Perspektive. In C. Bleck, A. van Rießen & R. Knopp (Hrsg.), *Alter und Pflege im Sozialraum: Theoretische Erwartungen und empirische Bewertungen* (S. 69–84). Springer VS.

Zok, K. (2015). Wahrnehmungen zur eigenen Pflegebedürftigkeit: Einstellungen der älteren Bevölkerung zur häuslichen und zur stationären Pflege. *WIdOmonitor*, *12*(2), 1–12.

Anhang

Der Anhang wird digital bereitgestellt unter: www.beltz.de direkt beim Buch.